全国临床药师规范化培训系列教材

总 主 编　阚全程　马金昌
副总主编　赵　杰　储　藏　熊利泽　张抒扬　张幸国　刘皋林
童荣生　文爱东

神经内科专业

全国临床药师规范化培训指导委员会　组织编写

主　编　张　梅　张　健　刘　静
副主编　刘　博　李小云　董　雷　奚苗苗
编　委　张　梅　张　健　刘　静　刘　博　李小云
董　雷　马金昌　文爱东　奚苗苗　边佳明
王虎军　李　勇　宫雯雯　许　茜　边　慧
李兰芳　闫　成　张　晨　贡京京　张小莉
周　荣　黄勇华　王书杰　王婧雯　乔　逸
关　月　李韦韦

人民卫生出版社

图书在版编目(CIP)数据

全国临床药师规范化培训系列教材.神经内科专业/阚全程,马金昌主编.—北京:人民卫生出版社,2017

ISBN 978-7-117-24582-1

Ⅰ.①全… Ⅱ.①阚… ②马… Ⅲ.①神经系统疾病-用药法-职业培训-教材 Ⅳ.①R452

中国版本图书馆 CIP 数据核字(2017)第 169602 号

全国临床药师规范化培训系列教材

神经内科专业

总 主 编:阚全程 马金昌
分册主编:张 梅 张 健 刘 静
出版发行:人民卫生出版社(中继线 010-59780011)
地 址:北京市朝阳区潘家园南里 19 号
邮 编:100021
E - mail:pmph @ pmph.com
购书热线:010-59787592 010-59787584 010-65264830
印 刷:北京铭成印刷有限公司
经 销:新华书店
开 本:787×1092 1/16 印张:21
字 数:388 千字
版 次:2017 年 9 月第 1 版 2017 年 9 月第 1 版第 1 次印刷
标准书号:ISBN 978-7-117-24582-1/R · 24583
定 价:55.00 元
打击盗版举报电话:010-59787491 E-mail:WQ @ pmph. com
(凡属印装质量问题请与本社市场营销中心联系退换)

序

纵观全球临床药师教育发展历程，在欧美发达国家，自20世纪50年代开设Pharm.D学位以来，临床药师职业培训教学体系已较为完善，临床药师作为一支具有专业药学知识的队伍，是临床医疗团队的重要组成部分，在患者临床药物治疗工作中发挥着重要作用，其工作价值是保障医疗质量和医疗水平。目前我国临床药师的培训与培养初显成效，但距国际标准还有较大距离，尤其是临床药师在实际工作中对临床药物治疗学水平与医疗质量的提高度上、对国家药事法律法规落实度上体现的还不够充分。

为进一步提高我国临床药师的综合素质与内涵，使其在临床实践工作中发挥更大的作用，在国家新医改政策中找准定位，我们参考了国际权威的临床药学培训教育模式及指南，充分结合中国临床药师的实际工作，建立了新型临床药师培训工作的理论体系和考核标准。由中华医学会临床药学分会组织撰写的《全国临床药师规范化培训系列教材》凝聚了全国知名医院临床药学专家及相关临床科室教授的集体智慧，旨在将一部精良的临床药师培训论著呈现给广大临床药学工作者，以满足我国临床药学事业发展的需要。

本套教材主要特点如下：

1. 建立临床需求为牵引的实践技能培训模式，注重理论与实践相结合

针对培养应用型临床药师的需求，克服传统教材重理论轻实践、重药学轻医学的不足，强调药学与医学知识的融会贯通，建立临床需求为牵引的实践技能培训模式，设计了多种临床培训量化表格，注重培养学员解决临床问题的能力。

2. 教材内容紧跟学科发展步伐，突显教材的先进性与权威性

教材内容及时吸收了行业新知识并参考国内外权威指南，建立了临床药师职业道德与药学伦理培养，临床药师科研思维与能力培养等新内容，能够与临床药师岗位的能力要求相对接，具有一定的先进性与权威性。

3. 构建"教考结合"的全过程考核评价体系，全面考核学员的综合能力

本套教材着眼于中国临床药师培养的实际问题，建立以患者药物治疗的安全、有效、经济程度为目标的考核，通过以考促学、以学促用，提高服务，发现、解决、预防潜在的或实际存在的用药问题的能力。提出了决定临床药师培训工作

成效的多项关键指标(药师建议在病案中的体现、患者满意度、药占比指标、不良反应防范、国家基本药物使用率、抗菌药物合理使用率、药学伦理充分体现、临床用药重大差错事件)。

我们希望《全国临床药师规范化培训系列教材》的出版在临床药师人才队伍建设,提升我国临床药物治疗学水平方面起到引领与帮助作用,进而极大地推进我国临床药师培训工作的科学化、规范化进程。由于时间紧迫,书中仍难免存在一些不足甚至谬误,恳请读者提出宝贵意见。

中华医学会临床药学分会主任委员

序　二

随着社会经济的发展，医疗保障水平稳步提升，医疗服务需求和医疗质量预期不断增长。在发达国家，药学人员的学历教育和职业培训已经形成规范，临床药师在医院很好地融入临床治疗团队，成为主诊医生的得力助手，在治疗药物选择、治疗效果监测等方面提供专业服务，极大地提高了医疗团队的工作效率，降低了医疗成本，保证了医疗质量。在我国，既有临床药师的学历教育，也有临床药师的职业培训，更有一批批临床药师致力于临床药学服务，成为临床治疗团队的重要组成部分。但与临床实际需求和广大病人的期盼相比，临床药师队伍规模还远远不够，医药融合还需要进一步加深。非常期待有更多的专业的药学人员融入到医疗治疗团队，发挥药物治疗和用药专业优势，让医生有更多的时间从事诊断和治疗决策，让医患关系更加融洽和谐。

神经系统疾病的诊疗，涉及多器官、多系统、多学科，是临床药学研究发展的一个重点领域，对临床药师的要求很高，既要掌握神经系统疾病的生理、病理等医学知识，又要具备深厚的药学基础功底，更要准确把握专科疾病与专科用药的有机融合。鉴于上述认识和临床需要，我们编写了《全国临床药师规范化培训系列教材——神经内科专业》。

本教材由中华医学会临床药学分会组织编写，教材中基础理论与药学知识兼蓄，与临床实际情况高度吻合，有助于锻炼临床药师的临床思维，提高临床药师的理论水平和药学服务能力。在内容编排上，涵盖了神经内科专业临床药师的培训大纲、培训计划及考核评价，特别是注重临床实践技能培训，从疾病诊断、治疗原则、治疗策略、监护要点等方面，重点阐述了神经内科的常见病和多发病。同时，将神经内科常用药物分门别类，提取共同点，寻找主要差异及特殊人群用药特点和规律，便于理解记忆，重点掌握，具有很强的操作性。

相信该书的出版，一定能够有力地促进专科临床药师培养工作的深入发展，也期望有更多优秀的临床药师与我们一起面对临床复杂病例，提升临床合理用药水平，提升医疗服务质量，更好地为广大患者服务。

空军军医大学西京医院

前言

神经系统疾病病情复杂，症状严重，对其原发病或并发症的防治所涉及药物较多。随着医药科学的发展，人们对神经系统疾病的认识迅速提高，新的诊断技术、新的诊疗药物、新的治疗方法不断出现。为此，神经系统疾病在正确诊断的前提下，合理用药的实施可发挥良好的治疗效果，促进患者早日康复，使并发症发生率降到最低。伴随着临床药师的成长，他们作为医疗团队中的一员在保障患者用药安全、有效、经济方面逐渐承担起重要责任。为此制定本教材，用于神经内科专业临床药师的培训。

药师在药代动力学和药效动力学方面具有较深刻的认识，在药物相互作用、不良反应预警方面也有更多的关注，因此专科化的临床药师既需要提供合理用药咨询，也需要为患者提供用药服务。针对这种需求，我们撰写了该教材。教材是通过编者查阅国内外权威指南及大量文献，组织神经内科临床治疗带教经验丰富的医师和临床药师共同编撰，并经国内神经内科专业和临床药学权威专家审核而成。希望临床药师通过对本教材的学习，能够掌握这些标准，并落实在行动上，体现在结果上，用药学知识与技术改善目前临床用药存在的问题。

本教材包含四部分内容，分别为培训计划、培训大纲、培训内容及考核与评价体系。第一部分培训计划指出本教材的培训目标、培训方式及培训内容与要求。第二部分培训大纲详细列出学员需掌握的理论知识、实践技能、学时安排及考核形式。第三部分培训内容共分为三章，第一章为基础知识，包括神经系统疾病病因学特征，神经系统疾病病史采集、体格检查及辅助检查，神经系统疾病常见症状，神经系统疾病常用药物的特点。第二章为基本技能，包括神经系统疾病常见的实验室检查，神经系统疾病治疗药物监测的应用，神经系统疾病常用药物基因多态性监测的应用，神经系统疾病常见治疗方法与技术，特殊人群药代动力学特点及个体化用药原则。第三章以神经系统疾病临床常见的八类疾病为主线，从病因和发病机制、临床表现、诊断和鉴别诊断、治疗原则、治疗策略及监护要点等方面进行了详细阐述。第四部分包括考核目的、考核办法、理论、实践与结业考核的安排和具体考核内容。

教材编写得到许多专家、教授的支持和帮助，谨致谢意！鉴于编者水平和经验有限，编写时间紧，疏漏与不足之处在所难免。可能在培训知识和启迪方法上还不能达到尽善尽美，存在不妥之处，我们会在今后的临床药师实践中不断修订、丰富和完善。本教材仅做参考。同时也希望每一位读者和同道多提宝贵意见，让我们共同努力，承担起提高神经系统疾病药物治疗合理性的责任，为神经系统疾病的治疗营造更广泛、更健康的发展环境。

编　者

2017 年 2 月

目 录

第一部分　培训计划

为规范和统一神经内科专业临床药师培训工作，提高培训质量，保障培训的科学性、合理性以及可操作性，根据全国临床药师规范化培训指导委员会专家共识，特制定本培训计划。

一、培训目标

本教材用于神经内科专业临床药师培养，希望通过神经内科理论、基本技能和临床实践技能的培训，使学员掌握神经内科基础理论知识、神经内科常见疾病的实践技能、神经内科常见治疗方法以及患者用药方案的设计，从而提升神经内科临床药师药物治疗水平，增强医护人员合理使用神经内科常用药物的意识，保障患者用药的安全性、有效性、经济性。

二、培训对象

参加培训人员应同时具备以下四个条件：

1. 全日制高等医药院校药学或临床药学本科及以上学历，在二级以上医疗机构药学部门工作 2 年以上，取得药师职称。
2. 身体健康，能坚持学习，顺利完成一年脱产培训。
3. 具有良好心理素质，与患者、医师、护士沟通能力较强，自愿从事临床药学工作。
4. 通过国家大学英语四级考试。

三、培训时间

全脱产培训一年。全年实际工作(学习)日不得少于 50 周，2000 学时，其中临床实践时间不得少于 1800 学时，业务知识学习时间不得少于 200 学时。

四、培训方式

(一) 理论授课

1. 理论讲授　理论授课需≥200 学时，培训内容覆盖：临床药师岗前培训(院内相关管理制度与法规)、诊断学基础、外科学、神经内科学、医院药事管理、临床药学实践、临床药师基本技能及本教材内容。

2. 读书指导　由带教老师推荐本教材以外的理论知识、基本技能、常见神经内科疾病实践技能等内容，提出相应学习要求，学员进行自学。

3. 自主学习　通过查文献的方式，学习脑血管疾病、癫痫及癫痫持续状态、中枢神经系统感染、锥体外系疾病、周围神经系统疾病、神经系统变性疾病等药物治疗的研究新进展。

(二) 临床实践

1. 现场教学

(1)床旁教学：在药学带教老师的指导下，进行药学查房：详细采集既往用药史、药物过敏史、用药后疗效及不良反应；向患者进行用药教育及注意事项。

(2)病区用药安全评估：在药学带教老师的指导下，对所在病区实施神经内科药物治疗的医嘱进行审核。检查护士药品摆放、存储及药品配置情况。

(3)药学信息咨询服务：在药学带教老师的指导下，对所在病区医、护、患提供合理用药咨询服务，定期进行用药宣讲。

2. 基于问题学习(problem-based learning，PBL)的实践讨论

(1)病例讨论：现场教学中发现的临床问题，由药学带教老师指导学员筛选病例，分析病情，针对病例提出具体问题，引导学员提前准备，由学员组织进行讨论。

(2)文献阅读报告：针对查房的药学问题，由药学带教老师引导并提炼，指导学员进行文献检索、文献阅读、文献整理及文献阅读报告。

(3)会诊讨论：在带教老师的指导下，积极参与临床会诊，具体要求：①带教老师鼓励学员积极参与会诊。参与会诊时学员应积极观察患者表现，听取患者、家属、医师的表述。带教老师应鼓励学员多发表自己的观点，避免学员一直处于被动旁听。②会诊后，药学带教老师将同一份临床资料再一次在学员中组织讨论，以增加学员发言机会和加深印象，并加强对患者的随访。

五、培训内容与要求

(一) 理论知识培训要求

专业知识理论课≥200 学时，参与学术讲座 20 次。专业知识理论课的具体课程要求见表 1-1，理论学习听课记录表见附表 1，专业理论学习记录表见附表 2，专题讲座、其他学术会议记录表见附表 3，专题讲座(学术会议)学习记录表见附表 4。

表 1-1 专业理论知识培训课程安排表

课程名称	题目	学时	要求
临床药师岗前培训	规章制度相关培训	3 学时	≥20 学时
	医院医疗安全管理规定	3 学时	
	医疗保险政策	3 学时	
	避免医疗纠纷的策略	3 学时	
	急救知识与心肺复苏	3 学时	
	病案首页书写要求	3 学时	
	病历书写规范及不良事件上报	2 学时	
诊断学基础	病史采集	2 学时	≥30 学时
	神经系统疾病常见的临床症状	3 学时	
	问诊的基本方法与技巧	2 学时	
	神经系统体格检查	3 学时	
	意识障碍、语言障碍及其检查	2 学时	
	神经系统疾病诊断程序及临床思维的注意事项	3 学时	
	腰椎穿刺和脑脊液检查	2 学时	
	神经系统影像学检查	3 学时	
	神经系统电生理检查	2 学时	
	实验室检查	3 学时	
	神经系统疾病治疗药物监测的应用	2 学时	
	神经系统疾病常见治疗方法	3 学时	
神经外科学	脑水肿、颅内压增高和脑疝	2 学时	≥16 学时
	脑缺血病变、脑出血的外科治疗	3 学时	
	三叉神经痛、面肌痉挛、癫痫的外科治疗	3 学时	
	外科水、电解质和酸碱平衡失调	2 学时	
	外科营养	2 学时	
	神经外科患者的加强监护治疗	2 学时	
	神经外科手术预防性抗菌药物的应用	2 学时	

续表

课程名称	题目	学时	要求
神经内科学	缺血性卒中	4学时	≥68学时
	缺血性卒中的治疗	4学时	
	脑出血	2学时	
	脑出血的治疗	2学时	
	帕金森病	2学时	
	帕金森病的治疗	2学时	
	癫痫及癫痫综合征	2学时	
	癫痫及癫痫综合征的治疗	2学时	
	特发性面神经麻痹(贝尔麻痹)	2学时	
	特发性面神经麻痹(贝尔麻痹)的治疗	2学时	
	急性炎性脱髓鞘性多发性神经病	2学时	
	急性炎性脱髓鞘性多发性神经病的治疗	2学时	
	病毒性脑膜炎	2学时	
	病毒性脑膜炎的治疗	2学时	
	细菌性脑膜炎	2学时	
	细菌性脑膜炎的治疗	2学时	
	结核性脑膜炎	2学时	
	结核性脑膜炎的治疗	2学时	
	阿尔茨海默病	2学时	
	阿尔茨海默病的治疗	2学时	
	多发性硬化	2学时	
	多发性硬化的治疗	2学时	
	神经内科上述常见疾病的病例讨论	8学时	
	神经内科上述常见疾病的病例分析	8学时	
	医院药学学科建设与人才培养	2学时	
	医院药事管理体系建立及实施	2学时	

续表

课程名称	题目	学时	要求
医院药事管理	信息化建设在临床药师实践中的作用	2 学时	≥24 学时
	抗菌药物临床监管的措施与方法	2 学时	
	抗菌药物合理使用	2 学时	
	合理用药与医疗事故鉴定	2 学时	
	门诊处方合理用药监管体系及实施	2 学时	
	麻精药品管理及疼痛合理用药	2 学时	
	药物不良反应监测与管理	2 学时	
	治疗药物监测与个体化用药	2 学时	
	特殊人群个体化用药	2 学时	
	神经内科合理用药	4 学时	
	短暂性脑缺血发作药物治疗指南	2 学时	
临床药学实践	急性缺血性脑卒中治疗指南	6 学时	≥32 学时
	脑出血诊疗指导规范	6 学时	
	帕金森病相关指南	2 学时	
	癫痫及癫痫综合征相关指南	4 学时	
	特发性面神经麻痹相关指南	2 学时	
	急性炎性脱髓鞘性多发性神经病相关指南	2 学时	
	中枢神经系统感染相关指南	2 学时	
	阿尔茨海默病相关指南	2 学时	
	多发性硬化相关指南	2 学时	
	临床药师如何有效与医护患沟通	2 学时	
	临床药学查房要素与技巧	2 学时	
临床药师基础培训	临床药学服务中的药学伦理	2 学时	≥50 学时
	药学服务中的道德体现	2 学时	
	文献检索与文献阅读报告	2 学时	

续表

课程名称	题目	学时	要求
临床药师基础培训	临床药师药历书写	2 学时	
	临床药师如何组织病例讨论	2 学时	
	临床药师如何撰写病例分析报告	2 学时	
	临床药师如何书写教学药历	2 学时	
	临床药师如何参与临床会诊	2 学时	
	临床药师如何准备案例考核	2 学时	
	针对教材培训大纲授课内容	32 学时	
	参与学术会议或学术讲座	20 次	
教材内容培训			≥32 学时
其他			≥20 学时

（二）实践技能培训要求

1. 科室轮转　培训科室包括神经内科不少于 8 个月、神经内科 ICU 不少于 1 个月，条件具备的医院可酌情增加神经外科、心血管内科及内分泌科的轮转。具体安排见表 1-2，学习记录见附表 10。

表 1-2　科室轮转安排

序号	轮转科室	时间	内容
1	医院	第 1 周	临床药师岗前培训（见表 1-1）
2	药剂科	第 2~3 周	医院药事管理理论与实践（见表 1-1）
		第 4~6 周	静脉药物配置中心（PIVAS）药物配制实践
		第 7~9 周	临床药师基础培训（见表 1-1）
3	神经内科	第 10~45 周	临床技能实践、临床药师基础培训实践
	神经内科 ICU	第 46~49 周	临床技能实践、临床药师基础培训实践
4	药剂科	第 50~52 周	结业考核准备

2. 基本技能　基本技能的培训项目与要求见表1-3。

表1-3　培训项目与要求

分类	内容	要求	备注
综合技能	沟通技能	理论结合实践	
	药学查房要素	理论结合实践	
	药学伦理学	理论结合实践	
临床药学基本技能	药历书写	20份,5种重点疾病各4份	见附表5
	文献阅读报告	10次,其中主讲不少于5次,题目主要来源于实践工作中的问题	
	病例讨论	10次,其中主讲不少于5次,要求掌握的5种重点疾病各1~2次	
	病例分析	10份,要求掌握的5种重点疾病各2份	
	参与会诊	10次	见附表6
	用药教育材料	10份,要求掌握的5种重点疾病各2份	见附表7
	不良反应报告	30份	见附表8
	用药咨询	20例	见附表9

3. 实践技能　临床实践技能培训计划见表1-4。各培训中心可根据具体情况如轮转科室和要求掌握的疾病类型等适当调整计划。

表1-4　临床实践技能培训计划

时间	轮转科室	培训计划
第1周	集中培训	临床药师岗前培训(见表1-1)
第2~3周	药剂科	医院药事管理理论与实践(见表1-1)
第4~6周	药剂科	静脉药物配置中心(PIVAS)实践
第7~9周	药剂科	1. 熟悉医院电子病历系统、药品不良反应上报系统、抗菌药物监测系统的使用。 2. 熟悉50种神经系统疾病常用药物。 3. 利用本单位网络查阅文献。 4. 学习书写药历、病例分析、文献阅读报告的要求。 5. 作业要求:文献阅读报告1/10

续表

时间	轮转科室	培训计划
第10~13周	神经内科	1. 了解脑血管疾病(短暂性脑缺血发作、脑血栓形成、脑栓塞、脑出血)的临床表现、诊断要点及头颅CT、MRA影像学特点。 2. 掌握脑血管疾病(短暂性脑缺血发作、脑血栓形成、脑栓塞、脑出血)的治疗原则与方法。 3. 熟悉脑血管疾病(短暂性脑缺血发作、脑血栓形成、脑栓塞、脑出血)的常用药物特点。 4. 作业要求:文献阅读报告2/10,药历(1~2)/20,药品不良反应报告(1~3)/30,用药教育1/10,专业理论知识至少14学时,病例分析1/10,病例讨论记录1/10
第14~17周	神经内科	1. 对脑血管疾病患者进行药学监护与教育。 2. 作业要求:文献阅读报告3/10,药历(3~4)/20,药品不良反应报告(4~6)/30,用药教育2/10,专业理论知识至少44学时,病例分析2/10,病例讨论记录2/10
第18~21周	神经内科	1. 了解癫痫及癫痫综合征的发病机制、临床表现、诊断要点以及脑电图检查、头颅CT、MRI影像学检查特点。 2. 掌握癫痫及癫痫综合征治疗原则与方法。 3. 熟悉癫痫及癫痫综合征常用药物特点。 4. 作业要求:文献阅读报告4/10,药历(5~6)/20,药品不良反应报告(7~9)/30,用药教育3/10,参与会诊(1~2)/10,用药咨询(1~4)/20,病例分析3/10,病例讨论记录3/10
第22~25周	神经内科	1. 对癫痫及癫痫综合征患者进行药学监护与教育。 2. 作业要求:文献阅读报告5/10,药历(7~8)/20,药品不良反应报告(10~12)/30,用药教育4/10,参与会诊(3~4)/10,用药咨询(5~8)/20,病例分析4/10,病例讨论记录4/10
第26~29周	神经内科	1. 了解帕金森病的临床表现、诊断要点。 2. 掌握帕金森病治疗原则与方法。 3. 熟悉帕金森病常用药物特点。 4. 对帕金森病患者进行药学监护与教育。 5. 作业要求:文献阅读报告6/10,药历(9~10)/20,药品不良反应报告(13~15)/30,用药教育5/10,专业理论知识至少42学时,参与会诊(5~6)/10,病例分析5/10,病例讨论记录5/10

续表

时间	轮转科室	培训计划
第30~33周	神经内科	1. 了解中枢神经系统感染(包括病毒性脑膜炎、细菌性脑膜炎、结核性脑膜炎)的发病机制、临床表现、诊断要点以及脑脊液检查、细菌学检查、头颅MRI影像学检查等特点。 2. 掌握中枢神经系统感染(包括病毒性脑膜炎、细菌性脑膜炎、结核性脑膜炎)原则与方法。 3. 熟悉中枢神经系统感染(包括病毒性脑膜炎、细菌性脑膜炎、结核性脑膜炎)常用药物特点。 4. 作业要求:文献阅读报告7/10,药历(11~12)/20,药品不良反应报告(16~18)/30,用药教育6/10,参与会诊(7~8)/10,用药咨询(9~12)/20,病例分析6/10,病例讨论记录6/10
第34~37周	神经内科	1. 了解周围神经疾病(特发性面神经麻痹、急性炎性脱髓鞘性多发性神经炎)的发病机制、临床表现、诊断要点以及脑脊液检查、神经电生理检查等特点。 2. 掌握周围神经疾病(特发性面神经麻痹、急性炎性脱髓鞘性多发性神经炎)治疗原则与方法。 3. 熟悉周围神经疾病(特发性面神经麻痹、急性炎性脱髓鞘性多发性神经炎)常用药物特点。 4. 对周围神经疾病(特发性面神经麻痹、急性炎性脱髓鞘性多发性神经炎)患者进行药学监护与教育。 5. 作业要求:文献阅读报告8/10,药历(13~14)/20,药品不良反应报告(19~21)/30,用药教育7/10,参与会诊(9~10)/10,用药咨询(13~16)/20,病例分析7/10,病例讨论记录7/10
第38~41周	神经内科	1. 了解阿尔茨海默病的发病机制、临床表现、诊断要点以及脑脊液检查、头颅MRI影像学检查、脑电图检查、神经心理学检测等特点。 2. 掌握阿尔茨海默病治疗原则与方法。 3. 熟悉阿尔茨海默病常用药物特点。 4. 对阿尔茨海默病患者进行药学监护与教育。 5. 作业要求:文献阅读报告9/10,药历(15~16)/20,药品不良反应报告(22~24)/30,用药教育8/10,用药咨询(17~18)/20,病例分析8/10,病例讨论记录8/10

续表

时间	轮转科室	培训计划
第 42~45 周	神经内科	1. 了解多发性硬化的发病机制、临床表现、诊断要点以及脑脊液检查、头颅 MRI 影像学检查、神经电生理学检测等特点。 2. 掌握多发性硬化治疗原则与方法。 3. 熟悉多发性硬化常用药物特点。 4. 对多发性硬化患者进行药学监护与教育。 5. 作业要求:文献阅读报告 10/10,药历(17~18)/20,药品不良反应报告(25~27)/30,用药教育 9/10,用药咨询(19~20)/20,病例分析 9/10,病例讨论记录 9/10
第 46~49 周	神经内科 ICU	1. 了解高颅内压、脑疝、癫痫持续状态的诊断要点。 2. 掌握高颅内压、脑疝、癫痫持续状态的抢救措施。 3. 熟悉全面强直阵挛性癫痫持续状态临床处理的流程。 4. 作业要求:药历(19~20)/20,药品不良反应报告(28~30)/30,用药教育 10/10,病例分析 10/10。病例讨论记录 10/10
第 50~52 周	药剂科	结业考核准备

第二部分　培训大纲

为规范和统一神经内科专业临床药师培训内容，提高培训质量，保障培训的科学性、合理性以及可操作性，根据全国临床药师规范化培训指导委员会专家共识，特制定本培训大纲，详见表2-1。

表2-1　神经内科教材培训大纲

章	节	学时设置	学习要求	培训方式	考核方式
第一章　神经系统疾病理论知识	第一节　神经系统疾病病因学特征	1学时	掌握神经系统疾病病因为代谢/营养紊乱、炎症/免疫损伤、变性、感染、内分泌紊乱、卒中的代表性疾病。 熟悉神经系统疾病病因为肿瘤、遗传缺陷、中毒、外伤的代表性疾病。 了解神经系统疾病的常见病因	多媒体讲授	理论+实践考核
	第二节　神经系统疾病病史采集、体格检查及辅助检查	2学时	掌握神经内科病史采集的基本内容和注意事项。 熟悉神经内科体格检查的基本流程和主要内容。 了解神经内科辅助检查的基本内容	多媒体讲授+现场教学	理论+实践考核
	第三节　神经系统疾病常见症状	2学时	掌握头痛、眩晕、意识障碍的临床分类及表现。 熟悉晕厥、躯体感觉障碍、瘫痪的临床分类及表现。 了解不自主运动、痴呆的临床分类及表现	多媒体讲授	理论+实践考核

续表

章	节	学时设置	学习要求	培训方式	考核方式
	第四节 神经系统疾病常用药物的特点	2学时	掌握常用抗血小板药物的适应证、用法用量以及不良反应。 熟悉常用抗血小板药物药理作用、相互作用、注意事项以及禁忌证。 了解常见抗血小板代表药物作用特点比较	多媒体讲授	理论+实践考核
		2学时	掌握抗凝血药的适应证、用法用量、药物相互作用、不良反应。 熟悉抗凝血药物间的相互比较、注意事项。 了解各抗凝血药的药效、药动学原理	多媒体讲授	理论+实践考核
		2学时	掌握常用溶栓和降纤药物的适应证、用法用量、相互作用、不良反应。 熟悉常用溶栓和降纤药物作用机制、特殊人群用药等方面。 了解常用溶栓和降纤药物的药效、药动学原理	多媒体讲授	理论+实践考核
		2学时	掌握解除血管痉挛药和周围血管扩张药的适应证、用法用量、相互作用、不良反应。 熟悉解除血管痉挛药和周围血管扩张药的作用机制、禁忌证。 了解解除血管痉挛药和周围血管扩张药的药效、药动学原理	多媒体讲授	理论+实践考核

续表

章	节	学时设置	学习要求	培训方式	考核方式
	第四节　神经系统疾病常用药物的特点	2学时	掌握脱水药的适应证、用法用量、相互作用、不良反应。 熟悉脱水药物的作用机制、禁忌证。 了解脱水药的药效、药动学原理	多媒体讲授	理论+实践考核
		8学时	掌握降压药的适应证、用法用量、相互作用、不良反应。 熟悉降压药间的相互比较(包括严重不良反应、作用机制、特殊人群用药等方面)。 了解降压药的药效、药动学原理	多媒体讲授	理论+实践考核
		2学时	掌握常用血脂调节药的适应证、用法用量、相互作用、不良反应。 熟悉血脂调节药物的禁忌证、用药注意事项。 了解血脂调节药的药效、药动学原理	多媒体讲授	理论+实践考核
		2学时	掌握常用抗癫痫药物的适应证、用法用量、不良反应。 熟悉常用抗癫痫药物的相互作用、特殊人群用药。 了解常用抗癫痫药物的药效、药动学原理以及药物间的比较	多媒体讲授	理论+实践考核
		2学时	掌握抗帕金森药的适应证、用法用量、相互作用、不良反应。 熟悉抗帕金森药物的特殊人群用药、禁忌证。 了解抗帕金森药的药效、药动学原理	多媒体讲授	理论+实践考核

续表

章	节	学时设置	学习要求	培训方式	考核方式
	第四节　神经系统疾病常用药物的特点	2学时	掌握抗阿尔茨海默药物的适应证、用法用量、相互作用、不良反应。 熟悉阿尔茨海默药物的禁忌证、特殊人群用药、注意事项。 了解阿尔茨海默药物的药效、药动学原理	多媒体讲授	理论+实践考核
		2学时	掌握脑循环与促智药物的适应证、用法用量、注意事项。 熟悉脑循环与促智药物的相互作用、不良反应、特殊人群用药。 了解脑循环与促智药物的药效、药动学原理以及药物间的比较	多媒体讲授	理论+实践考核
		2学时	掌握糖皮质激素类药物的适应证、用法用量、相互作用、不良反应。 熟悉糖皮质激素类药物间的相互比较(包括严重不良反应、作用机制、特殊人群用药等方面)。 了解糖皮质激素类药物的药效、药动学原理	多媒体讲授	理论+实践考核
		6学时	掌握神经系统疾病常用抗微生物药物的适应证、用法用量、相互作用、不良反应。 熟悉神经系统疾病常用抗微生物药物的注意事项、禁忌证、特殊人群用药。 了解神经系统疾病常用抗微生物药物的药效、药动学原理	多媒体讲授	理论+实践考核

续表

章	节	学时设置	学习要求	培训方式	考核方式
第二章 临床技能培训	第一节 神经系统疾病常见的实验室检查	2学时	掌握脑脊液检查、血脂检查、血糖检查的正常范围及异常值的意义。 熟悉肝肾功能、血电解质、凝血检查正常范围及异常值的意义。 了解血液常规检查正常范围及异常值的意义	多媒体讲授	理论+实践考核
	第二节 神经系统疾病治疗药物监测的应用	2学时	掌握神经内科专科常用药物的中毒指标与临床结果分析能力。 熟悉神经内科专科治疗药物监测的方法。 了解治疗药物监测的注意事项	多媒体讲授	理论+实践考核
	第三节 神经系统疾病常用药物基因多态性监测的应用	2学时	掌握神经内科常用药物基因多态性监测及其结果的分析。 熟悉神经内科专科常用药物基因多态性监测的依据。 了解神经内科专科常用药物基因多态性监测的运用	多媒体讲授	理论+实践考核
	第四节 神经系统疾病常见治疗方法与技术	2学时	掌握大剂量静脉滴注免疫球蛋白疗法临床应用情况及用法用量。 熟悉静脉溶栓、动脉溶栓治疗的适应证、禁忌证。 熟悉血浆交换疗法的适应证、禁忌证。 熟悉大剂量静脉滴注免疫球蛋白疗法的适应证。 熟悉脑动脉狭窄的血管内介入治疗的适应证、禁忌证。 了解血浆交换疗法的基本原理。 了解介入治疗手术的全过程及注意事项	多媒体讲授	理论+实践考核

续表

章	节	学时设置	学习要求	培训方式	考核方式
	第五节 针对特殊人群药物的选择与应用	2学时	掌握特殊人群(肝功能不全患者、肾功能不全患者、儿童、老年人、妊娠和哺乳期妇女)的用药注意事项。 熟悉特殊人群(肝功能不全患者、肾功能不全患者、儿童、老年人、妊娠和哺乳期妇女)的药动学特点。 了解特殊人群(肝功能不全患者、肾功能不全患者、儿童、老年人、妊娠和哺乳期妇女)的药动学特点的成因	多媒体讲授	理论+实践考核
第三章 神经系统常见疾病实践技能	第一节 脑血管疾病	8学时	掌握脑血管病(短暂性脑缺血发作、脑血栓形成、脑栓塞、脑出血)的不同治疗原则、相关的治疗策略及监护要点。 熟悉脑血管病(短暂性脑缺血发作、脑血栓形成、脑栓塞、脑出血)的病因及发病机制、临床表现。 了解脑血管病(短暂性脑缺血发作、脑血栓形成、脑栓塞、脑出血)的诊断要点	多媒体讲授+现场教学	理论+实践考核
	第二节 帕金森病	2学时	掌握帕金森病的治疗原则、治疗策略及监护要点。 熟悉帕金森病的病因及发病机制、临床表现。 了解帕金森病疾病的诊断要点	多媒体讲授+现场教学	理论+实践考核
	第三节 癫痫及癫痫综合征	2学时	掌握癫痫的治疗原则、治疗策略及监护要点。 熟悉癫痫的病因及发病机制、临床表现。 了解癫痫的诊断要点	多媒体讲授+现场教学	理论+实践考核

续表

章	节	学时设置	学习要求	培训方式	考核方式
	第四节　周围神经疾病	4学时	掌握特发性面神经麻痹、急性炎性脱髓鞘性多发性神经病的治疗原则、治疗策略及监护要点。 熟悉特发性面神经麻痹、急性炎性脱髓鞘性多发性神经病的病因及发病机制、临床表现。 了解特发性面神经麻痹、急性炎性脱髓鞘性多发性神经病的诊断要点	多媒体讲授+现场教学	理论+实践考核
	第五节　中枢神经系统感染	6学时	掌握中枢神经系统感染(病毒性脑膜炎、细菌性脑膜炎、结核性脑膜炎)的治疗原则、治疗策略及监护要点。 熟悉中枢神经系统感染(病毒性脑膜炎、细菌性脑膜炎、结核性脑膜炎)的病因及发病机制、临床表现。 了解中枢神经系统感染(病毒性脑膜炎、细菌性脑膜炎、结核性脑膜炎)的诊断要点	多媒体讲授+现场教学	理论+实践考核
	第六节　阿尔茨海默病	2学时	掌握阿尔茨海默病的治疗原则、治疗策略及监护要点。 熟悉阿尔茨海默病的病因及发病机制、临床表现。 了解阿尔茨海默病的诊断要点	多媒体讲授+现场教学	理论+实践考核
	第七节　多发性硬化	2学时	掌握多发性硬化的治疗原则、治疗策略及监护要点。 熟悉多发性硬化的病因及发病机制、临床表现。 了解多发性硬化的诊断要点	多媒体讲授+现场教学	理论+实践考核

续表

章	节	学时设置	学习要求	培训方式	考核方式
	第八节　神经内科危重症的诊断要点、抢救措施	6学时	掌握高颅内压、脑疝、癫痫持续状态的治疗原则、治疗策略及监护要点。 熟悉高颅内压、脑疝、癫痫持续状态的病因及发病机制、临床表现。 了解高颅内压、脑疝、癫痫持续状态的诊断要点	多媒体讲授+现场教学	理论+实践考核

第三部分　培训内容

第一章

神经系统疾病理论知识

第一节　神经系统疾病病因学特征

学习要点：

1. 掌握神经系统疾病病因为代谢/营养紊乱、炎症/免疫损伤、变性、感染、内分泌紊乱、卒中的代表性疾病。

2. 熟悉神经系统疾病病因为肿瘤、遗传缺陷、中毒、外伤的代表性疾病。

3. 了解神经系统疾病的常见病因。

一、神经系统疾病的常见病因

神经系统疾病的诊断强调定位诊断和定性诊断两个方面。定位诊断需要根据疾病所表现的神经系统症状与体征，再结合神经解剖、神经生理、神经病理等知识确定疾病损害的部位。通常，定位诊断需要遵循一元论的原则，优先用一个局灶性病变解释患者的所有的症状和体征，若无法解释，再考虑弥漫性或多灶性病变的可能。当明确了神经系统病变的定位后，这对定性诊断提供了重要的诊断信息。定性诊断是确定疾病性质（病因）的诊断，它是建立在定位诊断的基础上，将年龄、性别、病史特点、体检所见和各种神经影像学等辅助检查结合后进行统一分析。神经系统疾病的性质包括血管性疾病、炎症性疾病、肿瘤、变性疾病、脱髓鞘疾病、损伤、中毒、营养代谢性疾病、先天遗传性疾病等。一般情况下，若起病缓慢隐匿且进行性加重，病程中无明显缓解的现象，需考虑肿瘤或变性疾病；若急性起病，迅速达到疾病的高峰，应考虑血管病变、炎症、外伤及中毒等；若发病形式为间歇发作性,应考虑癫痫、偏头痛或周期性瘫痪等。另外,也有人根据这些主要病因的英文首字母将其总结为“Midnights”原则:即 M-代谢性(metabolism)、I-炎症(inflammation)、D-变性(degeneration)、N-肿瘤(neoplasm)、I-感染(infection)、G-腺体(glandular)、内分泌(gland)、H-遗传(hereditary)、T-中毒(toxication)/外伤(trauma)、S-卒中(stroke)。虽然这样的分类法在某些病种上具有一定的重叠性,但该方法在临床的定性诊断分析中非常方便易行。

二、神经系统疾病各病因导致的代表性疾病

(一) 代谢/营养紊乱

由该病因导致的营养或代谢障碍性疾病多缓慢起病、逐渐进展,病程相对长,经过治疗后可逐渐恢复。神经系统的病变仅为全身性损害的一部分表现,故可发现全身多系统的病变和体征,在诊断上可通过血、尿、便、体液等实验室检查明确某些代谢产物的异常和营养成分的缺乏。除遗传代谢问题引起的先天性神经系统疾病外(如糖原贮积症、脂质沉积病等),后天获得性代谢病(如缺氧、高钠血症、低钠血症、低钙血症、尿毒症、低血糖、肝性脑病等)在临床上更为常见。

例如,糖尿病可引起多种不同类型的周围神经病,包括:①远端对称性多发性周围神经病:多以肢体远端感觉异常为首发症状,可呈现手套、袜套样感觉障碍,早期即可有腱反射减低,早期肌无力和肌萎缩通常不明显;②糖尿病自主神经病:以自主神经病变为首发症状,表现有排汗异常、胃肠道症状、性功能减退、排尿困难、直立性低血压以及静息时心动过速等;③糖尿病单神经病或多发单神经病:以正中神经、尺神经、腓总神经受累多见;脑神经亦可受累,如动眼神经、展神经、面神经等;④糖尿病神经根神经丛病:常见于腰骶神经根神经丛分布区,表现为受累神经支配区的疼痛和感觉障碍,相继出现肌肉无力和萎缩;⑤其他糖尿病相关周围神经病。

营养缺乏导致的神经疾病在临床上也比较常见,例如亚急性联合变性(subacute combined degeneration,SCD)系由维生素 B_{12}(VB_{12})缺乏所导致的,主要累及脊髓后索和侧索的神经系统疾病。它较为典型的症状为:后索损害表现突出(下肢为主的深感觉障碍和感觉性共济失调,Rumberg 征阳性,可出现 Lhermitte 征);锥体束损害表现为双下肢为主痉挛性瘫痪(病理征常为阳性,但腱反射未必活跃或亢进);可有周围神经受累(针刺觉减退,四肢呈手套、袜套状分布,躯干前中线区领带样分布);晚期可有脑病表现(精神、行为、认知障碍);血清 VB_{12} 测定显示 VB_{12} 缺乏为诊断本病的金标准,所以应强调先检测后用药。检验提示平均红细胞体积增大、抗内因子抗体及(或)抗壁细胞抗体阳性、胃部疾病及其他导致 VB_{12} 缺乏的原因的存在等可作为间接参考证据;本病的治疗原则为尽早

大剂量 VB_{12},治疗后症状多逐渐改善;症状缓解后,部分有吸收障碍的患者需长期维持治疗。

(二) 炎症/免疫损伤

中枢神经系统脱髓鞘疾病是病毒感染或免疫接种后引起的自身免疫病,常呈急性或亚急性起病,有缓解和复发倾向,部分病例起病缓慢,呈进行性加重。常见疾病有急性播散性脑脊髓炎、多发性硬化等。MRI、脑脊液检查和诱发电位检查有助于诊断。感染性多发性神经根神经炎、面神经麻痹、感染后外展神经麻痹、感染后舌咽神经麻痹等可能为周围神经的变态反应性疾病。风湿热、系统性红斑狼疮、结节性多动脉炎等结缔组织病属自身免疫病,可累及神经系统。

其中,急性播散性脑脊髓炎(acute disseminated encephalomyelitis,ADEM)是本类疾病较为凶险的一种,如治疗不及时可能导致患者出现生命危险。它是一种自身免疫介导的脑脊髓中小静脉周围白质炎性脱髓鞘改变,儿童多见,但亦可发生于任何年龄。临床以感染或预防接种后急性或亚急性起病的脑病、脑膜刺激征、脑脊髓局灶性损害症候为特征,脑脊液呈非特异性改变(白细胞、蛋白增高),脑电图弥漫性中度异常,脑 MRI 显示脑白质为主多灶性融合病灶,累及丘脑和基底节。在诊断时需与单纯疱疹病毒脑炎、乙型脑炎等进行鉴别。急性出血性白质脑炎(acute hemorrhagic leukoencephalitis),也称为 Weston-Hurst 病,是 ADEM 的超急性变异型,表现为急性、快速进展的暴发性炎性出血性白质脱髓鞘,多在 1 周内死于脑水肿,或遗留严重后遗症。本病在治疗上主要采取甲泼尼龙大剂量静脉滴注、免疫球蛋白静脉滴注、血浆置换等,辅助以积极的对症支持治疗。典型的 ADEM 是单相病程,预后良好,复发型和多相型要注意与多发性硬化鉴别。

(三) 变性

神经变性病多起病急,病程经过缓慢,呈进行性加重。发病年龄相对偏大,如阿尔茨海默病常于 60 岁以后起病。但有些变性病也可于青壮年发生,如运动神经元病。变性病常累及某些神经元群,其病理改变有系统性,而出现如肌萎缩性侧索硬化症、遗传性共济失调等。临床症状各异,如阿尔茨海默病主要为认知障碍,帕金森病主要为肌张力增高和运动障碍,运动神经元病主要为脑神经核和脊髓前角损害所引起的症状。

以阿尔茨海默病(AD)为例,它是一种起病隐匿的进行性发展的神经系统退行性疾病。临床表现为隐袭起病缓慢进展的以记忆障碍为主的广泛性认知损害,精神、情感、人格和行为异常;65 岁以前发病者,称早老性痴呆;65 岁以后发病者称老年性痴呆。与 β-淀粉样蛋白和 Tau 蛋白沉积、炎症反应及氧化损伤等有关，最终神经元死亡。病理改变主要为以颞叶内侧海马为主的广泛性脑萎缩，脑内形成老年斑和神经元纤维缠结（neurofibrillary tangles，NFTs），胆碱能神经元脱失等。本病需根据临床病程做出可能性诊断。影像学、电生理学及脑脊液检查主要有助于排除其他痴呆原因。确诊还需依靠病理，有家族遗传性者可以依据基因分析确诊。治疗上强调改善患者生活质量、延缓疾病进展。可以选用的药物包括胆碱酯酶抑制剂（多奈哌齐、重酒石酸卡巴斯汀、加兰他敏、石杉碱甲等）及美金刚（NMDA 受体拮抗剂）。另外，对后期可能伴随出现的癫痫、抑郁及精神行为异常等症状进行对症处理。

（四）肿瘤

肿瘤导致的神经系统疾病多起病缓慢，病情呈进行性加重。但某些恶性肿瘤或转移瘤发展迅速，病程较短。颅内肿瘤除常有的癫痫发作、肢体瘫痪和感觉障碍等局灶定位症状外，还有头痛、呕吐、视乳头水肿等颅内压增高的征象。除原发于中枢神经系统的肿瘤外，还应注意部分癌的颅内转移，可呈弥漫性分布，早期除颅内高压症状外，可无局灶性神经受累症状。脑脊液检查可有蛋白含量增加，有时可检出肿瘤细胞。颅脑 CT、MRI 检查很有必要，有时还应根据需要作颅脑以外的 X 射线、B 超、放射性核素扫描、CT、MRI 等检查以发现转移瘤来源。脊髓肿瘤时，可出现逐渐进展的脊髓压迫症状和脑脊液蛋白增高。另外，还需要注意的是肿瘤所引起的远隔部位的损害，被称为副肿瘤综合征，这种损害不是癌肿转移、继发内分泌异常或继发营养障碍所导致的。常见副肿瘤综合征如亚急性小脑变性、类肌无力综合征、边缘性脑炎、多发性肌炎、副肿瘤性感觉性周围神经病等。近年来，在患者的血液及脑脊液中陆续发现多种肿瘤神经元抗体，由此产生新的认识：副肿瘤神经系统综合征是由肿瘤所诱发的、针对神经系统神经元的免疫介导的神经系统病变。

（五）感染

起病呈急性或亚急性，病情多于数日、少数于数周内达高峰，伴有畏寒发热、外周血白细胞增加或血沉增快等全身感染中毒的症状，神经系统症状较广泛弥散。有针对性地进行血及脑脊液的微生物学、免疫学、寄生虫学等有关检查可进一步明确感染的性质和原因。各种病原体均可引起神经系统疾病，如细菌、病毒、螺旋体、立克次体、寄生虫等。依据受损害的部位，可分为两大类：一类是损害主要集中在脑、脊髓，称为脑炎或脊髓炎，或因在脑、脊髓内由于各种病原体慢性感染形成肉芽肿或脓肿。另一类损害位于软脑膜、软脊膜，称为脑膜炎或脊膜炎，波及蛛网膜，则可以形成蛛网膜的慢性感染，称为蛛网膜炎。当病变部位累及上述两类部位时，可以使用脑膜脑炎、脑脊髓炎等名称。直到目前，仍有许多神经系统疾病的病因仍不清楚。

以莱姆病为例，它是一种以蜱为媒介的螺旋体感染性疾病，是由伯氏疏螺旋体所致的自然疫源性疾病。因在美国康涅狄格的莱姆镇首次发现而得名。我国于1985年首次在黑龙江省林区发现本病病例，目前23个省市均有疫源，以神经系统损害为该病最主要的临床表现。其神经系统损害以脑膜炎、脑炎、脑神经炎、运动和感觉神经炎最为常见。早期以皮肤慢性游走性红斑为特点，以后出现神经、心脏或关节病变，通常在夏季和早秋发病，可发生于任何年龄，男性略多于女性。发病以青壮年居多，与职业密切相关。以野外工作者、林业工人感染率较高。治疗上可以头孢曲松钠、青霉素G、多西环素等治疗，但值得注意的是一期莱姆病仅用抗生素即可奏效，至二期、三期用抗生素无济于事，特别是神经系统损害更乏特效疗法。

（六）内分泌紊乱

人体的内分泌系统可分泌各种激素，和神经系统一起调节人体的代谢和生理功能。正常情况下各种激素是保持平衡的，如该平衡被某种原因打破，就会造成内分泌紊乱，并引发一系列神经系统疾病。例如甲状腺功能减退（简称甲减）可引起记忆力减退、智力低下、嗜睡、反应迟钝、多虑、头晕、头痛、耳鸣、耳聋、眼球震颤、共济失调、腱反射迟钝、跟腱反射松弛期时间延长，重者可出现痴呆、木僵，甚至昏睡。而甲状腺功能亢进时由于甲状腺激素增多刺激交感神经兴奋，可导致心悸、心动过速、失眠、对周围事物敏感、情绪波动，甚至焦虑，还可伴震颤及腱反射亢进。

（七）遗传缺陷

神经系统遗传病多于儿童及青年期发病，家族中可有同样疾病。但某些类型的遗传病也可成年甚至老年期发病，其症状和体征繁多，部分具有的特征性（如先天性肌强直症出现的肌强直、肝豆状核变性的角膜色素环等）为这些疾病的诊断提供了重要依据。以肝豆状核变性（hepatolenticular degeneration，HLD）为例，本病由Wilson在1912年首先描述，故又称为Wilson病（Wilson Disease，WD），是一种常染色体隐性遗传的铜代谢障碍性疾病，由*ATP7B*基因突变导致肝脏表达ATP7B酶缺陷，致使过量铜离子在肝、脑、角膜、肾脏等部位沉积而致病。HLD的世界范围发病率为1/100 000~1/30 000，致病基因携带者约为1/90。本病在中国较多见。HLD好发于青少年，男性比女性稍多，如治疗不当将会致残甚至死亡。其主要神经症状表现为：舞蹈样动作、手足徐动、肌张力障碍、帕金森综合征等运动异常表现，以及小脑性共济失调。青年患者多以神经症状起病。精神症状可表现为智能障碍、欣快感突出、行为异常。可出现非特异性慢性肝病综合征以及眼角膜K-F环。另外，部分患者会出现面部及小腿皮肤色素沉着，肾小管性糖尿、蛋白尿、氨基酸尿，肾小管性酸中毒等肾病表现。

HLD 可通过驱铜治疗获益，故本病也是至今少数几种可治的神经遗传病之一，关键是早发现、早诊断、早治疗。因此，所有运动异常表现的青少年及儿童患者，必须筛查有无角膜 K-F 环。

（八）中毒

神经系统中毒性疾病可呈急性或慢性发病，其常见原因有化学品、毒气、生物毒剂、食物及药物中毒等。诊断中毒时必须结合病史调查及必要的化验检查方能确定。包括金属中毒，如铅中毒可致外周运动神经麻痹、铅中毒性脑病，汞、砷、铊中毒亦影响神经系统；有机物中毒，如酒精中毒、巴比妥类中毒可抑制中枢神经系统，有机磷中毒使胆碱能神经过度兴奋；细菌毒素中毒，如肉毒杆菌中毒可致脑神经麻痹和四肢无力，白喉毒素可致神经麻痹，破伤风毒素可致全身骨骼肌强直性痉挛；动物毒（腔肠动物、贝类、毒蚊、蜘蛛、河豚等所含毒素）亦可致神经症状（肌肉软弱、瘫痪、抽搐、共济失调等）。

（九）外伤

在生活、工作中突然受到意外伤害，如自然灾害、交通事故、人身安全意外等，可间接或直接损伤神经组织，造成严重后果。这类病因导致的疾病多呈急性起病，如颅内出血、脑挫裂伤、脊髓压迫或离断、神经挫伤或断裂等。但也有外伤较轻，经过一段时间以后发病，如慢性硬膜下血肿。面对这类患者要详细询问外伤经过，以区别其是否先发病而后受伤，如癫痫发作后或脑卒中后的头部外伤。X 射线及 CT 检查有助于诊断和鉴别诊断。

（十）卒中

血管疾病、血液成分改变、血流动力学紊乱或栓子等均可引起脑血管疾病。根据脑血管病的性质可分为缺血性脑血管病和出血性脑血管病，其中，前者占卒中的 85%以上。缺血性脑血管病多见于中、老年人，男性多于女性，既往常有吸烟、高血压、动脉粥样硬化、心脏病、糖尿病及高脂血症等脑血管病的危险因素。一般起病急骤，症状在短时间内达到高峰，多有局灶性脑神经功能缺损表现，如偏瘫、偏身感觉障碍、失语等。急查头颅 CT 脑区无异常高密度影可排除出血，脑 CT 及（或）MRI 显示病变分布范围与临床神经功能缺损一致，病灶一般符合脑血管病变分布。脑梗死属于急症，也是一个高致残率及高致死率的疾病。本病的致残率、致死率、复发率很高，故其治疗原则是：争取超早期治疗，在发病 4.5 小时内尽可能静脉溶栓治疗，在发病 6~8 小时内有条件的医院可进行适当的急性期血管内干预。确定个体化和整体化治疗方案，依据患者自身的危险因素、病情程度等采用对应针对性治疗，结合神经外科、康复科及护理部分等多个科室的努力实现一体化的卒中单元治疗，可以最大程度提高治疗效果和改善预后。

思考题：

1. 神经系统疾病代谢/营养紊乱、炎症/免疫损伤的发病特点如何？
2. 神经系统疾病变性、感染发病的特点如何？
3. 神经系统疾病卒中、内分泌紊乱的发病特点如何？

第二节　神经系统疾病病史采集、体格检查及辅助检查

学习要点：

1. 掌握神经内科病史采集的基本内容和注意事项。
2. 熟悉神经内科体格检查的基本流程和主要内容。
3. 了解辅助检查（神经影像学检查、脑电图检查、肌电图检查、头颈部血管超声）的基本内容。

一、病史采集

对于神经系统疾病的诊断，病史的重要性超过任何检查手段，对于某些神经系统疾病病史是诊断的唯一线索和依据。神经系统疾病病史采集的基本原则与一般病史采集相同。对病史的询问和记录包括一般情况、主诉、现病史、发育情况（儿童患者）、系统回顾、既往病史、个人史与家族史。现病史是病史采集的主要部分，应包括主要症状发生时间、方式、性质、诱发因素、症状演变过程、治疗过程、效果以及是否缓解和复发等。有多个症状同时存在时，应了解各症状出现的前后以及相互关系。

病史采集过程中应当注意：一是系统完整，需耐心听取患者叙述，必要时引导患者按症状出现的先后顺序具体描述症状的发生和演变情况。二是客观事实，询问过程中应当注意患者或其家属提供情况的可靠性。三是重点突出，尽量围绕主诉提问，减少患者对于无关情况和繁枝琐节的叙述。四是避免暗示，不要诱导性提问。五是分析归纳，病史采集初步完成后，应归纳患者最有关联的症状特点，分析所获得的病史资料是否能够合理解释患者的症状表现及其可能的诊断，如有疑点应进一步询问或核实。

二、体格检查

神经系统疾病的体格检查可为疾病的诊断提供重要的临床依据。病史采集

完后,应对患者进行详细的神经系统体格检查和全身体格检查。主要包括:一般状态、脑神经、运动功能、感觉、反射、特殊体征和自主神经功能。神经系统体格检查应当与全身体格检查同步进行,以减少操作时间和患者的痛苦。

(一) 一般检查

对患者全身健康情况的概括性观察。神经系统检查应在全身检查的基础上进行,全身查体的方法及项目与一般内科检查相同。

1. 生命体征 包括体温、呼吸、脉搏、血压。

2. 意识状态 眼征、对疼痛刺激的反应、瘫痪体征、脑干反射、呼吸形式、脑膜刺激征。

3. 体味或呼吸气味 酒味、烂苹果味、肝臭味、氨味或尿味、大蒜味。

4. 发育和体型 发育包括体格发育(身高和体重)、智力发育与性征发育,体型分为瘦长型、匀称型、矮胖型。

5. 营养状态 根据皮肤、皮下脂肪、毛发及肌肉发育情况等综合判断。

6. 面容表情 表情呆板见于帕金森病。

7. 体位 自主体位、被动体位、强迫体位。

8. 语言、语调、语态和构音 失语、语调异常、语态异常、构音障碍。

9. 姿势与步态 姿势是指举止的状态,步态指行走时的姿态。

10. 皮肤黏膜 黄染、发绀、苍白、樱红色、潮红多汗、面部黄色瘤。

11. 头颈部 头颅部(视诊观察头颅大小、外形是否对称以及肿物、凹陷、手术切口及瘢痕等;触诊有无压痛、触痛、隆起、凹陷等;叩诊有无叩击痛;听诊血管有无杂音)、面部及五官(观察有无面部畸形、面肌抽动或萎缩、有无色素沉着;有无眼睑下垂、眼球内陷或外凸等;有无鼻部畸形、鼻窦区压痛;口部有无溃疡疱疹;观察瞳孔大小、眼底视神经乳头有无水肿等)、颈部(观察双侧是否对称、有无痛疼、双侧颈动脉搏动是否对称等)、头颅外伤体征。

12. 胸腹部 桶状胸、叩诊过清音、唇甲发绀、肺部听诊有啰音、心律异常、肝脾大合并腹水、腹部膨隆。

13. 躯干和四肢 脊柱前凸、后凸、侧弯畸形,脊柱强直,脊膜膨出,棘突隆起、压痛和叩痛,翼状肩胛,肌萎缩、疼痛、压痛,指(趾)发育畸形、弓形足,皮下瘤结节和皮肤牛奶咖啡斑,肌束震颤,双手扑翼样震颤。

(二) 脑神经检查

1. 嗅神经 查嗅觉,有无嗅觉丧失或减退、有无嗅觉过敏、有无幻嗅。

2. 视神经 查视敏度(视力)、视野和眼底。

3. 动眼、滑车、展神经 查眼球位置,瞳孔大小、光反应,眼球运动、协调反射,复视分布,虚像位置等。

4. 三叉神经　查额、面、颊部痛觉，角膜反射，咬肌、颞肌收缩力及张口有否偏斜等。

5. 面神经　为混合神经，查面部表情动作，皱眉、闭眼、露齿、鼓腮、吹气及舌前 2/3 的味觉。

6. 前庭蜗神经　由耳蜗神经和前庭神经组成，查听力，气导骨导比较（Rinne 试验）、双耳骨导比较（Weber 试验）和骨导敏度测试（Schwabach 试验），前庭功能和眼动试验等检查。

7. 舌咽和迷走神经　做软腭上提，咽反射及舌后 1/3 味觉检查。

8. 副神经　查胸锁乳突肌和肩胛提肌的肌力及肌肉萎缩状况。

9. 舌下神经　查伸舌动作，观察伸舌是否偏斜，以及舌肌萎缩、肌束颤动等情况。

（三）运动系统检查

1. 肌肉容积　观察肌肉有无萎缩或假性肥大。

2. 肌张力　是指肌肉松弛状态的紧张度和被动运动时遇到的阻力。检查时根据触摸肌肉的硬度和被动活动的阻力进行判断。

3. 肌力　是指主动运动时肌肉产生的收缩力，采用 0~5 级的 6 级肌力记录法，具体如下表 3-1-1。

表 3-1-1　肌力的分级

级别	定义
0 级	肌肉无任何收缩现象（完全瘫痪）
1 级	肌肉可轻微收缩，但不能活动关节，仅在触摸肌肉时感觉到
2 级	肌肉收缩可引起关节活动，但不能对抗地心引力，肢体不能抬离床面
3 级	肢体能抬离床面，但不能对抗阻力
4 级	能做对抗阻力的活动，但较正常差
5 级	正常肌力

4. 不自主运动　舞蹈样动作、手足徐动、肌束颤动、肌痉挛、震颤（静止性、动作性和姿势性）和肌张力障碍等。

5. 共济运动　指鼻试验、反击征、跟-膝-胫试验、快速试验、起坐试验、闭目难立征试验。

6. 姿势和步态　痉挛性偏瘫步态、痉挛性截瘫步态、慌张步态、摇摆步态、跨阈步态、感觉性共济失调步态、小脑步态。

（四）感觉系统检查

1. 浅感觉　痛觉、触觉、温度觉。

2. 深感觉　运动觉、位置觉、振动觉。

3. 复合(皮质)感觉　实体觉、定位觉、两点分辨觉、图形觉。

（五）反射检查

1. 浅反射　包括腹壁反射、提睾反射、跖反射、肛门反射等。

2. 深反射　肱二头肌腱、肱三头肌腱、桡骨膜、膝反射、踝反射、阵挛(腱反射亢进)、霍夫曼征、Rossolimo 征。

3. 病理反射　巴宾斯基征(Babinski sign)、巴宾斯基等位征、强握反射、脊髓自主反射。

（六）脑膜刺激征

屈颈试验、克匿格征(Kernig sign)、布鲁津斯基征(Brudzinski sign)。

（七）自主神经功能检查

1. 一般检查　皮肤黏膜、毛发与指甲、出汗、瞳孔。

2. 内脏及括约肌功能　胃肠功能、排尿障碍及性质、下腹部膀胱区膨胀程度等。

3. 自主神经反射　竖毛反射、皮肤划痕试验、眼心反射。

4. 自主神经实验室检测　血压和脉搏的卧立位试验、汗腺分泌、性功能障碍的电生理检测、排尿障碍的尿道动力学检查。

三、神经影像学检查

现代医学影像学的概念是指用影像方式显示人体内部结构的形态、功能信息以及实施介入性治疗的科学。影像学的发展经历了 X 射线学、放射学和医学影像学几个阶段。目前医学影像学已经成为一门重要的临床医学学科。

下面就常用的诊断技术和临床意义进行介绍。

（一）头颅平片和脊柱 X 射线平片

20 世纪 80 年代以来 X 射线摄影技术有了很大的进展,随着计算机的应用,产生了计算机 X 射线摄影(CR)和数字 X 射线摄影(DR)。用“成像板”代替胶片技术,主要用于 X 射线摄影而不用于动态观察。DR 技术近年才用于临床,是应用“平板检测器”采集 X 射线信号的技术,除 X 射线摄影外还可用于透视和动态观察。以上两种技术使传统 X 射线摄影提供的信息数字化,图像清晰度和对比度明显优于传统的 X 射线片。但 DR 因价格等原因尚未广泛应用于临床。常用的 X 射线平片检测主要包括:

1. 头颅平片　检查简便安全,患者无痛苦和任何不适。头颅平片包括正位和侧位，还可有颅底、内听道、视神经孔、舌下神经孔及蝶鞍影像等。头颅平片主要观察颅骨的厚度、密度及各部位结构，颅缝的状态，颅底的裂和孔，蝶鞍及颅内钙化斑等，颅板的压迹，如脑回压迹、脑膜中动脉压迹、板障静脉压迹、蛛网膜颗粒压迹等。目前很多适应头颅平片的检查已被 CT 和 MRI 等检查手段取代。

2. 脊柱平片　包括前后位、侧位和斜位。可观察脊柱的生理屈度，椎体有无发育异常，骨质有无破坏、骨折、脱位、变形和骨质增生等，以及椎弓根的形态、椎间孔和椎间隙的改变，椎板和棘突有无破坏或脊柱裂，椎旁有无软组织阴影等。

（二）血管造影和数字减影血管造影

脑血管造影是应用含碘显影剂（如泛影葡胺）注入颈动脉或椎动脉内，然后在动脉期、毛细血管期和静脉期分别摄片。通常采用股动脉或肱动脉插管法，可做全脑血管造影，可以观察脑血管的走行，有无移位、闭塞和有无异常血管等。主要适应证是头颈部血管病变，如动脉瘤和血管畸形等，而且是其他检查方法所不能取代的。优点为简便快捷。血管影像清晰，使减影血管三维显示。并可做选择性拍片，减少 X 射线曝光剂量等。缺点是该方法仍是有创性检查，需要插管和注射对比剂。

数字减影血管造影（digital subtraction angiography，DSA）技术利用数字化成像方式取代胶片减影的方法，应用电子计算机程序将组织图像转变成数字信号输入并储存，然后经动脉或静脉注入造影剂，将所获得的第二次图像也输入计算机，然后进行减影处理，使充盈造影剂的血管图像保留下来，而骨骼、脑组织等影像等均被减影除去，保留下的血管图像经过再处理后转送到监视器上，得到清晰的血管影像。DSA 也是血管内介入治疗不可缺少的技术，所有介入治疗必须通过 DSA 检查明确病变的部位、供养血管、侧支循环和引流血管等。

（三）电子计算机体层扫描

电子计算机体层扫描（computerized tomography，CT）是由英国的 Hounsfield（1969）设计成功，于 1972 年首先用于颅脑疾病的诊断，可清晰地显示不同平面的脑实质、脑室和脑池的形态和位置等图像，并很快应用于全身各部位。随着设备的进步，CT 不仅可以提供形态学方面的信息，而且开始用于某些功能性信息方面的研究。目前快速高分辨率 CT 扫描层厚可以薄至 1mm，可以更清楚地显示微小病变。X 射线吸收高于脑实质则表现为增白的高密度阴影，如钙化和脑出血等。X 射线吸收低于脑实质则表现为灰黑色的低密度阴影，如坏死、水肿、囊肿及脓肿等。由于 CT 的无创性、简便和敏感性较常规 X 射线检查提高 100 倍以上，可较确切地显示病变，已被广泛地用于各种神经系统疾病的诊断，取代了头颅平片和脑室造影等。常规 CT 主要用于颅内血肿、脑外伤、脑出血、蛛网膜下腔出血、脑梗死、脑肿瘤、脑积水、脑萎缩、脑炎症性疾病及脑寄生虫病（如脑囊虫）等的诊断，有些病变可通过静脉注射造影剂（甲泛葡胺或泛影葡胺）增强组织密度，提高诊断的阳性率。

CT 血管成像（computerized tomography angiography，CTA）指静脉注射含碘造影剂后，经计算机对图像进行处理后，可以三维显示颅内血管系统，可以取代部分 DSA 检查。CTA 可清楚显示 Willis 动脉环，以及大脑前、中、后动脉及其主要分支，对闭塞性血管病变可提供重要的诊断依据。

CT 灌注成像可以在注射对比剂后显示局部脑血容量（regional cerebral blood volume，rCBV）、局部脑血流量（regional cerebral blood flow，rCBF）和平均通过时间（mean transit time，MTT）等，可以将缺血性脑血管病的诊断提早到发病后 2 小时。

螺旋脑 CT 扫描是近年来应用的新技术，其原理是 X 射线管连续转动时产生 X 射线，而检查床在纵轴上连续平直运动，相对于扫描区 X 射线管的运行轨迹为螺旋形。多层螺旋 CT，特别是 8 层以上采集的设备，时间分辨率已经达到超过电子束 CT 者，可以清晰显示动脉硬化斑块以及是否有钙化等。

（四）磁共振成像

磁共振成像（magnetic resonance imaging，MRI）是 20 世纪 80 年代初开始用于临床的一项新的影像学诊断技术，能够提供传统的 X 射线和 CT 不能提供的信息，是诊断颅内和脊髓病变最重要的检查手段。MRI 广泛应用于脑血管疾病、脱髓鞘疾病、脑白质病变、脑肿瘤、脑萎缩、颅脑先天发育畸形、颅脑外伤、各种原因所致的颅内感染及脑变性病的诊断和鉴别诊断。MRI 显示脊髓病变更为优越，对脊髓病变的诊断具有明显优势，常用于脊髓肿瘤、脊髓空洞症、椎间盘脱出、脊椎转移瘤和脓肿等的诊断。对于急性颅脑损伤、颅骨骨折、钙化病灶及出血性病变急性期等，MRI 检查不如 CT 敏感。

磁共振成像血管造影（magnetic resonance angiography，MRA）是基于 MR 成像平面血液产生的“流空效应”而开发的一种磁共振成像技术。在不使用对比剂的情况下，通过抑制背景结构信号将血管分离出来，单独显示血管结构，可显示成像范围内所有血管，也可显示侧支血管。MRA 的优点是不需插管、方便省时、无放射损伤及无创性。缺点是空间分辨率差，不及 CTA 和 DSA；信号变化复杂，易产生伪影；对细小血管显示差。临床主要用于颅内动脉瘤、脑血管畸形、大血管闭塞和静脉窦闭塞等的诊断。

MR 弥散成像（diffusion-weighted imaging，DWI）是广义的功能性 MR 成像技术之一。采用的是回波平面成像技术，通过测量病理状态下水分子布朗运动的特征，用于缺血性脑血管病的早期诊断，发病 2 小时内即可发现缺血改变。在早期这种弥散变化是可逆的，为早期治疗提供了重要的信息。DWI 不需要注射造影剂。也可以用于癫痫的病理生理机制方面的研究。

MR 灌注成像(perfusion-weighted imaging，PWI)也是广义的功能性 MR 成像技术之一。静脉注射顺磁性对比剂后，通过回波平面成像技术观察成像的变化。可计算出局部脑血容量(rCBV)、局部脑血流量(rCBF)和平均通过时间(MTT)等。MR 灌注成像的目的是显示通过毛细血管网的血流情况，提供周围组织氧和营养物质的功能状态，弥补常规 MRI 和 MRA 不能获得血流动力学和脑血管功能状态信息的缺点，有助于缺血性脑血管病的早期诊治。

磁共振波谱分析(MRS)是利用磁共振技术和化学移位作用对体内的组织化学成分进行分析，以波谱的形式表示，可提供病变组织的代谢功能及生化方面的信息。最常采用的是质子 MRS (1H-MRS)，对病变的定性可提供一定的帮助。目前^{1}H-MRS 可测定 12 种脑代谢产物和神经递质的共振峰，其中以 *N*-乙酰天门冬氨酸(NAA)、肌醇、肌酸、胆碱和乳酸等研究的最多。目前应用的判断标准不是根据各波波峰的绝对值，而是相对值，因此 MRS 尚不能作为独立的指标用于疾病的诊断，主要用于中枢神经系统代谢性疾病、肿瘤和痴呆等变性疾病的研究。

四、脑电图检查

脑电图(EEG)是脑生物电活动的检查技术，通过测定自发的有节律的生物电活动以了解脑功能状态，是证实癫痫和进行分类的最客观的手段。对区别脑部器质性或功能性病变和弥漫性或局限性损害以及脑炎、中毒性和代谢性等各种原因引起脑病等的诊断均有辅助诊断价值。目前广泛用于临床的有普通脑电图、24 小时脑电图、视频脑电图、皮层电极、深部电极脑电图等。记录过程中可采用各种诱发试验：睁闭眼试验、间歇性闪光试验、过度换气、睡眠诱发试验、睡眠剥夺等。

【常见异常脑电图】

1. 弥漫性慢波　背景活动为弥漫性慢波，是最常见的异常表现，无特异性。可见于各种原因所致的弥漫性脑病、缺氧性脑病、中枢神经系统变性病及脱髓鞘性脑病等。

2. 局灶性慢波　是局部脑实质功能障碍所致。见于局灶性癫痫、脑脓肿、局灶性硬膜下或硬膜外血肿等。

3. 三相波　通常为中至高波幅、频率为 1.3~2.6Hz 的负-正-负或正-负-正波。主要见于肝性脑病和其他原因所致的中毒代谢性脑病。

4. 癫痫样发电　包括棘波、尖波、棘慢波综合、多棘波、尖慢波综合及多棘慢波综合等。50%以上患者在癫痫发作的间期记录到癫痫样放电，放电的不同类型通常提示不同的癫痫综合征，如多棘波和多棘慢波综合通常伴有肌阵挛，见于全身性癫痫和光敏感性癫痫等。双侧同步对称、每秒3次，重复出现的高波幅棘慢波综合提示失神发作。

五、肌电图检查

肌电图（electromyogram，EMG）是以同心圆针电极插入肌肉，记录和观察肌肉安静状态下和不同程度随意收缩状态下及周围神经受刺激时各种电生理特性的电活动的一种技术。主要用于诊断及鉴别诊断神经源性损害和肌源性损害，排除神经肌肉接头病变。特别是对早期运动神经元病、深部肌肉萎缩、肥胖儿童的肌肉萎缩可提供诊断的客观依据。结合神经传导速度的结果，有助于对脊髓前角细胞、神经根和神经丛病变的定位。

【异常肌电图】

1. 插入电位的改变　插入电位减少或消失见于严重的肌肉萎缩、肌肉纤维化和脂肪组织浸润以及肌纤维兴奋性降低等。插入电位的延长或增多提示肌肉易激惹或肌膜不稳定，见于失神经支配的肌肉或炎性肌病。

2. 异常自发电位

（1）纤颤电位由失神经支配的肌纤维对乙酰胆碱的敏感性增高或肌肉细胞膜电位的稳定性下降所致的单个肌纤维的自发放电。纤颤电位多呈双相，起始为正相，后为负相。见于神经源性损害和肌源性损害。

（2）正锐波其产生机制及临床意义同纤颤电位，为一正相尖形主峰向下的双相波，形似V形，时限10～100毫秒，波幅差异很大，一般为50～200μV，频率4～10Hz，声音呈遥远的雷鸣样音。

（3）束颤电位指在安静的时候出现单个或部分运动单位电位支配肌纤维的自发放电，波形与正常的运动单位电位类似，见于神经源性损害。

其他还有复合重复放电和肌颤搐电位。

3. 肌强直放电　与安静时肌膜氯离子通透性减小有关，多见于肌肉自主收缩或受机械刺激后。波幅通常为10μV～1mV，频率为25～100Hz，放电过程中波幅和频率逐渐衰减。见于各种原因所致的肌强直。

4. 异常运动单位动作电位（MUAP）　神经源性损害表现为MUAP时限增宽、波幅增高及多相波百分比增高，见于脊髓前角细胞病变、神经根病变、神经丛和周围神经病等。肌源性损害表现为MUAP时限缩短，波幅降低及多相波百分比增高，见于进行性肌营养不良、炎性肌病和其他原因所致的肌病。

5. 异常募集相　单纯相指肌肉大力收缩时，参加发放的运动单位数量明显减少,在肌电图上表现为单个独立的电位,见于神经源性损害。病理性干扰相指肌纤维变性或坏死使运动单位变小,在肌肉大力收缩时参与募集的运动单位数量明显增加,表现为低波幅干扰相,见于各种原因导致的肌源性损害。混合相指参加发放的运动单位数量部分减少,大力收缩时相互重叠的运动单位电位的密集程度较干扰相稍有降低,基线部分可分辨,可见于神经源性损害。

六、头颈部血管超声

1. 颈动脉超声检查　颈动脉超声检查是广泛应用于临床的一项无创性检测手段,可客观检测和评价颈动脉的结构、功能状态或血流动力学的改变。对头颈部血管病变,特别是缺血性脑血管疾病的诊断具有重要的意义。颈动脉超声检测技术包括二维显像、彩色多普勒血流影像及多普勒血流动力学分析等技术。颈部血管的超声检测一般采用高频线阵 5.0~10.0MHz 探头。颈部血管的检测通常包括:双侧颈总动脉(common carotid artery,CCA)、颈内动脉(internal carotid artery,ICA)颅外段、颈外动脉(external carotid artery,ECA)、椎动脉(vertebral artery,VA)颅外段、锁骨下动脉、无名动脉等。临床应用:颈动脉粥样硬化、锁骨下动脉盗血综合征、先天性颈内动脉肌纤维发育不良、颈内动脉瘤、大动脉炎。

2. 经颅多普勒超声检查　经颅多普勒超声(transcranial doppler,TCD)是利用颅骨薄弱部位为检查声窗,应用多普勒效应研究脑底动脉主干血流动力学变化的一种无创性检测技术。1982 年挪威学者 Rune Aaslid 教授率先建立了经颅多普勒超声诊断方法,1988 年该方法被引入中国。TCD 无创伤、快速、简便,可早期发现颅脑血管病变的存在,动态观测血管病变产生的血流动力学变化,近 20 年来在临床上得到了广泛应用。临床应用:颅内动脉狭窄或闭塞、颅外段颈内动脉狭窄或闭塞、脑血管痉挛、动静脉畸形和动静脉瘘供血动脉的 TCD 判断、脑动脉血流中微栓子的监测、颅内压增高、脑死亡。

思考题:

1. 神经系统疾病的体格检查主要包括哪些?
2. 神经内科常用的影像学诊断技术和临床意义有哪些?
3. 异常脑电图的临床意义?
4. 异常肌电图的临床意义?
5. TCD 的临床应用范围是什么?

第三节 神经系统疾病常见症状

学习要点:

1. 掌握头痛、眩晕、意识障碍的临床分类及表现。
2. 熟悉晕厥、躯体感觉障碍、瘫痪的临床分类及表现。
3. 了解不自主运动、痴呆的临床分类及表现。

一、头痛

头痛(headache)是临床常见的症状,通常是指局限于头颅上半部,包括眉弓、耳轮上缘和枕外隆突连线以上部位的疼痛。

引起头痛的病因众多,大致可分为原发性头痛和继发性头痛。任何原发性头痛的诊断应建立在排除继发性头痛的基础上。全面详尽的体格检查尤其是神经系统和头颅、五官的检查有助于发现头痛病变所在。各国对头痛的分类和诊断使用不同的标准。头痛的主要临床表现为全头或局部的胀痛或钝痛,搏动性疼痛、头重感,戴帽感或勒紧感等,同时可伴有恶心、呕吐、眩晕和视力障碍等。临床上,多种疾病均可引起不同种类的头部疼痛,根据发生的速度,疼痛的部位、发生及持续时间、疼痛的程度、疼痛的性质及伴随症状等可对头部疼痛加以鉴别诊断。国际头痛协会(International Headache Society,IHS)于 1988 年制定了头痛的分类和诊断标准,成为头痛分类和诊断的国际规范,2005 年 HIS 对国际头痛分类进行了第一次修订,最新分类表见表 3-1-2,头痛部位与疾病的可能关系见表 3-1-3。

表 3-1-2 头痛疾病的国际分类

原发性头痛	继发性头痛	其他
偏头痛	头颈部外伤引起的头痛	脑神经痛、中枢和原发性面痛
紧张型头痛	头颈部血管性疾病引起的头痛	其他头痛
从集性头痛和其他三叉自主神经头痛 其他原发性头痛	非血管性颅内疾病引起的头痛 某一物质或某一物质戒断引起的头痛 感染引起的头痛 内环境紊乱引起的头痛	

续表

原发性头痛	继发性头痛	其他
	头颅、颈、眼、耳、鼻、鼻窦、牙齿、口或其他颜面部结构病变引起的头痛或面痛	
	精神疾病引起的头痛	

表 3-1-3　头痛部位与疾病的可能关系

头痛部位	病因
全头	脑肿瘤、颅内出血、颅内感染、紧张性头痛、低颅压性头痛
偏侧头部	血管性偏头痛、鼻窦炎性头痛、耳源性头痛、牙源性头痛
前头部	后颅窝肿瘤、小脑幕上肿瘤、鼻窦炎性头痛、从急性头痛
眼部(单侧或双侧)	高颅压性头痛、从急性头痛、青光眼、一氧化碳中毒性头痛
双颞部	垂体瘤、蝶鞍附近肿瘤
枕颈部	蛛网膜下腔出血、脑膜炎、后颅窝肿瘤、高颅压性头痛、高血压头痛、颈性头痛、肌挛缩性头痛

参考贾建平,陈生第.神经病学.第7版.北京:人民卫生出版社.2013

二、眩晕

眩晕(vertigo)是一种运动性或位置性错觉,造成人与周围环境空间关系在大脑皮质中反应失真,产生旋转、倾倒及起伏等感觉。眩晕与头晕不同,后者表现为头重脚轻、步态不稳等。

按病变的解剖部位可将眩晕分为系统性眩晕和非系统性眩晕。

1. 系统性眩晕　是眩晕的主要病因,按照病变部位和临床表现的不同又可分为周围性眩晕与中枢性眩晕。前者指前庭感受器及前庭神经颅外段(未出内听道)病变而引起的眩晕,眩晕感严重,持续时间短,常见于梅尼埃病、良性发作性位置性眩晕、前庭神经元炎、迷路卒中等病。后者指前庭神经颅内段、前庭神经核、核上纤维、内侧纵束、小脑和大脑皮质病变引起的眩晕,眩晕感可较轻,但持续时间长,常见于椎-基底动脉供血不足、脑干梗死、小脑梗死或出血等病。

2. 非系统性眩晕　非系统性眩晕临床表现为头晕眼花、站立不稳,通常无外界环境或自身旋转感或摇摆感,很少伴有恶心、呕吐,为假性眩晕。常由眼部疾病(眼外肌麻痹、屈光不正、先天性视力障碍)、心血管系统疾病(高血压、低血压、心律不齐、心力衰竭）、内分泌代谢疾病（低血糖、糖尿病、尿毒症）、中毒、感染和贫血等疾病引起。

三、晕厥

晕厥（syncope）是由于大脑半球及脑干血液供应减少导致的伴有姿势张力丧失的发作性意识丧失，其病理机制是大脑及脑干的低灌注。

1. 神经介导的反射性晕厥　反射性晕厥根据涉及的传出路径而分为交感性或迷走性。当直立位血管收缩反应降低导致的低血压为主要机制时，即为血管抑制型；当心动过缓或心脏收缩能力减弱是主要机制时为心脏抑制型，这两种机制均存在时则为混合型。

年轻人的血管迷走性晕厥为典型、单纯性的血管迷走性晕厥。老年人出现的反射性晕厥常伴有心血管或神经系统异常，表现为直立位或餐后低血压，这种反射性晕厥是病理的，主要与药物相关的自主神经系统代偿反射受损和原发性或继发性自主神经功能衰竭相关。

2. 体位性低血压及直立不耐受综合征　与反射性晕厥相比，自主神经功能衰竭时交感神经反射通路传出活性慢性受损，因此血管收缩减弱。起立时，血压下降，出现晕厥或近似晕厥。体位性低血压为起立时收缩压异常减低。

直立不耐受是指直立位时血液循环异常导致的症状和体征。晕厥是其中一种症状，其他症状包括：头晕，先兆晕厥，虚弱，疲劳，心慌，出汗，视觉异常（模糊、光感、视野缩小），听力异常（听力受损、耳鸣），颈部疼痛（枕部/颈部周围和肩部区域），后背痛或心前区疼痛。

3. 心源性晕厥　心源性晕厥包括心律失常性晕厥和器质性心血管疾病性晕厥，为晕厥原因的第二位，也是危险性最高、预后较差的一类晕厥。

四、躯体感觉障碍

躯体感觉（somatic sensation）指作用于躯体感受器的各种刺激在人脑中的反映。一般躯体感觉包括浅感觉、深感觉和复合感觉。

根据病变性质，感觉障碍可分为两类：

1. 刺激性症状　感觉径路刺激性病变可引起感觉过敏（量变），也可引起感觉障碍如感觉倒错、感觉过度、感觉异常及疼痛等（质变）。

（1）感觉过敏（hyperesthesia）：指轻微刺激引起强烈感觉，如较强的疼痛感，常见于浅感觉障碍。

（2）感觉倒错（dysesthesia）：指对刺激产生的错误感觉，如冷的刺激产生热的感觉，常见于顶叶病变或癔症。

(3)感觉过度(hyperpathia):一般发生在感觉障碍的基础上,特点为潜伏期长、感受性降低、不愉快的感觉、扩散性、延时性,常见于烧灼性神经痛、带状疱疹疼痛、丘脑的血管性病变。

(4)感觉异常(paresthesia):在无外界刺激情况下出现异常自发性感觉,如烧灼感、麻木感、肿胀感、沉重感、痒感、蚁走感、针刺感、电击感、束带感和冷热感等,常见于周围神经或自主神经病变。

(5)疼痛:是感觉纤维受刺激时的躯体感受,是机体的防御机制,常见疼痛有局部疼痛、放射性疼痛、扩散性疼痛、牵涉性疼痛、幻肢痛、灼烧性神经痛。

2. 抑制性症状　指感觉径路破坏性病变引起的感觉减退或缺失。

(1)完全性感觉缺失:同一部位各种感觉均缺失。

(2)分离性感觉障碍:同一部位出现某种感觉障碍而其他感觉保存。

(3)皮质感觉缺失:深浅感觉正常,但无视觉参加的情况下,对刺激部位、物体形状、重量等不能辨别。

(4)痛性痛觉减退或痛性麻痹:当一神经分布区有自发痛,同时又存在痛觉减退。

五、意识障碍

意识是指个体对周围环境及自身状态的感知能力。意识的维持依赖大脑皮质的兴奋。脑干上行网状激活系统接受各种感觉信息的侧支传入,发放兴奋从脑干向上传至丘脑的非特异性核团,再由此弥散投射至大脑皮质,使整个大脑皮质保持兴奋,维持觉醒状态。因此,上行网状激活系统或双侧大脑皮质损害均可导致意识障碍。

意识水平异常以觉醒障碍为特点,可为上行网状激活系统或双侧大脑半球急性病变所致。

1. 根据意识障碍程度,临床上表现嗜睡、昏睡和昏迷。

(1)嗜睡:是意识障碍早期表现,唤醒后定向力基本完整,能配合检查,常见于颅内压增高患者。

(2)昏睡:处于较深睡眠,较重的疼痛或言语刺激方可唤醒,模糊地作答,随即熟睡。

(3)昏迷:是意识水平严重下降,是一种睡眠样状态,患者对刺激无意识反应,不能被唤醒。患者的起病状态、症状体征可能提示昏迷的病因,例如,突然起病的昏迷常提示为血管源性,特别是脑干卒中或蛛网膜下腔出血。数分钟至数小时内,由半球体征和偏瘫、偏身感觉障碍或失语等迅速进展至昏迷是颅内出血的特征。较缓慢(数日至一周或更长)出现的昏迷可见于肿瘤、脓肿、脑炎或慢性硬膜下血肿等。先有意识模糊状态或激越性谵妄、无局灶性体征的昏迷可能由于代谢紊乱或中毒所致,临床可分为浅、中、深昏迷。此外,不严重的意识下降可导致急性意识模糊状态或谵妄状态。

急性意识模糊状态(acute confusion state):表现为嗜睡、意识范围缩小,常有定向力障碍、注意力不集中,错觉可为突出表现,幻觉少见。以激惹为主或与困倦交替,可伴心动过速、高血压、多汗、苍白或潮红等自主神经改变,以及震颤、扑翼样震颤或肌阵挛等运动异常,见于癔病发作等。

谵妄状态(delirium state):表现为急性、一过性、广泛性的认知障碍,尤以意识障碍为主要特征。因急性起病、病程短暂、病情发展迅速,故又称为急性脑综合征。常见于老年患者,较意识模糊严重,多有注意力缺失,定向力和自知力均障碍,不能与外界正常接触,常有丰富的错觉、幻觉,形象生动逼真的错觉可引起恐惧、外逃或伤人行为,易反复发作。急性谵妄状态常见于各种脑部疾患(脑梗死、颅内感染、脑出血等)、高热、严重感染、电解质紊乱、多器官衰竭或食物中毒,因重症监护室的患者较多见,且多提示病情加重或预后不良,因此又被称为"ICU 精神障碍",在25%的患者中是即将死亡的标记。慢性谵妄状态可见于慢性酒精中毒。

2. 特殊类型的意识障碍 包括去皮质综合征和无动性缄默症,也称为醒状昏迷(coma vigil)。

3. 意识障碍的分级 意识障碍常呈波动性,为了对意识障碍的严重程度进行定量,以观察治疗反应及判断预后,国际上普遍采用了昏迷量表对昏迷进行评估。其中应用最为广泛的是 1974 年英国 Teasdale 和 Jennett 制订的 Glasgow 昏迷量表,在我国也已基本在临床工作中普及。该量表从患者的睁眼反应、口语反应、运动反应三个方面对其意识水平进行记分,总分最高分 15 分,最低分 3 分,分数越高,代表意识状态越好。该量表项目少,简便易行,实用性强,不足之处在于对高龄老人、低龄幼童、聋哑人、精神障碍患者等无法合作的被试应用受限。

4. 昏迷的病因诊断 Plum 与 Posner 将昏迷的病因分为三类,见表 3-1-4。

表 3-1-4 Plum 和 Posner 昏迷的常见病因

病变部位	常见病因
颅内幕上病变	脑内血肿、硬膜下血肿、硬膜外血肿、脑梗死、脑肿瘤、垂体卒中、脑脓肿、脑寄生虫病、闭合性脑损伤
颅内幕下病变	脑干梗死、脑干出血、脑干变性、小脑梗死、小脑出血、小脑脓肿、脑干肿瘤、小脑肿瘤、后颅窝硬膜下出血、基底节型偏头痛

续表

病变部位	常见病因
代谢性和其他弥漫性脑病	中枢神经系统感染(脑炎、脑膜炎)、蛛网膜下腔出血、癫痫、高血压脑病、缺氧性脑病、肝性脑病、尿毒症性脑病、肺性脑病、内分泌疾病(包括糖尿病)、电解质紊乱、体温调节障碍性疾病、外源性毒物、精神性疾病

参考贾建平,陈生弟.神经病学.第1版.北京:人民卫生出版社.2016(国家卫生和计划生育委员会住院医师规范化培训规划教材)

六、不自主运动

不自主运动(involuntary movement)指患者在意识清楚的情况下,出现的不受主观控制的无目的的异常运动。

1. 震颤

(1)静止性震颤(static tremor):是主动肌与拮抗肌交替收缩引起的节律性震颤,常见手指搓丸样动作,频率4~6次/秒,静止时出现,紧张时加重,随意运动时减轻,睡眠时消失。也可见于下颌、唇和四肢等,是帕金森病的特征性体征。这与小脑病变出现的意向性震颤不同,后者为动作性震颤。

(2)动作性震颤

1)姿势性震颤:在随意运动时不出现,当运动完成,肢体和躯干主动保持在某种姿势时才出现,如当患者上肢伸直,手指分开,保持这种姿势时可见手臂的震颤。肢体放松时震颤消失,当肌肉紧张时又变得明显。以上肢为主,头部及下肢也可见到。常见于特发性震颤、慢性乙醇中毒、肝性脑病、肝豆状核变性等。

2)运动性震颤:也称为意向性震颤,是指肢体有目的地接近某个目标时,在运动过程中出现的震颤,越接近目标震颤越明显。当达到目标并保持姿势时,震颤有时仍能持续存在。常见于小脑病变,丘脑、红核病变时也可出现。

2. 舞蹈症(chorea) 是肢体迅速地不规则、无节律、粗大地不能随意控制地动作,如转颈、耸肩、手指间断性屈伸(挤牛奶样抓握)、摆手、伸臂等舞蹈样动作,上肢重,步态不稳或粗大的跳跃舞蹈样步态,面部肌肉可见扮鬼脸动作,肢体肌张力低等。常见于小舞蹈病、Huntington舞蹈病及应用神经安定剂等。偏侧舞蹈症(hemichorea)局限于身体一侧,常见于脑卒中、脑肿瘤等。

3. 手足徐动症(athetosis) 是肢体远端游走性肌张力增高与减低动作,出现缓慢的如蚯蚓爬行的扭转样蠕动,伴肢体远端过度伸展,如腕过屈、手指过伸等,手指缓慢地逐个相继屈曲。随意运动严重扭曲,表现奇怪姿势的动作,可伴怪相(异常舌动)、发音不清等。见于 Huntington 舞蹈病、Wilson 病、肝性脑病、Hallervorden-Spatz 病、吩噻嗪类及氟哌啶醇慢性中毒等。偏侧手足徐动症多见于脑卒中。

4. 扭转痉挛(torsion spasm) 又称变形性肌张力障碍,表现为躯干和四肢发生的不自主的扭曲运动。躯干及脊旁肌受累引起的围绕躯干或肢体长轴的缓慢旋转型不自主运动是本症的特征性表现。颈肌受累时出现的痉挛性斜颈是本症的一种特殊局限性类型。病变位于基底核,可以是原发性遗传病,也可是肝豆状核变性以及某些药物的反应。

5. 偏身投掷运动(hemiballismus) 是肢体近端粗大的无规律投掷样运动。为对侧丘脑底核及与其联系的苍白球外侧部急性病变所致,如脑梗死或小量出血等。

6. 抽动征(tics) 为单个或多个肌肉的快速收缩动作,固定一处或呈游走性,表现为挤眉弄眼、面肌抽动、鼻翼煽动、撅嘴。如果累及呼吸及发音肌肉,抽动时会伴有不自主的发音,或伴有秽语,称“抽动秽语综合征”,抽动频繁者一日可达数十次至数百次。症状在数周或数月内可有波动,多见于儿童。

七、瘫痪

瘫痪(paralysis)是指个体随意运动功能的减低或丧失。

1. 痉挛性瘫痪(spastic paralysis) 又称为上运动神经元瘫痪、中枢性瘫痪。其特点为:由于皮质运动区及下行的锥体束较集中地支配肌群,故病损常导致整个肢体瘫痪(单瘫,monoplegia)、一侧肢体瘫痪(偏瘫,hemiplegia),双侧病变可引起双下肢瘫痪(截瘫,paraplegia)或四肢瘫。患者肌张力增高、腱反射亢进、浅反射减弱或消失,出现病理反射,无肌萎缩和肌束震颤,但长期瘫痪后可见失用性肌萎缩。肌电图显示神经传导速度正常,无失神经电位。

2. 弛缓性瘫痪(flaccid paralysis) 又称为下运动神经元瘫、周围性瘫痪。其特点为:瘫痪肌肉的肌张力降低,腱反射减弱或消失(下运动神经元损伤使单突触牵张反射中断),肌肉萎缩早期(约数周)出现(前角细胞的肌营养作用障碍),可见肌束震颤,无病理反射。肌电图显示神经传导速度减低或失神经电位。

3. 痉挛性瘫痪与弛缓性瘫痪的鉴别如表 3-1-5:

表 3-1-5 痉挛性瘫痪与弛缓性瘫痪的鉴别

	痉挛性瘫痪	弛缓性瘫痪
瘫痪分布	整个肢体为主(单瘫、偏瘫、截瘫)	肌群为主
肌张力	增高(折刀样),呈痉挛性瘫痪	减低,呈弛缓性瘫痪

续表

	痉挛性瘫痪	弛缓性瘫痪
腱反射	增强或亢进	减弱或消失
病理反射	有	无
肌萎缩	无或有轻度失用性萎缩	明显
肌束性颤动	无	可有
肌电图	神经传导正常,无失神经电位	神经传导正常,有失神经电位

参考吴江,贾建平.神经病学.第3版.北京:人民卫生出版社.2016

八、痴呆

痴呆(dementia)是由于脑功能障碍而产生的获得性、持续性智能损害综合征,可由脑退行性变(如阿尔茨海默病、额颞叶变性等)引起,也可由其他原因(如脑血管病、外伤、中毒等)导致。

痴呆患者必须有两项或两项以上认知域受损,并导致患者的日常或社会能力明显减退。痴呆患者除记忆、语言、视觉空间技能、执行功能、运用、计算等外,还可伴发精神行为的异常。精神情感症状包括幻觉、妄想、淡漠、意志减退、不安、抑郁、焦躁等,行为异常包括徘徊、多动、攻击、暴力、捡拾垃圾、藏匿东西、过食、异食、睡眠障碍等,有些患者还有明显的人格改变。

痴呆是一种综合征,按其不同原因分类见表3-1-6

表3-1-6　痴呆的分类

变性病痴呆	非变性病性痴呆
阿尔茨海默病	血管性痴呆
额颞叶痴呆	脑缺血性痴呆
路易体痴呆病	脑出血性痴呆
帕金森病合并痴呆	皮质下白质脑病
关岛性帕金森病-肌萎缩侧索硬化痴呆症	合并皮质下梗死和白质脑病的常染色体显性遗传性脑动脉病
皮质基底核性变性	淀粉样血管病
苍白球黑质色素变性	炎性动脉病(如结节性多动脉炎、红斑狼疮等)
亨廷顿病	正常颅压脑积水
进行性核上性麻痹	脑外伤性痴呆

续表

变性病痴呆	非变性病性痴呆
	抑郁和其他精神疾病所致的痴呆综合征
	感染性疾病所致痴呆
	神经梅毒、神经钩端螺旋体病、莱姆病等
	艾滋病-痴呆综合征
	病毒性脑炎
	朊蛋白病
	真菌和细菌性脑膜炎/脑炎后
	进行性多灶性白质脑病
	脑肿瘤或占位病变所致痴呆
	脑内原发或转移脑瘤
	慢性硬膜下血肿
	代谢性或中毒性脑病
	类脂质沉积病
	心肺衰竭
	慢性肝性脑病
	慢性尿毒症性脑病
	贫血
	慢性电解质紊乱
	维生素 B_{12} 缺乏、叶酸缺乏
	药物、酒精或毒品中毒
	CO 中毒
	重金属中毒

参考贾建平.神经病学.第7版.北京:人民卫生出版社.2013

思考题:

1. 简述头痛的临床分类及表现。
2. 简述 Plum 与 Posner 昏迷的病因分类及常见病因有哪些。
3. 简述意识障碍的分类有哪些。
4. 简述瘫痪的分类及其临床特点有哪些。

第四节　神经系统疾病常用药物的特点

一、抗血小板药

学习要点：

1. 掌握常用抗血小板药物的适应证、用法用量以及不良反应。
2. 熟悉常用抗血小板药物药理作用、相互作用、注意事项以及禁忌证。
3. 了解常见抗血小板代表药物作用特点比较。

血小板在止血、血栓形成(尤其是动脉血栓)、动脉粥样硬化等过程中起着重要作用。抗血小板药物主要通过抑制花生四烯酸代谢、增加血小板内腺苷酸环化酶(cAMP)浓度等机制而抑制血小板黏附、聚集和释放反应,防止血栓形成和发展。抗血小板常用代表药物包括:阿司匹林、氯吡格雷、奥扎格雷、替格瑞洛。

(一) 阿司匹林 Aspirin

【药理作用】

1. 药效学

(1)使血小板的环氧酶乙酰化,减少血栓素 $A_2(TXA_2)$ 的生成,对 TXA_2 诱导的血小板聚集产生不可逆的抑制作用。

(2)对腺苷二磷酸(ADP)或肾上腺素诱导的Ⅱ相聚集有阻抑作用。

(3)抑制低浓度胶原、凝血酶、抗体-抗原复合物、某些病毒和细菌所致的血小板聚集和释放反应及自发性聚集,减少血栓形成。

2. 药动学　口服吸收迅速、完全。肠溶片达峰时间为 7.3 小时。吸收后分布于各组织中,也能渗入关节腔和脑脊液中,并可通过胎盘屏障。蛋白结合率低,但水解后的水杨酸盐蛋白结合率为 65%~90%。本药大部分在胃肠道、肝及血液内很快水解为水杨酸盐,然后在肝脏中代谢,以结合的代谢物(大部分)和游离的水杨酸(小部分)形式从肾脏排泄,半衰期为 15~20 分钟。

【适应证】抑制血小板聚集:

1. 预防心肌梗死、心房颤动、降低短暂性脑缺血发作(transient ischemic attack,TIA)及其继发脑卒中的风险,降低稳定型和不稳定型心绞痛患者的发病风险。

2. 用于动脉外科手术或介入手术后,如经皮冠脉腔内形成术(percutaneous

transluminal coronary angioplasty, PTCA)、冠状动脉旁路术(coronary artery bypass grafting, CABG)、颈动脉内膜剥离术、动静脉分流术。

3. 治疗不稳定型心绞痛。

4. 脑卒中的二级预防。

【用法用量】口服。肠溶片应饭前用适量水送服。

1. 降低急性心肌梗死疑似患者的发病风险　建议首次剂量300mg,嚼碎后服用以快速吸收,以后100~200mg,每日1次。

2. 预防心肌梗死复发　100~300mg,每日1次。

3. 脑卒中的二级预防　100~300mg,每日1次。

4. 降低短暂性脑缺血发作(TIA)及其继发脑卒中的风险　100~300mg,每日1次。

5. 动脉外科手术或介入手术后,如经皮冠脉腔内形成术(PTCA)、冠状动脉旁路术(CABG)、颈动脉内膜剥离术、动静脉分流术,100~300mg,每日1次。

6. 预防大手术后深静脉血栓和肺栓塞　100~200mg,每日1次。

7. 降低心血管危险因素者(冠心病家族史、糖尿病、血脂异常、高血压、肥胖、抽烟史、年龄大于50岁者)心肌梗死发作的风险　100mg,每日1次。

【注意事项】

1. 本药肠溶片不适用于急性心肌梗死患者的紧急应用。

2. 由于阿司匹林对血小板聚集的抑制作用可持续数天,可能导致手术中或手术后增加出血。外科手术患者,应在术前7日停用本药,以免引起出血。

3. 长期大量用药应定期检测血细胞比容、凝血指标、肝功能。

【禁忌证】

下列情况禁用阿司匹林肠溶片:

1. 对阿司匹林或其他水杨酸盐或药品的任何其他成分过敏。

2. 水杨酸盐或含水杨酸物质、非甾体抗炎药导致哮喘的历史。

3. 急性胃肠道溃疡。

4. 出血体质。

5. 严重的肾功能衰竭。

6. 严重的肝功能衰竭。

7. 严重的心功能衰竭。

8. 与甲氨蝶呤(剂量为每周15mg或更多)合用。

9. 妊娠的最后三个月。

【不良反应】

长期大量用药较易出现不良反应。血药浓度越高,不良反应越明显。

1. 胃肠道 较常见恶心、呕吐、上腹部不适或疼痛,停药后多可消失。

2. 血液 可能增加出血的风险,严重葡萄糖-6-磷酸脱氢酶缺乏症患者出现溶血和溶血性贫血。

3. 心血管系统 可能增加发生严重心血管血栓性不良反应、心肌梗死、脑卒中的风险。

4. 呼吸系统 可见鼻出血,可导致严重的哮喘和鼻息肉。

5. 肝、肾功能损害 与剂量大小有关,损害是可逆的,停药后可恢复。

6. 过敏反应 表现为哮喘、荨麻疹、血管神经性水肿或休克。

【药物相互作用】

1. 增加甲氨蝶呤的血液毒性。

2. 合用布洛芬会干扰阿司匹林对血小板的不可逆抑制作用。具有心血管风险的患者使用布洛芬可使阿司匹林的心血管保护作用受限。

3. 与抗凝血药合用增加出血的风险。

4. 由于减少肾清除而增加地高辛的血浆浓度。

5. 高剂量阿司匹林具有降血糖作用。

6. 本药可降低降压药、利尿药(如髓袢利尿剂、螺内酯)的作用。

【制剂与规格】片剂:100mg

(二)氯吡格雷 Clopidogrel

【药理作用】

1. 药效学

(1)氯吡格雷是前体药物,需经肝脏细胞色素 P450 酶代谢形成活性代谢物,与 P2Y12 受体不可逆结合。

(2)氯吡格雷为血小板聚集抑制药,能选择性地抑制腺苷二磷酸(ADP)与血小板受体的结合,随后抑制激活 ADP 与糖蛋白 GPⅡb/Ⅲa 复合物,从而抑制血小板的聚集。

(3)通过阻断释放的 ADP 诱导的血小板活化聚集途径,也可抑制除 ADP 以外的其他激动剂诱导的血小板聚集。

(4)氯吡格雷通过不可逆地改变血小板 ADP 受体,使血小板的寿命受到影响。

(5)由于受肝脏代谢酶基因多态性影响,部分患者氯吡格雷标准剂量无法获得满意疗效。

2. 药动学 氯吡格雷口服迅速吸收。母体化合物的血药浓度很低,一般在用药 2 小时后低于定量限(0.25μg/L)。多次口服 75mg 以后,血药浓度约在 1 小时后达峰值,约为 3mg/L。在很广的浓度范围内,母体及其主要代谢物均可在体外与人体的血浆蛋白可逆性结合。主要由肝脏代谢,血中主要代谢产物是羧酸盐衍生物,对血小板聚集无影响。5日内约50%随尿液排泄,约46%随粪便排出,羧酸盐衍生物消除半衰期为8小时。与血小板共价结合者半衰期为11日。

【适应证】用于以下患者,预防动脉粥样硬化血栓形成事件:

1. 近期心肌梗死患者(从几天到小于35天)、近期缺血性卒中患者(从7天到小于6个月)或确诊外周动脉性疾病的患者。

2. 急性冠脉综合征的患者

(1)非ST段抬高性急性冠脉综合征(包括不稳定型心绞痛或非Q波心肌梗死),包括经皮冠状动脉介入术后置入支架的患者,与阿司匹林合用。

(2)用于ST段抬高性急性冠脉综合征患者,与阿司匹林联合,可合并在溶栓治疗中使用。

3. 用于对阿司匹林过敏或胃肠道不耐受患者急性冠脉综合征的初始治疗和预防冠状动脉旁路移植(用大隐静脉)血栓形成封闭。

【用法用量】口服,成人和老年人:氯吡格雷的推荐剂量为75mg,每日1次。

1. 急性冠脉综合征的患者 非ST段抬高性急性冠脉综合征(不稳定型心绞痛或非Q波心肌梗死)患者,应以单次负荷量氯吡格雷300mg开始(合用阿司匹林75~325mg,每日1次),然后以75mg,每日1次连续服药,阿司匹林的每日维持剂量不应超过100mg。

2. ST段抬高性急性心肌梗死 应以负荷量氯吡格雷300mg开始,然后75mg,每日1次,合用阿司匹林,可合用或不合用溶栓剂。对于年龄超过75岁的患者,不使用氯吡格雷负荷剂量。在症状出现后应尽早开始联合治疗,并至少用药4周。

3. 近期心肌梗死患者(从几天到小于35天),近期缺血性卒中患者(从7天到小于6个月)或确诊外周动脉性疾病的患者推荐剂量为每天75mg。

【注意事项】

1. 患有急性心肌梗死的患者,在急性心肌梗死最初几天不推荐进行氯吡格雷治疗。

2. 氯吡格雷延长出血时间,与其他抗血小板药同时使用,以及用于有伤口(特别是在胃肠道和眼内)、手术或其他病理原因可能引起出血增多的患者应谨慎。患者择期手术,且无需抗血小板治疗,术前一周停止使用氯吡格雷。

3. 服用本药时不推荐同时使用华法林。

【禁忌证】对药品任一成分过敏、严重的肝脏损伤、活动性病理性出血(如消化性溃疡或颅内出血)禁用。

【不良反应】常见出血,如伴有致死性后果的出血(特别是颅内、胃肠道和腹膜后出血)。严重皮肤出血(紫癜)、肌肉-骨骼出血(关节积血、血肿)、眼出血(结膜、眼内、视网膜)、鼻出血、呼吸道出血(咯血、肺出血)、血尿和手术伤口出血。

【药物相互作用】

1. 与口服抗凝药(如华法林)、阿司匹林、肝素、溶栓药物合用使出血风险增加。

2. 不推荐氯吡格雷与奥美拉唑或埃索美拉唑联合使用。

3. 与月见草油、姜黄素、辣椒素、黑叶母菊、银杏属、大蒜、丹参合用可使出血风险增加。

【制剂与规格】片剂:75mg

(三) 奥扎格雷 Ozagrel

【药理作用】

1. 药效学

(1)奥扎格雷为高效、选择性血栓素合成酶抑制剂,通过抑制血栓烷 A_2(TXA_2)的产生及促进前列环素(PGI2)的生成而改善两者间的平衡失调,具有抗血小板聚集和扩张血管作用。

(2)能抑制大脑血管痉挛,增加大脑血流量,改善大脑内微循环障碍和能量代谢异常,从而改善蛛网膜下腔出血术后患者的大脑局部缺血症状和脑血栓(急性期)患者的运动失调。

2. 药动学 单次静脉注射后,在血中的清除较快。连续静脉滴注,2 小时达稳态血药浓度。在血液中除游离形式外,还有 β-氧化体和还原体。药物大部分在 25 小时内随尿液排泄,代谢物几乎无药理活性。在受试者体内半衰期最长为 1.93 小时,停药后 3 小时内均可测到血药浓度。

【适应证】

1. 用于治疗急性血栓性脑梗死和脑梗死所伴随的运动障碍。

2. 用于改善蛛网膜下腔出血手术后的脑血管痉挛状态及伴发的脑缺血症状。

【用法用量】

1. 急性血栓性脑梗死和脑梗死所伴随的运动障碍 静脉滴注,一次 80mg,每日 2 次,溶于 500ml 生理盐水或 5%葡萄糖注射液中,缓慢静脉滴注,2 周为一疗程。

2. 改善蛛网膜下腔出血手术后的脑血管痉挛状态及伴发的脑缺血症状 静脉滴注,80mg,每日 1 次,24 小时连续滴注。术后尽早用药,2 周为一疗程。

【注意事项】避免与含钙输液(林格溶液等)混合使用,以免出现白色混浊。

【禁忌证】对药品过敏者,脑出血或脑梗死并出血者、大面积脑梗死伴深度昏迷患者,有严重心、肺、肝、肾功能不全者,如严重心律不齐、心肌梗死者,有血液病或有出血倾向者,严重高血压,收缩压超过 200mmHg 者禁用。

【不良反应】

1. 血液 由于有出血的倾向,要仔细观察,出现异常立即停止给药。

2. 肝肾 偶有谷草转氨酶(GOT)、谷丙转氨酶(GPT)、血尿素氮(BUN)升高。

3. 消化系统 偶有恶心、呕吐、腹泻、食欲不振,胀满感。

4. 过敏反应 偶见荨麻疹、皮疹等,发生时停止给药。

5. 循环系统 偶有室上性心律失常、血压下降,发现时减量或终止给药。

6. 其他 偶有头痛、发热、注射部位疼痛、休克及血小板减少等。

7. 严重不良反应 可出现出血性脑梗死、硬膜外血肿、颅内出血、消化道出血、皮下出血等。

【药物相互作用】与血栓溶解药、抗凝血药、其他抗血小板聚集药合用可增加出血倾向。合用需谨慎,必要时适当减量,监测凝血功能。

【制剂与规格】注射剂:40mg,80mg

(四)替格瑞洛 Ticagrelor

【药理作用】

1. 药效学

(1)是选择性腺苷二磷酸(ADP)受体拮抗剂,作用于 P2Y12ADP 受体,以抑制 ADP 介导的血小板活化和聚集,与噻吩并吡啶类药物(如氯吡格雷)的作用机制相似。

(2)不同的是,替格瑞洛与血小板 P2Y12 ADP 受体之间的相互作用具有可逆性,没有构象改变和信号传递,并且在停药后血液中的血小板功能也随之快速恢复。

(3)与氯吡格雷相比,本药可以降低心血管死亡、心肌梗死或卒中复合终点的发生率,两治疗组之间的差异来源于心血管死亡和心肌梗死,而在卒中方面无差异。

2. 药动学 口服后迅速吸收,无需经肝脏代谢激活,直接作用于 P2Y12 受体,可快速生成其主要循环代谢产物 AR-C124910XX。药物本身及其代谢产物均有活性,有效性不受肝脏 CYP2C19 基因多态性影响。替格瑞洛主要通过肝代谢消除,平均 $t_{1/2}$约为 7 小时,活性代谢产物为 9 小时。

【适应证】用于急性冠脉综合征(不稳定型心绞痛、非 ST 段抬高心肌梗死或 ST 段抬高心肌梗死)患者,包括接受药物治疗和经皮冠状动脉介入治疗的患者,降低血栓性心血管事件的发生率。

【用法用量】口服。单次负荷量 180mg,此后一次 90mg,每日 2 次。除非有明确禁忌,替格瑞洛应与阿司匹林联合用药。在服用首剂负荷阿司匹林后,阿司匹林的维持剂量为每日 1 次,每次 75~100mg。已经接受过负荷剂量氯吡格雷的急性冠脉综合征(ACS)患者,可以开始使用替格瑞洛。

【注意事项】

1. 替格瑞洛治疗时间可长达 12 个月,除非有临床指征需要中止治疗。急性冠脉综合征患者过早中止任何抗血小板药物治疗,可能会使基础病引起的心血管死亡或心肌梗死的风险增加,因此,应避免过早中止治疗。

2. 治疗一个月后需对肾功能进行检查,以后则按照常规治疗需要而进行肾功能检查,需要特别关注≥75 岁的患者、中度/重度肾损害患者和接受血管紧张素Ⅱ受体拮抗剂(ARB)合并治疗的患者。

【禁忌证】对药品成分过敏者、活动性病理性出血(如消化性溃疡或颅内出血)的患者、有颅内出血病史者、中-重度肝脏损害患者禁用。因联合用药可导致替格瑞洛的暴露量大幅度增加,禁止替格瑞洛片与强效 CYP3A4 抑制剂(如,克拉霉素、奈法唑酮、利托那韦和阿扎那韦)联合用药。

【不良反应】

1. 心血管系统　心室停搏、心房颤动、高血压、低血压、胸痛。
2. 代谢/内分泌系统　男性乳腺发育、血清尿酸升高、血清肌酐升高。
3. 呼吸系统　呼吸困难、咳嗽。
4. 肌肉骨骼系统　背痛。
5. 神经系统　头痛、头晕、晕厥、意识丧失。
6. 胃肠道　恶心、腹泻。

【药物相互作用】

1. 替格瑞洛禁止与强效 CYP3A4 抑制剂(如,克拉霉素、奈法唑酮、利托那韦和阿扎那韦)联合用药。

2. 与其他增加出血风险的药物(如,抗凝药、纤维蛋白溶解药、高剂量阿司匹林、长期使用的 NSAIDs)合用可增加出血风险。

3. 替格瑞洛可使辛伐他汀、洛伐他汀、地高辛血药浓度升高。

4. 与强效 CYP3A4 诱导药(如,利福平、地塞米松、苯妥英、卡马西平、苯巴比妥)合用可使替格瑞洛的血药浓度降低。

【制剂与规格】片剂:90mg

(五) 常见抗血小板药物代表药物比较

根据常见抗血小板代表药物的不良反应和特殊人群用药比较表,可以直观了解药物使用的优势及缺点(表 3-1-7,表 3-1-8)。

表 3-1-7 常见抗血小板药物的不良反应

	阿司匹林	氯吡格雷	替格瑞洛	奥扎格雷
出血	+	+	+	+
血小板减少	+	+		+
贫血	+	+		+
消化系统出血	+	+	+	+
呼吸系统不适	+	+	+	
神经系统不适	+	+	+	+
心血管系统不适	+	+	+	+
泌尿系统不适	+	+		+
肝损伤	+	+		+
肾损伤	+	+		+
过敏反应	+	+	+	+

+:有;空白:尚无资料

表 3-1-8 常见抗血小板药物的特殊人群用药

	阿司匹林	氯吡格雷	替格瑞洛	奥扎格雷
老年人	慎用	无需调整剂量	慎用并密切监测	慎用
儿童	3个月以下儿童禁用,12岁以下儿童慎用	安全性和有效性尚不明确	安全性和有效性尚不明确	安全性和有效性尚不明确
妊娠期妇女	禁用	避免使用	尚无数据,权衡利弊	安全性尚不明确,慎用
妊娠安全性分级	D	B	C	
哺乳期妇女	禁用	禁用	权衡利弊	安全性尚不明确,慎用
肾功能不全	肾功能不全者慎用,严重肾损害者禁用	肾功能损害者慎用	无需调整剂量	肾功能不全者慎用,严重肾损害者禁用
肝功能不全	肝功能不全者慎用,严重肝损害者禁用	轻至中度肝损害者慎用,严重肝损害者禁用	轻度肝损害者无需调整剂量,中度肝损害者慎用,重度肝损害者禁用	肝功能不全者慎用,严重肝损害者禁用

空白:尚无资料

思考题：

1. 简述常用的几类抗血小板药的作用机制。
2. 哪些药物可能与阿司匹林有相互作用？
3. 服用氯吡格雷，注意事项有哪些？
4. 针对特殊人群，常见抗血小板药物有哪些注意的事项？

二、抗凝血药

学习要点：

1. 掌握抗凝血药的适应证、用法用量、药物相互作用、不良反应。
2. 熟悉抗凝血药物间的相互比较、注意事项。
3. 了解各抗凝血药的药效、药动学原理。

抗凝血药可通过影响凝血过程的不同环节而阻止血液凝固，临床上主要用于防治静脉血栓形成和肺栓塞。抗凝血药使用不当可引起严重的出血反应。

（一）低分子肝素钙 Nadroparin Calcium

【药理作用】

1. 药效学　低分子肝素钙分子量为 1000～10 000 道尔顿，平均分子量为 4500 道尔顿，系由肠黏膜获取的氨基葡聚糖（肝素）片段的钙盐。与常规肝素相比，本药具有明显的抗凝血因子Ⅹa 活性，抗凝血因子Ⅱa 或抗凝血酶的活性较低。药效学研究表明，本药可抑制体内、外血栓和动静脉血栓的形成，但不影响血小板聚集和凝血因子Ⅰ与血小板的结合。在发挥抗栓作用时，出血的可能性较小。针对不同临床应用的推荐剂量，本药不延长出血时间。在预防剂量，它不显著改变活化部分凝血活酶时间（APTT）。

2. 药动学　低分子肝素钙的药动学参数研究是根据血浆中抗凝血因子Ⅹa 活性的改变进行的。皮下注射后 3 小时达血药浓度峰值，生物利用度接近 100%，表观分布容积为 3～7L/kg。静脉注射或皮下给药后，血浆抗凝血因子Ⅹa 活力消除半衰期为 2.2～3.6 小时。本药通过非渗透性肾机制清除，血浆清除率为 1.17L/h，肾功能损害患者的血浆清除率比健康人明显减少（0.6～0.8L/h）。半衰期约 3.5 小时，老年患者的消除半衰期略延长。

【适应证】预防静脉血栓栓塞性疾病、治疗已形成的深静脉血栓、联合阿司匹林用于不稳定型心绞痛和非 Q 波性心肌梗死急性期的治疗。

【用法用量】

1. 手术中预防血栓栓塞性疾病　皮下注射，中度血栓栓塞形成危险的手术，患者未显示有严重的血栓栓塞危险时，3075U，每日一次。大约在术前2小时进行第一次注射。

2. 治疗不稳定型心绞痛和非Q波性心肌梗死　皮下注射，一次86U/kg，每日2次（间隔12小时）联合使用阿司匹林。

【注意事项】

1. 在缺乏可靠治疗方案的情况下，脊柱或硬膜外麻醉时应尤其小心。

2. 应定期测定血小板计数、血红蛋白、大便隐血、血脂、肝肾功能。

3. 治疗过程中应监测患者神经损伤的症状和体征。

4. 不能肌内注射。

【禁忌证】对低分子肝素或低分子肝素注射液中任何赋形剂过敏；有使用低分子肝素发生血小板减少的病史；与止血异常有关的活动性出血或出血风险的增加，除外不是由肝素引起的弥散性血管内凝血；可能引起出血的器质性损伤（如活动的消化性溃疡）；出血性脑血管意外；急性感染性心内膜炎；接受血栓栓塞疾病，不稳定心绞痛以及非Q波心肌梗死治疗的严重肾功能损害（肌酐清除率小于30ml/min）的患者。

【不良反应】

1. 血液和淋巴系统　极常见：不同部位的出血，尤其是那些还合并其他危险因素的患者，罕见：血小板减少症（有时是血栓性的），血小板增多症。

2. 免疫系统　极罕见：超敏反应（包括血管性水肿和皮肤反应）、类过敏反应。

3. 代谢和营养　极罕见：与肝素诱导的醛固酮抑制有关的可逆性高钾血症，尤其是那些合并危险因素的患者。

4. 肝胆系统　常见：转氨酶升高，通常为一过性的。

5. 生殖系统　极罕见：阴茎异常勃起。

6. 全身异常以及给药部位的情况　极常见：注射部位的小血肿，罕见：注射部位发生钙质沉着，极罕见：皮肤坏死，通常发生于注射部位。

【药物相互作用】不建议同以下药物联合使用：

1. 阿司匹林（包括其衍生物和其他水杨酸制剂）　以解热镇痛剂量使用时增加出血危险（水杨酸制剂抑制血小板功能，对胃十二指肠黏膜有侵蚀作用），可以使用非水杨酸类解热镇痛药。

2. 非甾体抗炎药（全身性）　增加出血危险（非甾体类抗炎镇痛药抑制血小板功能和对胃十二指肠黏膜的侵蚀作用），如果必须联合使用，应加强临床监测。

3. 右旋糖酐40(胃肠外途径)　增加出血危险(右旋糖酐40抑制血小板功能)。

4. 噻氯匹定　增加出血危险(噻氯匹定抑制血小板功能)。

【制剂与规格】预灌注射器内注射液包含:

容量	注射器类型	低分子肝素钙(IU抗Xa因子,欧洲药典单位)	低分子肝素钙(IU抗Xa因子,WHO单位)
0.2ml	无刻度	1900	2050
0.3ml	无刻度	2850	3075
0.4ml	有刻度	3800	4100
0.6ml	有刻度	5700	6150
0.8ml	有刻度	7600	8200
1.0ml	有刻度	9500	10250

(二)华法林钠 Warfarin Sodium

【药理作用】

1. 药效学　华法林为间接作用的香豆素类口服抗凝药,通过抑制维生素K在肝脏细胞内合成凝血因子Ⅱ、Ⅶ、Ⅸ、Ⅹ,从而发挥抗凝作用。肝脏微粒体内的羧基化酶能将上述凝血因子的谷氨酸转变为γ-羧基谷氨酸,后者再与钙离子结合,才能发挥其凝血活性。本药的作用是抑制羧基化酶,对已经合成的上述因子并无直接对抗作用,必须等待这些因子在体内相对耗竭后,才能发挥抗凝效应。所以本药起效缓慢,仅在体内有效,停药后药效持续时间较长(直到维生素K依赖性因子逐渐恢复到一定浓度后,抗凝作用才消失)。此外,本药尚能诱导肝脏产生维生素K依赖性凝血因子前体物质,并使之释放入血,该物质抗原性与有关凝血因子相同,但并无凝血功能,反而具有抗凝血作用,并能降低凝血酶诱导的血小板聚集反应。因此,在本药作用下,凝血因子Ⅱ、Ⅶ、Ⅸ、Ⅹ、蛋白S和蛋白C合成减少,而"假凝血因子"亦即"维生素K拮抗药诱导蛋白质"增多,达到抗凝效应。

2. 药动学　华法林由胃肠道迅速吸收(个体间差异很小),进食对吸收无影响,生物利用度为100%。口服后12~24小时起效,抗凝血的最大效应时间为72~96小时,抗血栓形成最大效应时间为6日。单次给药的持续时间为2~5日,多次给药则为4~5日。蛋白结合率为99.4%,分布容积为0.11~0.2L/kg。主要在肝脏代谢,代谢产物有醇类(活性最小)、羟基类(无活性)。*S*-华法林表现出的抗凝血活性约为*R*-对映异构体的2~5倍。母药消除半衰期为20~60小时,*R*-华法林对映异构体的半衰期为20~89小时,*S*-华法林对映异构体的半衰期为18~43小时。急性病毒性肝炎不会影响本药的半衰期。华法林可以无活性的形式通过乳汁排泄,对所喂养婴儿的凝血酶原时间(PT)无影响,也可以无活性的代谢产物排泄入胆汁,再被重吸收,随尿排出。

【适应证】适用于预防和治疗血栓栓塞性疾病。仅口服有效,奏效慢而持久,对需长期维持抗凝者才选用华法林,需要迅速抗凝时,应选用肝素,或在肝素治疗基础上加用华法林。用于治疗手术后或创伤后的静脉血栓形成,并可作为心肌梗死的辅助用药。

【用法用量】血栓栓塞性疾病、静脉血栓形成、预防血栓并发症:口服给药,避免冲击治疗。最初1~3日,3mg,每日1次(年老体弱及糖尿病患者半量即可),3日后可给予维持量2.5~5mg[根据国际标准化比值(INR)2~3调整剂量]。

【注意事项】

1. 定期监测PT/INR,进行华法林的剂量调整。

2. 尽量不要遗漏任何一次服药,若发生漏服药品情况,则不必补服,按常规服药规律即可,且下次服药时不要加倍剂量。

3. 密切注意有无出血现象,如牙龈出血、眼底出血、尿血、便血等。

4. 女性生理期时,应加以注意。

5. 如需进行手术,请告知医师您在服用华法林。

6. 饮食方面要清淡为主,少油少盐,均衡饮食,尽量不吃肥肉、动物内脏、胡萝卜、菠菜、柚子和保健品。

7. 老年人用量适当减少。

【禁忌证】原则上与双香豆乙酯相同,特别对肝、肾功能不全,严重高血压伴有出血倾向患者禁用。妊娠期禁用。

【不良反应】

1. 血液 主要不良反应是出血,最常见为鼻出血、齿龈出血、皮肤瘀斑、血尿、子宫出血、便血、伤口及溃疡处出血等。

2. 泌尿生殖系统 偶见肾病。

3. 肝脏 可见丙氨酸氨基转移酶升高、天冬氨酸氨基转移酶升高、胆红素升高等。

【药物相互作用】

1. 合用能增强抗凝作用的药物

(1)与血浆蛋白的亲和力比华法林强,竞争结果:使游离的双香豆乙酯增多,如阿司匹林、保泰松、羟基保泰松、甲芬那酸、水合氯醛、氯贝丁酯、磺胺类药、丙磺舒等。

（2）抑制肝微粒体酶，使华法林代谢降低而增效，如氯霉素、别嘌醇、单胺氧化酶抑制药、甲硝唑、西咪替丁等。

（3）减少维生素 K 的吸收和影响凝血酶原合成的药物，如各种广谱抗生素、长期服用液状石蜡或考来烯胺等。

（4）能促使华法林与受体结合的药物，如奎尼丁、甲状腺素、同化激素、苯乙双胍。干扰血小板功能，促使抗凝作用更明显的药物，如大剂量阿司匹林、水杨酸类、前列腺素合成酶抑制药、氯丙嗪、苯海拉明等。

2. 合用能减弱抗凝作用的药物

（1）抑制口服抗凝药的吸收，包括制酸药、轻泻药、灰黄霉素、利福平、格鲁米特等。

（2）维生素 K、口服避孕药和雌激素等，竞争有关酶蛋白、促进因子Ⅱ、Ⅶ、Ⅸ、Ⅹ的合成。

【制剂与规格】片剂：2.5mg，5mg，7.5mg，10mg；注射剂：50mg，75mg

（三）阿加曲班 Argatroban

【药理作用】

1. 药效学　阿加曲班是合成的精氨酸衍生物，是一种凝血酶抑制药。通过可逆地与凝血酶活性位点结合，抑制凝血酶催化或诱导的反应（包括血纤维蛋白的形成，凝血因子Ⅴ、Ⅷ和ⅩⅢ的活化，蛋白酶 C 的活化及血小板聚集）发挥抗凝作用。其抗血栓作用不需要辅助因子抗凝血酶Ⅲ。对凝血酶具有高度选择性，对游离的、与血凝块相联的凝血酶均具有抑制作用，对相关的丝氨酸蛋白酶几乎无影响。与肝素诱导的抗体间无相互作用，无抗纤维蛋白溶解活性。

2. 药动学　阿加曲班静脉内给药，30 分钟起效，1～4 小时达峰，作用维持到停止输注后 2 小时。总蛋白结合率为 54%，分布半衰期为 15 分钟，表观分布容积为 174～180ml/kg。药物经肝脏代谢，主要代谢物为喹啉环的氧化物。主要通过粪便排出，肾脏排泄率为 22%～24.5%。总体清除率在剂量达 40mg/（kg·min）时为 4.7～5.1ml/（kg·min）。其消除半衰期为 30～51 分钟，无蓄积性。

【适应证】用于发病 48 小时内的缺血性脑梗死急性期患者的神经症状（运动麻痹）、日常活动（步行、起立、坐位保持、饮食）的改善。

【用法用量】缺血性脑梗死急性期：静脉滴注，初始 2 日，一日 60mg，以适当量的输液稀释，经 24 小时持续静脉滴注。其后的 5 日，一次 10mg，早晚各一次。每次滴注 3 小时。可根据年龄、症状适当增减。请在医师指导下进行。

【注意事项】

1. 用药过程中，应严格进行出凝血功能的监测、CT 检查及充分临床观察，有出血时,应立即终止给药。

2. 在必须与抗凝剂、血小板聚集抑制剂、溶栓剂等合用时,需十分谨慎,注意减少剂量,并进行严密的临床监测(出血症状)。

3. 应使用较大的静脉通道给药。

4. 如发生出血应立即终止给药。

【禁忌证】出血的患者,颅内出血、出血性脑梗死、血小板减少性紫癜、由于血管功能异常导致的出血倾向、血友病及其他凝血障碍、月经期间、手术期间、消化道出血、尿路出血、咯血、流产分娩后等伴生殖器官出血的孕产妇等。脑栓塞或有可能患脑栓塞症的患者。伴有严重意识障碍的严重梗死患者。对本药成分过敏的患者。

【不良反应】

1. 心血管系统　可见血管痛、脉管炎、心律不齐、心悸等。

2. 呼吸系统　可见呼吸困难,过度换气综合征,还可见咳嗽。

3. 神经系统　可见头痛、运动性眩晕,热感及疲倦感。

4. 肝脏　可见肝功能障碍、重症肝炎等。

5. 胃肠道　可见呕吐、食欲缺乏、腹痛、腹泻。

6. 血液　可见凝血时间延长、出血、贫血、白细胞增多、血小板减少等。

7. 过敏反应。

【药物相互作用】阿加曲班注射液与以下药物合并使用时,可引起出血倾向增加,应注意减量:

1. 抗凝剂,如肝素、华法林等。

2. 抑制血小板凝集作用的药物,如阿司匹林、奥扎格雷钠、盐酸噻氯匹定、双嘧达莫等。

3. 血栓溶解剂,如尿激酶、链激酶等。

4. 降低纤维蛋白原作用的药物,如巴曲酶等。

【制剂与规格】注射剂:20ml:10mg(以阿加曲班计)

(四)磺达肝癸钠 Fondaparinux Sodium

【药理作用】

1. 药效学　磺达肝癸钠是一种化学合成的戊聚糖化合物,可选择性间接抑制凝血因子Ⅹa。可选择性地与抗凝血酶Ⅲ结合,形成一种构象改变,从而使凝血酶的抗Ⅹa因子活性至少增强270倍。这种作用可阻碍凝血酶(因子Ⅱa)的产生,从而减少血栓形成。对APTT、出血时间或凝血酶原时间无显著影响。与普通肝素相比,不干扰血小板因子Ⅳ或血小板本身(可能使血小板减少的风险降至最低),使用一日1次的剂量就可达较长的半衰期。与肝素相比,较少引起出血,对大多数患者无需监测。疗效优于低分子量肝素,因其部分缺乏对血浆蛋白的作用,只对抗凝血酶Ⅲ有作用。

2. 药动学　磺达肝癸钠静脉给药后 2~3 小时凝血酶出现抑制,达峰时间为 10 分钟。皮下注射达峰时间为 1~3 小时。磺达肝癸钠 5.6mg 皮下注射后,年轻与老年患者曲线下面积分别为 11(μg/ml)·h,15(μg/ml)·h。皮下注射给药后,生物利用度为 100%,与抗凝血酶Ⅲ结合率为 94%以上,与其他血浆蛋白结合不显著,分布容积为 100~120ml/kg。50%~77%药物以活性形式从肾脏排泄。消除半衰期为 13~21 小时。长期接受间歇性血液透析者,在透析时,清除率可增加 20%。

【适应证】用于预防下肢重大骨科手术后静脉血栓形成,用于治疗无指征进行紧急经皮冠状动脉介入治疗的不稳定型心绞痛或非 ST 段抬高性心肌梗死(UA/NSTEMI)。用于治疗使用溶栓或初始不接受其他形式再灌注治疗的 ST 段抬高性心肌梗死(STEMI)。

【用法用量】

1. 预防术后静脉血栓形成　皮下注射一次 2.5mg,每日 1 次。用药持续至可活动为止,至少需要 5~9 日,接受髋关节骨折手术的患者,可再增加 24 日。

2. UA/NSTEMI、STEMI　皮下注射,一次 2.5mg,每日 1 次。用于 STEMI 首剂应静脉给药,随后皮下注射。用药最长可持续 8 日。

【注意事项】

1. 不得用于体重低于 50kg 的患者的髋骨折、髋关节置换术、膝关节置换术或腹部手术预防性治疗(因有增加大出血的风险),用于深静脉血栓或肺栓塞治疗应谨慎。

2. 以下情况时使用有增加硬膜外血肿或椎管内血肿的风险　椎管内麻醉、术后硬膜外导管留置、通过置留的硬膜外导管给予镇痛、联用对凝血作用有影响的药(如非甾体抗炎药、血小板抑制药或其他抗凝药)、有创性或反复硬膜外或脊柱穿刺。

3. 当选择轴索麻醉(硬膜外/脊柱麻醉)或脊柱穿刺时,用低分子肝素或类肝素进行抗凝或预先抗凝,以预防血栓栓塞并发症。

4. 有形成硬膜外或脊柱血肿的风险,可导致长期或永久性的麻痹,应频繁监测患者神经系统损伤的症状和体征,一旦出现,立即治疗。

5. 必须皮下注射,不能通过肌内给药。

【禁忌证】

1. 对磺达肝癸钠或其注射液中成分过敏者。

2. 具有临床意义的活动性出血、急性细菌性心内膜炎、肌酐清除率<20ml/

min 的严重肾脏损害患者。

【不良反应】

1. 血液 主要为出血,还可见贫血、血小板减少。

2. 肝脏 可见肝酶升高。有天冬氨酸氨基转移酶与丙氨酸氨基转移酶水平呈无症状性升高至超过正常上限 3 倍的报道,以上升高为可逆性,极少见胆红素血症。

3. 其他 有发热的报道。

【药物相互作用】与可增加出血危险性的药物联合使用时,出血的风险会增加。

【制剂与规格】注射剂:0. 5ml:2. 5mg

（五）利伐沙班 Rivaroxaban

【药理作用】

1. 药效学 利伐沙班可高选择性、剂量依赖性地直接抑制游离和结合的 Xa 因子,中断凝血瀑布的内源性和外源性途径,从而抑制凝血酶的产生和血栓形成。

2. 药动学 10mg 的利伐沙班的绝对生物利用度较高(80%~100%)。利伐沙班吸收迅速,服用后 2~4 小时达到最大浓度(C_{max})。利伐沙班与血浆蛋白(主要是血清白蛋白)的结合率较高,在人体中为 92%~95%。分布容积中等,稳态下分布容积约为 50L。利伐沙班全身清除率约为 10L/h,为低清除率药物。以 1mg 剂量静脉给药后的清除半衰期约为 4. 5 小时。以 10mg 剂量口服给药后的清除率受到吸收率的限制,平均消除半衰期为 7~11 小时。在利伐沙班用药剂量中,约有 2/3 通过代谢降解,然后其中一半通过肾脏排出,另外一半通过粪便途径排出。其余 1/3 用药剂量以活性药物原形的形式直接通过肾脏在尿液中排泄,主要是通过肾脏主动分泌的方式。

【适应证】用于择期髋关节或膝关节置换手术的成年患者,以预防血栓形成。

【用法用量】预防静脉血栓:推荐剂量为口服利伐沙班 10mg,每日 1 次。如伤口已止血,首次用药时间应于手术后 6~10 小时之间进行。治疗疗程长短依据每个患者发生静脉血栓栓塞事件的风险而定,即由患者所接受的骨科手术类型而定。对于接受髋关节大手术的患者,推荐一个治疗疗程为服药 5 周。对于接受膝关节大手术的患者,推荐一个治疗疗程为服药 2 周。

【注意事项】

1. 在手术或操作前应停用本药至少 24 小时。

2. 利伐沙班片内含有乳糖,有罕见的遗传性半乳糖不耐受、Lapp 乳糖酶缺乏或葡萄糖吸收不良问题的患者不能服用。

3. 在术后有过晕厥和头晕报告，可能影响驾车和使用机械能力，报告指出这些不良反应并不常见，出现这些不良反应的患者不应驾车或使用机械。

【禁忌证】对利伐沙班或片剂中任何辅料过敏的患者。有临床明显活动性出血的患者。具有凝血异常和临床相关出血风险的肝病患者。孕妇及哺乳期妇女。

【不良反应】

1. 心血管系统　可见血管痛、脉管炎、心律不齐、心悸等。
2. 呼吸系统　可见呼吸困难，过度换气综合征，还可见咳嗽。
3. 神经系统　可见头痛、运动性眩晕、热感及疲倦感。
4. 肝脏　可见肝功能障碍、重症肝炎等。
5. 消化系统　可见呕吐、食欲缺乏、腹痛、腹泻。
6. 血液系统　可见凝血时间延长、出血、贫血、白细胞增多、血小板减少等。
7. 过敏反应。

【药物相互作用】

1. 不建议将利伐沙班与吡咯类抗真菌剂（例如，伊曲康唑、伏立康唑和泊沙康唑）或 HIV 蛋白酶抑制剂全身用药时合用。

2. 同时接受任何其他抗凝血药治疗，出血风险升高。

3. 合用非甾体抗炎药（包括阿司匹林）和血小板聚集抑制剂时会提高出血风险。

4. 利伐沙班与强效 CYP3A4 诱导剂（例如苯妥英、卡马西平、苯巴比妥或利福平等）合用，可能使利伐沙班血药浓度降低。

【制剂与规格】片剂：10mg

（六）达比加群酯 Dabigatran Etexilate

【药理作用】

1. 药效学　达比加群酯作为小分子前体药物，未显示有任何药理学活性。口服给药后，被迅速吸收，并在血浆和肝脏经由酯酶催化水解转化为达比加群。达比加群是强效、竞争性、可逆性、直接凝血酶抑制剂，也是血浆中的主要活性成分。由于在凝血级联反应中，凝血酶（丝氨酸蛋白酶）使纤维蛋白原转化为纤维蛋白，抑制凝血酶可预防血栓形成。达比加群还可抑制游离凝血酶、与纤维蛋白结合的凝血酶和凝血酶诱导的血小板聚集。基于动物的体内、体外试验显示：达比加群静脉给药和达比加群酯口服给药均具有抗凝、抗血栓作用。

2. 药动学　口服给药后达比加群的绝对生物利用度约为 6.5%。健康志愿者口服本药后，达比加群在血浆中的药动学特点表现为血药浓度迅速增高，给药后 0.5~2.0 小时达到峰浓度（C_{max}）。达比加群主要以原形经由尿液清除，清除率与肾小球滤过率相一致，约为 100ml/min。

【适应证】预防存在以下一个或多个危险因素的成人非瓣膜性房颤患者的卒中和全身性栓塞（SEE）：先前曾有卒中、短暂性脑缺血发作或全身性栓塞。左心室射血分数<40%。伴有症状的心力衰竭，纽约心脏病协会（NYHA）心功能分级≥2 级。年龄≥75 岁。年龄≥65 岁，且伴有以下任一疾病：糖尿病、冠心病或高血压。

【用法用量】降低非瓣膜性心房颤动患者脑卒中和全身性栓塞的风险。肌酐清除率大于 30ml/min 时，成人的推荐剂量为每日口服 300mg，一次 150mg，每日 2 次。

【注意事项】

1. 用水送服，餐时或餐后服用均可。

2. 勿打开胶囊。

3. 如未按时服用本药，应在当日尽快补服。

4. 如在下一次服用时间前至少 6 小时未补服，则跳过漏服的剂量，不应服用双倍剂量。

5. 按时评估肾功能、血红蛋白、血细胞比容、血压。

【禁忌证】对此种药品过敏者。重度肾功能不全（Ccr<30ml/min）的患者。临床上显著的活动性出血。有大出血显著风险的病变或状况，如当前或近期消化道溃疡，高出血风险的恶性赘生物，近期脑或脊髓损伤，近期脑、脊髓或眼部手术，近期颅内出血，已知或可疑的食管静脉曲张，动静脉畸形，血管动脉瘤或主要脊柱内或脑内血管异常。联合应用任何其他抗凝药物。有预期会影响存活时间的肝功能不全或肝病。联合使用环孢素、伊曲康唑、他克莫司和决奈达隆。机械人工瓣膜。

【不良反应】

1. 胃肠道　消化不良、恶心、上腹部疼痛、腹部不适、消化道出血和胃炎样症状。

2. 血液　血小板减少。

3. 过敏反应　荨麻疹、皮疹、瘙痒等。

4. 其他　严重出血等。

【药物相互作用】

1. 与氯吡格雷合用可使本药曲线下面积和血药浓度升高。

2. 与 P-gp 抑制剂（如：胺碘酮、维拉帕米、奎尼丁和克拉霉素等）的联合使用会导致达比加群血药浓度升高。

3. 与 P-gp 诱导剂（如：利福平等）合用可使本药曲线下面积和血药浓度减低。

【制剂与规格】 胶囊剂：110mg（以达比加群酯计）；150mg（以达比加群酯计）

（七）常见抗凝血药物代表药物比较

抗凝血药物是一类通过干扰凝血因子、抑制凝血过程某些环节而阻滞血液凝固的药物，根据常见抗凝血药物不良反应、特殊人群用药、引起出血措施比较表，可以直观了解药物使用的优势及缺点（表 3-1-9，表 3-1-10，表 3-1-11）。

表 3-1-9　常见抗凝药物的不良反应

	低分子肝素钙	华法林钠	阿加曲班	磺达肝癸钠	利伐沙班	达比加群酯
出血	+	+	+		+	+
血小板减少			+	+	+	+
贫血			+	+	+	
呼吸系统不适			+		+	
消化系统不适						+
神经系统不适			+		+	
心血管系统不适			+		+	
肝损伤	+	+		+		
肾损伤		+				
过敏反应	+		+		+	+
发热				+		
注射部位血肿	+					

空白：尚无资料

表 3-1-10　常见抗凝药物的特殊人群用药

	低分子肝素钙	华法林钠	阿加曲班	磺达肝癸钠	利伐沙班	达比加群酯
老年人		用量应适当减少并个体化		应根据肾功能情况调整剂量		每日剂量减少为 220mg，分两次服用

续表

	低分子肝素钙	华法林钠	阿加曲班	磺达肝癸钠	利伐沙班	达比加群酯
儿童		应按个体所需调整剂量	安全性尚未确立	安全性和有效性尚未建立		
妊娠期妇女	慎用	禁用	不宜使用		禁用	
妊娠安全性分级		X	B	B		
哺乳期妇女	不推荐使用	需小心观察受乳儿有无出血症状		需权衡利弊	禁用	
甲状腺疾病患者		慎用				
肾功能不全患者				应适当减量		不推荐使用

空白:尚无资料

表 3-1-11 常见抗凝药物引起出血的措施

药物	措施
低分子肝素钙	用 1%的硫酸鱼精蛋白溶液缓慢滴注可中和
华法林钠	口服或胃肠外给予维生素 K_1
阿加曲班	无解毒药,立即停药进行 APTT 检测及其他凝血试验,并对症治疗
磺达肝癸钠	停药并对症处理
利伐沙班	无解毒药,可使用活性炭减少吸收。推迟下次给药时间或停药,对症治疗,可考虑输注血制品或成分输血,必要时输注重组因子Ⅶa
达比加群酯	无解毒药,停药并对症处理,必要时输注血小板,可被透析清除

思考题:

1. 低分子肝素钙在临床应用中应注意哪些事项?
2. 简单概述华法林的不良反应和药物相互作用有哪些。
3. 常见抗凝药物引起出血的处理措施有哪些?

三、溶栓药和降纤药

溶　栓　药

学习要点:

1. 掌握常用溶栓药物的适应证、用法用量、相互作用、不良反应。
2. 熟悉常用溶栓药物作用机制、特殊人群用药等方面。
3. 了解常用溶栓药物的药效、药动学原理。

溶栓药通过直接或间接激活纤维蛋白溶解酶原变成纤维蛋白溶解酶(纤溶酶),从而激活纤溶系统,对已形成的急性血栓有溶解作用,用于治疗急性血栓栓塞性疾病。

(一) 阿替普酶 Alteplase

【药理作用】

1. 药效学　阿替普酶为血栓溶解药,主要成分是糖蛋白,含526个氨基酸。可通过赖氨酸残基与纤维蛋白结合,并激活与纤维蛋白结合的纤溶酶原,使之转变为纤溶酶,这一作用较其激活循环中的纤溶酶原更强。可选择性地激活血栓部位的纤溶酶原,不产生应用链激酶时常见的出血并发症。静脉给药治疗急性心肌梗死时,可使阻塞的冠状动脉再通。

2. 药动学　阿替普酶静脉注射后迅速自血中清除。用药5分钟后,给药量的50%自血中清除。10分钟及20分钟后,体内剩余药量分别占给药量的20%及10%。药物主要在肝脏代谢。

【适应证】用于急性心肌梗死。急性缺血性脑卒中、深静脉血栓及其他血管疾病、动静脉瘘血栓形成。

【用法用量】急性缺血性脑卒中:静脉给药推荐剂量为0.9mg/kg(最大剂量为90mg),先静脉注射总剂量的10%,随后60分钟静脉滴注剩余剂量。本药治疗后24小时以内应避免使用阿司匹林或静脉给予肝素。

【注意事项】

1. 一般不能与其他药物配伍静脉滴注,也不能与其他药物共用一条静脉血管来滴注。国外资料报道,可与本药配伍的溶液有葡萄糖溶液或氯化钠、注射用无菌水,与本药有配伍禁忌的溶液有注射用抑菌水、平衡盐溶液。

2. 患者的凝血酶原时间超过15秒时,禁止本药和口服抗凝药同时使用。

3. 每天最大剂量不能超过150mg,否则会增加颅内出血的危险性。

4. 用药期间应监测患者心电图。

5. 使用本药时可见注射部位出血,但不影响继续用药,发现出血迹象则应停药。

【禁忌证】出血性疾病(如近期内有严重内出血、脑出血或2个月内曾进行过颅脑手术者、10天内发生严重创伤或做过大手术者、严重的未能控制的原发性高血压、妊娠期和产后14天内妇女、细菌性心内膜炎和急性胰腺炎)患者。颅内肿瘤、动静脉畸形或动脉瘤患者。已知为出血体质(包括正在使用华法林、脑卒中前48小时内使用过肝素、血小板计数小于$100\times10^9/L$)患者。急性缺血性脑卒中可能伴有蛛网膜下腔出血或癫痫发作者。

【不良反应】

1. 血液系统　出血最常见。与溶栓治疗相关的出血类型有胃肠道、泌尿生殖道、腹膜后或颅内的出血,浅层的或表面的出血主要出现在侵入性操作的部位(例如静脉切口,动脉穿刺,近期做了外科手术的部位)。另外,有出现硬膜外血肿和筋膜下血肿的报道。全身性纤维蛋白溶解比用链激酶时要少见,但出血的发生率相似。

2. 心血管系统

(1)心律失常:使用本药治疗急性心肌梗死时,血管再通期间可出现再灌注心律失常,如加速性室性自主心律、心动过缓或室性期前收缩等。这些反应通常为良性,通过标准的抗心律失常治疗可以控制,但有可能引起再次心肌梗死和梗死面积扩大。

(2)血管再闭塞:血管开通后,需继续用肝素抗凝,否则可能再次形成血栓,造成血管再闭塞。有报道用本药进行溶栓治疗后发生了胆固醇结晶栓塞。

3. 中枢神经系统　可出现颅内出血、癫痫发作。

4. 泌尿生殖系统　有报道用药后立即出现肾血管肌脂瘤引起的腹膜后出血。

5. 骨骼/肌肉系统　可出现膝部出血性滑膜囊炎。

6. 其他　过敏反应。

【药物相互作用】

1. 与其他影响凝血功能的药物(包括香豆素类衍生物、口服抗凝药血小板聚集抑制药、普通肝素、低分子肝素、GPⅡb/Ⅲa)同用时,会显著增加出血的危险性。

2. 与依替巴肽合用时,由于附加的抗凝作用,使出血的危险性增加。

3. 硝酸甘油可增加肝脏的血流量,从而增加本药的清除率,使本药的血浆浓度降低及冠状动脉的再灌注减少、再灌注时间延长、再闭塞增多。

【制剂与规格】粉针剂：20mg，50mg

（二）尿激酶 Urokinase

【药理作用】

1. 药效学　尿激酶为酶类溶血栓药，其本身不与纤维蛋白结合，而是直接作用于血块表面的纤溶酶原，使纤溶酶原分子中的精氨酸 560-缬氨酸 561 键断裂，产生纤溶酶，从而使纤维蛋白凝块，凝血因子Ⅰ、Ⅴ和Ⅷ降解，并分解与凝血有关的纤维蛋白堆积物。此外，内皮细胞和单核细胞表面存在尿激酶受体，可增加尿激酶的催化活性。本药对新鲜血栓疗效较好。对急性心肌梗死者，在促进阻塞的冠状动脉开放方面，冠状动脉内使用本药或链激酶的疗效相当。心肌梗死期间，在促进梗死动脉开放方面，静脉内使用本药或阿替普酶的疗效也相当，两种制剂在治疗后的死亡率和发病率也一致。对促进肺栓塞的溶解，静脉内使用本药比肝素更有效。

2. 药动学　尿激酶静脉注射后，纤溶酶的活性迅速上升，15 分钟达高峰，6 小时后仍继续升高。凝血因子Ⅰ降至约 1000mg/L，24 小时后方缓慢回升至正常。在肝脏代谢，少量药物随胆汁和尿液排出体外。体内半衰期约为 20 分钟。肝功能受损者其半衰期有所延长。

【适应证】主要的适应证为血栓栓塞性疾病的溶栓治疗，用于治疗脑血栓形成，包括症状短于 3~6 小时的急性期脑血管栓塞、周围血管栓塞、中央视网膜血管栓塞、急性心肌梗死等新鲜血栓栓塞性疾病，其他外周动脉栓塞症状严重的髂-股静脉血栓形成者。溶栓的疗效均需后继的肝素抗凝加以维持。对陈旧性血栓无明显疗效。

【用法用量】急性脑血栓和脑栓塞、外周动静脉血栓：

1. 静脉注射　一日 2 万~4 万 U，溶于 20~40ml 氯化钠注射液中，分 1~2 次给药。疗程为 7~10 日，剂量可根据病情增减。

2. 静脉滴注　一日 2 万~4 万 U，溶于 5%葡萄糖氯化钠注射液或低分子右旋糖酐注射液 500ml 中，分 1~2 次给药。疗程为 7~10 日，可根据病情增减剂量。

【注意事项】

1. 使用前应进行血细胞比容、血小板计数、凝血酶时间（TT）、凝血酶原时间（PT）、活化部分凝血活酶时间（APTT）测定。TT 和 APTT 应小于 2 倍延长的范围，用药期间应密切观察患者反应，如脉率、体温、呼吸频率和血压、出血倾向等，至少每 4 小时记录 1 次。

2. 本药溶液必须在临用前新鲜配制，随配随用。用灭菌注射用水 5ml 溶解，制成的药液显浅稻草黄色（色深或不能完全溶解者不可使用）。溶解时应将瓶轻轻转动，切勿用力振摇（因可产生不溶物），制得的药液要求通过 0.45μm 终端过滤器或小型赛璐璐过滤器，以除去不溶性颗粒，再按要求进行稀释备用。已溶解的药液易失活，故未用完的药液应丢弃，不宜保存再用。静脉给药时，要求穿刺一次成功，以避免局部出血或血肿。动脉穿刺给药时，给药毕，应在穿刺局部加压至少 30 分钟，并用无菌绷带和敷料加压包扎，以免出血。

【禁忌证】

1. 14 天内有活动性出血（胃与十二指肠溃疡、咳血、痔疮、出血等）、做过手术、活体组织检查、心肺复苏（体外心脏按摩、心内注射、气管插管）、不能实施压迫部位的血管穿刺以及外伤史。

2. 控制不满意的高血压（血压>21.3/14.7kPa）或不能排除主动脉夹层动脉瘤者。

3. 有出血性脑卒中（包括一时性缺血发作）史者。

4. 对扩容和血管加压药无反应的休克、妊娠、细菌性心内膜炎、二尖瓣病变并有房颤且高度怀疑左心腔内有血栓者。

5. 糖尿病合并视网膜病变者。

6. 出血性疾病或出血倾向，严重的肝、肾功能障碍及进展性疾病。

7. 意识障碍患者。

8. 严重肝功能障碍，低纤维蛋白原血症及出血性体质者忌用。

9. 严重肝功能障碍和严重高血压患者、低纤维蛋白原血症及有出血性疾病者均忌用。

10. 高龄老人、严重动脉粥样硬化者应用剂量宜谨慎。

【不良反应】

1. 血液系统 使用剂量较大时，少数患者可能有出血现象，轻度出血如皮肤、黏膜、肉眼及显微镜下血尿、血痰或小量咳血、呕血等，采取相应措施，症状可缓解。若发生严重出血，如大量咯血或消化道大出血，腹膜后出血及颅内、脊髓、纵隔内或心包出血等，应中止使用，失血可输全血（最好用鲜血，不要用代血浆），能得到有效的控制，紧急状态下可考虑用氨基己酸、氨甲苯酸对抗尿激酶作用。

2. 免疫系统 少数患者可出现过敏反应：一般表现较轻，如支气管痉挛、皮疹等。偶可见过敏性休克。

3. 发热 有 2%~3%患者可见不同程度的发热。可用对乙酰氨基酚作退热药。不可用阿司匹林或其他有抗血小板作用的退热药。

4. 其他 尚可见恶心、呕吐、食欲不振、疲倦，可出现 ALT 升高。可引起出血，少数有过敏反应，头痛、恶心、呕吐、食欲不振等应立即停药。

【药物相互作用】

1. 本药溶栓治疗可与阿司匹林合用。

2. 本药与抗凝药合用须谨慎,若需合用,应严密监测。

3. 本药合用肝素可轻度降低再梗死发生率,但增加出血风险。溶栓的疗效需后继的肝素抗凝加以维持,并监测活化部分凝血活酶时间(APTT),以调整肝素剂量。

【制剂与规格】注射剂:500 单位,1000 单位,5000 单位,1 万单位,2 万单位,5 万单位,10 万单位,20 万单位,25 万单位

(三)常见溶栓药物代表药物比较

根据常见溶栓药物不良反应、特殊人群用药比较表,可以直观了解药物使用的优势及缺点(表 3-1-12,表 3-1-13)。

表 3-1-12　常见溶栓药物的不良反应

	阿替普酶	尿激酶
出血	+	+
血管再闭塞	+	
发热		+
骨骼、肌系统不适		+
中枢神经系统不适	+	
心血管系统不适	+	
泌尿系统不适	+	
过敏反应	+	+

空白:尚无资料

表 3-1-13　常见溶栓药物的特殊人群用药

	阿替普酶	尿激酶
老年人	不能用于治疗 80 岁以上急性脑卒中患者。75~80 岁老年患者慎用	大于 70 岁者慎用
儿童	不能用于治疗 18 岁以下急性脑卒中患儿	安全性和有效性尚不明确
妊娠期妇女	慎用	尚未见孕妇用药的报道
妊娠安全性分级	C	B
哺乳期妇女	对哺乳的影响尚不明确	慎用

思考题：

1. 临床常用的溶栓药有哪几种？

2. 在什么情况下应给患者使用阿替普酶？阿替普酶应用的疗程和剂量是怎样的？

3. 阿替普酶的注意事项有哪些？

降 纤 药

学习要点：

1. 掌握降纤药物的适应证、用法用量、相互作用、不良反应。

2. 熟悉降纤药物的作用机制、注意事项等。

3. 了解降纤药物的药效、药动学原理。

降纤药通过作用于纤维蛋白原及纤维蛋白，使其降解为小分子可溶片段，容易分解和从血循环中清除，从而产生去纤维蛋白效应。

巴曲酶 Batroxobin

【药理作用】

1. 药效学　巴曲酶为新型强力单成分溶血栓微循环治疗药，其作用机制为：

（1）分解血纤维蛋白原、抑制血栓形成。

（2）诱发组织型纤溶酶原激活物（t-PA）的释放、增强 t-PA 的作用、促进纤维蛋白溶酶的生成、减少 α_2 纤溶酶抑制因子（α_2-P1）和血纤溶酶原激活物抑制因子（PAI）、溶解血栓。

（3）降低血黏度、抑制红细胞凝集、沉降、增强红细胞的血管通过性及变形能力、降低血管阻力以及改善微循环等。使溶栓作用加快，缺血部位功能恢复，从而达到治疗和防止复发的效果。

2. 药动学　健康成人静脉滴注本药 10BU，隔日 1 次，共 3 次，半衰期：首次给药为 5.9 小时，第 2 次给药为 3.0 小时，第 3 次给药为 2.8 小时。用 Wistar 大白鼠静脉注射碘-125-巴曲酶，发现在肝、肾中分布较高。血液、脾、肺中亦有分布，脑、脂肪、肌肉中分布较低。给药后 24 小时后大部分由尿中排出，少量由粪便中排出。

【适应证】适用于改善多种闭塞性血管病引起的缺血症状。用于改善末梢及微循环障碍。用于急性脑梗死。

【用法用量】

1. 闭塞性血管病引起的缺血症状、末梢及微循环障碍静脉滴注　成人用量首次量为 10BU，以后的维持量可减为 5BU，隔日 1 次，通常疗程 1 周。

2. 急性脑梗死静脉滴注　首次量为 10BU，维持量可减为 5BU，隔日 1 次，共 3 次。以后使用其他治疗脑梗死药物继续治疗。

【注意事项】

1. 在给药前及给药期间应对患者进行血纤维蛋白原和血小板凝集的检查，并密切注意临床症状。一旦出现出血或可疑出血时，应立即终止给药，并采取必要的措施。

2. 如患者有动脉或深部静脉损伤时，巴曲酶有可能引起血肿。因此，使用巴曲酶后，临床上应避免进行星状神经节封闭、动脉或深部静脉等的穿刺检查或治疗。

3. 必须用足够量的输液稀释，立即使用，并注意静脉滴注的速度，不宜过快。

【禁忌证】具有出血史者、手术后不久者、有出血可能性者、正在使用具有抗凝作用及抑制血小板功能药物（如阿司匹林）者、正在使用抗纤溶性药物者、重度肝或肾功能障碍及其他如乳头肌断裂、心室间隔穿孔、心源性休克、多脏器功能衰竭症者，对巴曲酶有过敏史者。

【不良反应】

1. 血液系统　少数患者有轻度不良反应。主要表现为注射部位出血、创面出血、大便隐血，偶见消化道出血、血尿、紫斑等。

2. 神经系统　有发热、头痛、头晕、头胀、耳鸣、胸痛等中枢、周围神经症状。

3. 消化系统　有恶心、呕吐等消化道反应。

4. 免疫系统　有皮疹等过敏反应。

【药物相互作用】

1. 与抗凝剂及血小板抑制剂（如阿司匹林等）合用可能会增加出血倾向或使止血时间延长。

2. 巴曲酶能生成纤维蛋白聚合物，可能引起血栓、栓塞症，所以，与溶栓剂合用应特别注意。

【制剂与规格】注射剂：0.5ml（含巴曲酶 5BU），1.0ml（含巴曲酶 10BU）

思考题：

1. 巴曲酶的适应证是什么？

2. 在使用巴曲酶时应注意哪些配伍禁忌？

3. 巴曲酶在临床应用中应注意哪些事项？

四、解除血管痉挛药和周围血管扩张药

解除血管痉挛药

学习要点：

1. 掌握解除血管痉挛药的适应证、用法用量、相互作用、不良反应。
2. 熟悉解除血管痉挛药的作用机制、禁忌证。
3. 了解解除血管痉挛药的药效、药动学原理。

脑血管痉挛是指多因素参与，引起脑血管收缩和舒张平衡发生紊乱，血管平滑肌持续性收缩，最终导致延迟性脑缺血。解除脑血管痉挛常用药物为钙离子拮抗剂，通过阻断钙离子进入脑细胞浆，抑制血管平滑肌收缩，降低血管通透性，从而缓解血管痉挛的症状。

尼莫地平 Nimodipine

【药理作用】

1. 药效学　尼莫地平是双氢吡啶类钙拮抗药，对脑组织受体有高度选择性，容易透过血脑屏障。通过有效地阻止钙离子进入细胞内、抑制平滑肌收缩，达到解除血管痉挛的目的，从而保护了脑神经元，稳定其功能及增进脑血灌流，改善脑供血，提高对缺氧的耐受力。尼莫地平在适宜剂量下能选择性扩张脑血管，几乎不影响外周血管，还可以改善老年性脑损伤患者的记忆障碍。

2. 药动学　口服吸收迅速，约 1 小时达峰。口服生物利用度为 13%，血浆蛋白结合率大于 95%，口服后大部分以代谢物形式排出体外，代谢物活性极弱，主要从粪便排出。半衰期为 1~2 小时。

【适应证】用于预防和治疗动脉瘤性蛛网膜下腔出血后脑血管痉挛引起的缺血性神经损伤。用于轻中度原发性高血压，如合并脑血管疾病患者，可优先选用本药。用于血管性头痛、缺血性脑血管病、缺血性突发性耳聋、血管性痴呆。用于治疗老年性脑功能障碍。

【用法用量】

1. 急性脑血管病恢复期口服给药　一次 30~40mg，每日 4 次，或每 4 小时一次。

2. 缺血性脑血管病口服给药 每日 30~120mg,分 3 次服用,连服一个月。

3. 血管性头痛口服给药 一次 40mg,每日 3 次,12 周为一疗程。

4. 蛛网膜下腔出血所引起的脑血管痉挛口服给药 一次 40~60mg,每日 3~4 次,3~4 周为一疗程。如需手术的患者,手术当天停药,以后可继续服用。静脉滴注,预防性给药于出血后 4 日内开始,持续用药至出血后 10~14 日。体重低于 70kg 或血压不稳的患者,治疗开始的 2 小时可按照 0.5mg/h 给药。如果耐受性良好尤其血压无明显下降时,2 小时后,剂量可增至 1mg/h。体重大于 70kg 的患者,剂量宜从 1mg/h 开始,2 小时后如无不适可增至 2mg/h。

5. 缺血性突发性耳聋口服给药 每日 40~60mg,分三次服用,5 天为一疗程,一般用药 3~4 疗程。

6. 多型痴呆口服给药 一次 30~60mg,每日 3 次,一个月为一疗程。

7. 轻、中度原发性高血压口服给药 开始一次 40mg,每日 3 次,一日最大剂量为 240mg。

【注意事项】

1. 服药应与进餐时间间隔 2 小时以上。

2. 不推荐用药时饮用葡萄柚汁。

【禁忌证】若用于治疗老年性脑功能障碍,对于肝功能严重不良(如肝硬化)的患者,禁用尼莫地平。

【不良反应】

1. 心血管系统 可引起血压下降、心动过缓、心悸。

2. 代谢/内分泌系统 偶有血糖升高。

3. 呼吸系统 可出现呼吸困难、喘息。

4. 骨骼肌肉系统 可出现肌痛及肌痉挛。

5. 血液系统 血小板减少。

6. 肝胆系统 肝功能异常。

7. 其他 可见注射部位静脉炎,外周水肿。

【药物相互作用】

1. 氟西汀、去甲替林、西咪替丁、安普那韦可使本药浓度升高。

2. 合用降压药可使降压作用增强。

3. 与芬太尼合用可致严重低血压。

4. 利福平、圣约翰草可减弱本药作用。

5. 合用非甾体抗炎药、抗凝药可增加出血风险。

6. 合用 β 受体拮抗药可引起低血压、心功能损害,应避免合用。

7. 长期使用抗癫痫药苯巴比妥、苯妥因、卡马西平会显著降低口服尼莫地平的生物利用度，所以不推荐口服尼莫地平和这些抗癫痫药同时使用。

【制剂与规格】片剂：30mg；注射剂：50ml：10mg

思考题：

1. 简述尼莫地平的作用机制。
2. 简述尼莫地平的不良反应。
3. 尼莫地平用于蛛网膜下腔出血所引起的脑血管痉挛，给药剂量如何确定？

周围血管扩张药

学习要点：

1. 掌握周围血管扩张药的适应证、用法用量、相互作用、不良反应。
2. 熟悉周围血管扩张药物的作用机制、禁忌证。
3. 了解周围血管扩张药的药效、药动学原理。

周围血管扩张药是指通过直接扩张小血管平滑肌或作用于肾上腺素受体而舒张周围血管的药物，临床上主要用于周围循环障碍性疾病如肢端动脉痉挛症、偏头痛、梅尼埃病、闭塞性脉管炎、降血压，也用于抗心力衰竭。

（一）桂哌齐特 Cinepazide

【药理作用】

1. 药效学　本药为钙离子通道阻滞剂，通过阻止 Ca^{2+} 跨膜进入血管平滑肌细胞内，使血管平滑肌松弛，脑血管、冠状血管和外周血管扩张，从而缓解血管痉挛、降低血管阻力、增加血流量。本药还能提高红细胞的柔韧性和变形性，提高其通过细小血管的能力，降低血液的黏性，改善微循环。本药通过提高脑血管的血流量，改善脑的代谢。

2. 药动学　尚不明确。

【适应证】用于脑血管疾病、心血管疾病、周围血管疾病的辅助治疗。

【用法用量】静脉滴注，一次 320mg，每日 1 次，滴速为 100ml/h。

【注意事项】注意控制滴速。注意药物反应。

【禁忌证】脑内出血后止血不完全者、白细胞减少者禁用。

【不良反应】

1. 血液系统　可见粒细胞缺乏、白细胞减少、血小板减少。

2. 消化系统　可引起腹泻、腹痛、便秘、胃痛、胃胀等肠胃道功能紊乱等。

3. 神经系统　可见头痛、头晕、失眠、神经衰弱等症状，偶尔有瞌睡症状。

4. 皮肤系统　有时会出现皮疹、瘙痒症状。

5. 肝胆系统　可见 AST、ALT 升高。

【药物相互作用】尚不明确。

【制剂与规格】注射剂：10ml：320mg

（二）前列地尔 Alprostadil

【药理作用】

1. 药效学　前列地尔具有易于分布到受损血管部位的靶向特性，从而发挥扩张血管、抑制血小板聚集的作用。还具有稳定肝细胞膜及改善肝功能的作用。

2. 药动学　静脉注射用于扩张动脉血管时，30 分钟起效。在体内完全代谢，代谢产物 24 小时内完全随尿液排出。

【适应证】治疗慢性动脉闭塞症（血栓闭塞性脉管炎、闭塞性动脉硬化症等）引起的四肢溃疡及微小血管循环障碍引起的四肢静息疼痛，改善心脑血管微循环障碍。脏器移植术后抗栓治疗，用于抑制移植后血管内的血栓形成。动脉导管依赖性先天性心脏病，用于缓解低氧血症，保持导管血流以等待时机手术治疗。用于慢性肝炎的辅助治疗。用于心肌梗死、视网膜中央静脉血栓。本药尿道栓可用于治疗勃起功能障碍。

【用法用量】成人每日 1 次，一次 5～10μg 缓慢静脉注射，或直接入小壶缓慢静脉滴注。

【注意事项】本药治疗期间应监测肾功能、体温和白细胞变化。老年人、冠心病、心功能减退、肾功能不全及水肿患者用药第一日应严密监测血压、心率等心功能状况。关注有无过敏反应及头晕等不适反应。

【禁忌证】严重心衰（心功能不全）患者、妊娠或可能妊娠的妇女、既往对本制剂有过敏史的患者。

【不良反应】

1. 心血管系统　有时出现加重心衰、肺水肿，胸部发紧感，血压下降等症状，偶见脸面潮红、心悸。

2. 消化系统　可见腹泻、腹胀，偶见腹痛、食欲不振、呕吐、便秘。

3. 肝胆系统　可见转氨酶升高。

4. 神经系统　有时出现头晕、头痛、发热、疲劳感，偶见发麻。

5. 血液系统　偶见嗜酸性粒细胞增多、白细胞减少。

6. 其他　可见注射部位血管痛、血管炎、发红、发硬、瘙痒等。

【药物相互作用】

1. 与双嘧达莫合用可相互增强疗效。

2. 合用降压药、血管扩张药、冠心病用药可增强后者疗效。

3. 与抗凝药、抗血小板药物合用可导致出血风险增加。

4. 不宜与非甾体抗炎药合用。

【制剂与规格】注射剂：1ml：5μg，2ml：10μg；注射用前列地尔粉针剂：100μg

（三）两种周围血管扩张药的比较

桂哌齐特与前列地尔的作用机制不同，适应证也不尽相同，临床上对于神经系统疾病均属于辅助治疗药物。我们应严格掌握两种药品的用药指征，选择合理的用法用量。对于特殊人群，两种药品均缺乏可靠的参考资料。

思考题：

1. 阐述桂哌齐特的用法用量。
2. 前列地尔的适应证。
3. 前列地尔与桂哌齐特的作用机制有何异同？

五、脱水药

学习要点：

1. 掌握脱水药的适应证、用法用量、相互作用、不良反应。
2. 熟悉脱水药物的作用机制、禁忌证。
3. 了解脱水药的药效、药动学原理。

脱水药是指在体内不被代谢或代谢较慢，静脉给药后能迅速升高血浆渗透压，引起组织脱水的药物，又称渗透性利尿药。这些药物在相同浓度时，分子量愈小，所产生的渗透压愈高，脱水能力也愈强。脱水药可增加血浆渗透压，通过血脑屏障，可以控制脑脊液的压力和容量，达到消除脑水肿、减低颅内压的目的，常用于治疗不同病因引起的脑水肿，也可作为颅内肿瘤的姑息治疗或青光眼术前降眼压。常用药为10%或20%甘露醇注射液，静脉滴注后尿量增加，为了达到持续降低颅内压的目的，常需每4~6小时重复一次，用药期间监测水、电解质和酸碱平衡。

（一）甘露醇 Mannitol

【药理作用】

1. 药效学　甘露醇是组织脱水药，为单糖，在体内不被代谢，经肾小球滤过后在肾小管内较少被重吸收，从而起到渗透利尿作用。具体表现为：

(1)组织脱水作用：通过提高血浆胶体渗透压，导致组织内(包括眼、脑、脑脊液等)水分进入血管内，从而减轻组织水肿，降低眼压、颅内压和脑脊液容量及其压力。

(2)利尿作用：增加血容量，并促进前列腺素 I_2 分泌，从而扩张肾血管，增加肾血流量。本药自肾小球滤过后极少(<10%)由肾小管重吸收，故可提高肾小管内液渗透浓度，减少肾小管对水及 Na^+、Cl^-、K^+、Ca^{2+}、Mg^{2+} 和其他溶质的重吸收。由于输注甘露醇后肾小管液流量增加，当某些药物和毒物中毒时，这些物质在肾小管内浓度下降，对肾脏毒性减小，而且经肾脏排泄加快。

2. 药动学　口服吸收较少，静脉注射后迅速进入细胞外液而不进入细胞内。静脉注射后 15 分钟内出现降低眼压和颅内压的作用，达峰时间 30~60 分钟，维持 3~8 小时。静脉注射后 1 小时出现利尿作用，维持 3 小时。半衰期为 100 分钟。

【适应证】用于治疗多种原因引起的脑水肿，可降低颅压，防止脑疝。降低眼压。用于渗透性利尿，预防急性肾小管坏死。药物、毒物(如巴比妥类药物、锂、水杨酸盐和溴化物等)中毒，可促进上述物质的排泄，并防止肾毒性。

【用法用量】脑水肿、颅内高压及青光眼：静脉滴注一次 0.25~2g/kg，于30~60 分钟内滴完，并调整剂量使尿量维持在每小时 30~50ml。

【注意事项】用药期间随访检查血压、肾功能、电解质(尤其是 Na^+ 和 K^+)、尿量。重复使用甘露醇需要监测患者 24 小时出入量，液体的丢失应用生理盐水补充，输注时避免外漏。

【禁忌证】已确诊为急性肾小管坏死的无尿患者、严重失水者、活动性颅内出血者(颅内手术除外)、急性肺水肿或严重脑充血、糖尿病患者、过敏体质者、肾病患者、肌酐值大于正常者禁用。

【不良反应】

1. 心血管系统　充血性心力衰竭。

2. 代谢/内分泌系统　常见水和电解质紊乱，稀释性低钠血症。

3. 泌尿生殖系统　排尿困难，渗透性肾病。

4. 其他　静脉滴注速度过快可致一过性恶心、眩晕、脱水、视力模糊、心动过速等。大剂量快速静脉滴注，可引起少尿甚至急性肾衰。

【药物相互作用】

1. 可增加利尿药及碳酸酐酶抑制药的利尿和降眼压作用，与它们合用时应调整剂量。

2. 可增加洋地黄类药物的毒性作用(与低钾血症有关)。

3. 与顺铂同时缓慢静脉滴注,可减轻顺铂的肾和胃肠道反应。

4. 可降低亚硝脲类抗癌药及丝裂霉素的毒性,但不影响其化疗疗效。

5. 可降低两性霉素 B 的肾损害作用。

6. 可降低秋水仙碱的不良反应。

【制剂与规格】注射剂:250ml:50g;100ml:20g

(二)甘油果糖 Glycerol and Fructose

【药理作用】

1. 药效学 甘油果糖是一种复方制剂,为高渗性脱水药。甘油能参与脑代谢过程,改善脑代谢。果糖不需要胰岛素即可被代谢利用。氯化钠能调节电解质平衡。静脉注射后能提高血浆渗透压,导致组织内(包括眼、脑、脑脊液等)的水分进入血管内,从而减轻组织水肿,降低颅内压、眼压和脑脊液容量及压力。通过促进组织中含有的水分向血液中移行,使血液得到稀释,降低了毛细血管周围的水肿,改善微循环,使脑灌注压升高,脑血流量增大,增加了缺血部位的供血量及供氧量。为高能量输液,在体内产生热量,增加脑组织耗氧量,促进脑代谢,增强细胞活力。代谢后,本药对血浆渗透压及尿渗透压无明显影响。甘油果糖与甘露醇比较,起效慢,达峰时间长,作用持续时间比甘露醇长 2 小时,且无反跳现象,无明显利尿作用,对肾脏影响小,对电解质影响亦不大。临床上两药常在一日内交替使用。

2. 药动学 本药注射后约 0. 59 小时颅内压开始下降,达峰时间约为 2. 23 小时,降压可持续约 6. 03 小时。能较好地透过血-脑脊液屏障。小部分在肝内转化为葡萄糖,提供一定热量。随肾脏排泄少,故肾功能不全者亦可使用。

【适应证】

1. 由脑血管疾病、脑外伤、脑肿瘤、颅内炎症及其他原因引起的急、慢性颅内压增高,脑水肿症。

2. 改善下列疾病的意识障碍、神经障碍和意识症状,如脑梗死、颅内出血、蛛网膜下出血、头部外伤、脑脊髓膜炎等。

3. 脑外科手术术前缩小脑容积。

4. 脑外科手术后用药。

5. 必须降低眼压时或眼科手术缩小眼容积。

【用法用量】颅内压增高、脑水肿:静脉滴注一次 250~500ml,每日 1~2 次。250ml 需滴注 1~1. 5 小时,500ml 需滴注 2~3 小时。

【注意事项】

1. 在眼科手术中,会引起尿意,故应用本药时在术前先行排尿。

2. 长期应用需注意防止水电解质紊乱。

3. 高钠血症患者禁用。

4. 本药含氯化钠，用时须注意患者食盐摄入量。

5. 本药只能静脉给药，使用时不要漏出血管。

6. 老年人、糖尿病患者应格外关注药物反应。

【禁忌证】对本药任一成分过敏者。遗传性果糖不耐受症患者。尿闭症患者。严重脱水者。高钠血症患者。心功能不全者。

【不良反应】不良反应少而轻微，且耐受性良好。

1. 神经系统　头痛，较少出现倦怠感。

2. 代谢/内分泌系统　高钠血症、低钾血症。

3. 泌尿生殖系统　肾脏损害（如血尿）。

4. 消化系统　恶心、口渴。

5. 皮肤系统　瘙痒、皮疹。

6. 其他　大量快速输入时可产生乳酸中毒。

【药物相互作用】尚不明确。

【制剂与规格】注射液：250ml，500ml（每毫升中含甘油 100mg、果糖 50mg、氯化钠 9mg）

（三）两种脱水药的比较

脱水药是能使组织脱水的药物。其药物作用完全取决于溶液中药物分子本身所发挥的渗透压作用。根据常见脱水代表药物特殊人群用药比较表，可以直观了解药物使用的优势及缺点（表 3-1-14）。

表 3-1-14　两种脱水药的特殊人群用药

	甘露醇	甘油果糖
老年人	老年人易出现肾损害，应慎用	慎用
儿童	无可靠资料	无可靠资料
妊娠期妇女	权衡利弊	无可靠资料
妊娠期安全分级	C 级	
哺乳期妇女	无可靠资料	无可靠资料
肾功能不全患者	慎用	慎用

空白：尚无资料

思考题：

1. 简述甘露醇、甘油果糖脱水的作用机制。

2. 甘露醇、甘油果糖的脱水作用各有什么特点？

3. 简述甘露醇使用时的注意事项有哪些。

六、降压药

β受体拮抗药

学习要点：

1. 掌握β受体拮抗药的适应证、用法用量、相互作用、不良反应。

2. 熟悉β受体拮抗药间的相互比较(包括严重不良反应、作用机制、特殊人群用药等方面)。

3. 了解β受体拮抗药的药效、药动学原理。

β受体拮抗药具有抗高血压、降低心肌氧耗、增加冠状动脉血流、改善心室重塑、改善心功能和提高左心室射血分数、抗心律失常、降低血浆肾素和交感神经活性等作用。

(一) 美托洛尔 Metoprolol

【药理作用】

1. 药效学 美托洛尔为选择性 β_1 肾上腺素受体拮抗药,其抗高血压机制可能与阻断心脏β受体而降低心排血量、抑制肾素释放而降低肾素血浓度、阻断中枢和外周肾上腺素能神经元、减少去甲肾上腺素释放有关。其还通过阻滞β受体,使心肌收缩力下降、心率减慢,从而降低心肌氧耗,有利于治疗心绞痛和心肌缺血。另外,美托洛尔可阻断交感神经活性增加、降低起搏细胞的自律性、延长室上性传导时间,使心率减慢。其拮抗儿茶酚胺的效应,也用于治疗甲状腺功能亢进。较大剂量时对 β_1 受体的选择性降低。

2. 药动学 口服吸收迅速而完全,吸收率大于90%。单剂口服后1.5~2小时达血液峰浓度。生物利用度约50%。在体内分布广泛,能透过血-脑脊液屏障及胎盘屏障。蛋白结合率约12%。在肝内主要经CYP2D6代谢,呈基因多态性。主要以代谢物形式随尿排出,原形不足5%,可进入乳汁。半衰期为3~7小时,肾功能不全时无明显改变。不能经透析清除。

【适应证】用于治疗高血压、心绞痛、心肌梗死、肥厚型心肌病、主动脉夹层、心律失常、甲状腺功能亢进、心脏神经官能症,近年来尚用于心力衰竭的治疗等。

【用法用量】口服剂量应个体化,以避免心动过缓的发生。应空腹服药,进餐时服药可使美托洛尔的生物利用度增加40%。

1. 高血压、心绞痛、心律失常、肥厚型心肌病、甲状腺功能亢进等　一般一次 25~50mg，每日 2~3 次，或一次 100mg，每日 2 次。

2. 不稳定型心绞痛、急性心肌梗死　主张在早期，即最初的几小时内使用，因为即刻使用在未能溶栓的患者中可减小梗死范围、降低短期（15 天）死亡率（此作用在用药后 24 小时即出现）。在已经溶栓的患者中可降低再梗死率与再缺血率，若在 2 小时内用药还可以降低死亡率。一般用法：可先静脉注射美托洛尔一次 2.5~5mg（2 分钟内），每 5 分钟一次，共 3 次，总剂量为 10~15mg。之后 15 分钟开始口服 25~50mg，每 6~12 小时 1 次，共 24~48 小时，然后口服一次 50~100mg，每日 2 次。急性心肌梗死发生心房颤动时若无禁忌可静脉使用美托洛尔，其方法同上。心肌梗死后若无禁忌应长期使用，因为已经证明这样做可以降低心源性死亡率，包括猝死。一般一次 50~100mg，每日 2 次。

3. 心力衰竭　应在使用洋地黄和（或）利尿剂等抗心力衰竭的治疗基础上使用本药。起初一次 6.25mg，每日 2~3 次，以后视临床情况每数日至一周一次增加 6.25~12.5mg，每日 2~3 次，最大剂量可用至一次 50~100mg，每日 2 次。最大剂量一日不应超过 300~400mg。

【注意事项】

1. 本药个体差异较大，应个体化用药。

2. 突然停用本药可能导致慢性心力衰竭恶化，并增加心肌梗死和猝死的风险，故本药应尽可能逐渐撤药，整个撤药过程至少需 2 周时间（每次剂量减半，至减至一次 25mg，并至少持续该剂量 4 日）。

3. 心脏选择性 β 肾上腺素受体拮抗药较少引起 2 型糖尿病患者的葡萄糖耐量降低，但糖尿病患者在联用本药与降糖药时仍应注意。

4. 本药可能导致眩晕和疲劳，故从事驾驶和机械操作等需集中注意力的工作时应谨慎。

【禁忌证】心源性休克，病态窦房结综合征，Ⅱ、Ⅲ度房室传导阻滞，不稳定的、失代偿性心力衰竭患者（肺水肿、低灌注或低血压），持续地或间歇地接受 β 受体激动剂正变力性治疗的患者。有症状的心动过缓或低血压。不可给予心率 <45 次/分、P-Q 间期 >0.24 秒或收缩压 <100mmHg 的怀疑急性心肌梗死的患者，伴有坏疽危险的严重外周血管疾病患者，对本药中任何成分或其他 β 受体拮抗剂过敏者。

【不良反应】长期大量用药较易出现不良反应。血药浓度越高，不良反应越明显。

1. 心血管系统　可见气促、心动过缓、肢端发冷、雷诺现象、传导阻滞、血压降低、心力衰竭加重。罕见心律失常、水肿、晕厥。

2. 代谢/内分泌系统 少见体重增加。还可影响糖尿病患者的血糖、胰岛素或胰高血糖素水平。也可轻度升高血钾,但体内总钾量不变。

3. 呼吸系统 少见气急,支气管哮喘患者或有哮喘症状者可出现支气管痉挛。偶有鼻炎的报道。

4. 肌肉骨骼系统 偶见关节痛、肌肉疼痛性痉挛报道。

5. 泌尿生殖系统 罕见可逆性性功能异常,还可见阳痿。

6. 神经系统 较易透入中枢神经系统,故该系统不良反应较多见。常见疲劳、头痛、头晕,少见睡眠障碍、感觉异常,罕见梦魇、记忆力损害。长期给药可引起腕管综合征。

7. 精神 罕见抑郁、精神错乱、神经质、焦虑、幻觉。

8. 肝脏 罕见氨基转移酶升高。

9. 胃肠道 常见恶心、呕吐、腹痛、腹泻、便秘。

10. 过敏反应。

【药物相互作用】

1. 与其他降压药合用时会增加低血压的发生风险。

2. 与西咪替丁和环丙沙星合用可增加本药的浓度,导致低血压和心动过缓。

3. 与苯海拉明、帕罗西汀、羟氯喹合用可增强本药的药效,增加不良反应发生的风险。

4. 氟伏沙明可抑制本药代谢,与氟伏沙明合用可导致心动过缓和(或)低血压。

5. 与地高辛合用可导致房室传导时间延长,且本药可使地高辛血药浓度升高。

6. 与利福平、利福喷丁合用可降低本药疗效。以上药物可诱导肝脏细胞色素酶,加快本药代谢。

7. 药物-食物相互作用 进食可升高本药血药浓度和曲线下面积。

【制剂与规格】片剂:25mg,50mg,100mg;缓释片:47.5mg;胶囊剂:50mg。注射剂:2mg,5mg

(二)比索洛尔 Bisoprolol

【药理作用】

1. 药效学

(1)比索洛尔为选择性 β_1 肾上腺素受体拮抗药,无内在拟交感活性及膜稳定性。其与 β_1 受体的亲和力比 β_2 受体大 11~34 倍。对支气管 β_2 受体也有一定程度的阻滞,但仅在大剂量时可能出现,一般无明显临床意义。

(2)本药抗高血压的机制目前尚未完全阐明,可能通过以下几个方面发挥降压作用:①阻断心脏 $β_1$ 受体,降低心排血量;②抑制肾素释放,降低血浆肾素浓度;③阻断中枢 β 受体,降低外周交感神经活性;④减少去甲肾上腺素释放以及促进前列环素生成。

(3)本药抗心绞痛效应(心脏保护作用)机制为:通过阻滞 β 受体兴奋,使心脏收缩力与收缩速度下降;通过减慢传导速度,使心脏对运动或应激的反应减弱。因此可降低心肌的能量需求和氧耗,增加患者的运动耐量,拮抗心肌梗死后释放的儿茶酚胺而抗心律失常;还能降低血小板聚集和血液黏滞度,因而能有效治疗心绞痛。

(4)由于本药 β 受体拮抗作用的选择性高,故对呼吸系统的抑制作用轻微。对脂质和糖代谢无明显影响。

2. 药动学　口服吸收迅速完全,生物利用度大于 90%,进食对吸收无影响。一次给药后 1~3 小时达血浆峰浓度,肝脏首过效应低。血浆蛋白结合率为 30%~36%。吸收后在体内分布广泛,以肺、肾、肝内含量最高,较少透过血-脑脊液屏障。50%经肝脏代谢为无活性代谢产物,另 50%以原形经肾排泄,呈现肝、肾平衡清除,各占 50%。药物半衰期为 10~12 小时。可由血液或腹膜透析清除。

【适应证】用于高血压、冠心病、伴心室收缩功能减退的中度及重度慢性稳定性心力衰竭的治疗。

【用法用量】

1. 高血压口服给药　一次 5mg,每日 1 次。轻度高血压患者可从一次 2.5mg 开始治疗。如效果不明显,可增至一次 10mg,每日 1 次。

2. 心绞痛口服给药　一次 5mg,每日 1 次。如效果不明显,可增至一次 10mg,每日 1 次。

3. 慢性稳定性心力衰竭口服给药　应从小剂量开始,如耐受良好,则逐渐递增,最大推荐剂量为一次 10mg,每日 1 次。具体剂量可按下表方案逐渐调整(表 3-1-15)。

表 3-1-15　耐受性良好情况下的剂量递增表

用药剂量	用药持续时间
一日 1.25mg(起始剂量)	持续 1 周
一日 2.5mg	持续 1 周
一日 3.75mg	持续 1 周
一日 5mg	持续 4 周
一日 7.5mg	持续 4 周
一日 10mg(最大耐受量)	长期维持剂量

【注意事项】

1. 在高血压的治疗中，用量必须个体化，剂量应逐渐增加直至达到最佳的降压效果。

2. 拟撤用本药时不宜突然停药，须逐步减量。

3. 糖尿病患者在联用本药与胰岛素和口服降糖药时仍应注意监测血糖水平。

4. 患者接受全身麻醉时，须告知麻醉师正在使用β肾上腺素受体拮抗药。如手术前必须停用本药，则须逐渐停药，完全停药48小时后方可进行麻醉。

5. 本药可能影响患者驾驶或操作机器的能力，尤其在开始使用、增加剂量时以及与酒精合用时。

【禁忌证】急性心力衰竭或处于心力衰竭失代偿期需用静脉注射正性肌力药物治疗的患者、心源性休克者、二度或三度房室传导阻滞者（未安装心脏起搏器）、病窦综合征患者、窦房阻滞者、引起症状的心动过缓者（有症状的心动过缓）、有症状的低血压患者、严重支气管哮喘或严重慢性阻塞性肺部疾病患者、严重的外周动脉闭塞疾病和雷诺综合征患者、未经治疗的嗜铬细胞瘤患者、代谢性酸中毒患者。

【不良反应】

1. 心血管系统　极常见心动过缓，常见心力衰竭恶化、肢端冰冷或麻木、低血压，可见心律失常（如心悸）、直立性低血压、胸痛，间歇性跛行或有雷诺现象的患者病情可能加重，少见房室传导障碍。高血压患者突然撤药后可引起停药反跳现象。

2. 代谢/内分泌系统　可见痛风、体重增加，罕见甘油三酯升高，有血尿酸、血糖、血钾、血磷升高的报道。可能导致糖尿病患者的糖耐量降低，并掩盖低血糖表现（如心跳加快）。

3. 呼吸系统　可见支气管痉挛、支气管炎、咳嗽、咽炎、鼻窦炎、上呼吸道感染。易患支气管痉挛的患者（如支气管哮喘患者）少见呼吸短促或呼吸困难。

4. 肌肉骨骼系统　可见关节痛、背或颈部痛、肌肉抽动或震颤。

5. 泌尿生殖系统　可见性欲亢进、阳痿、派罗尼病、膀胱炎、泌尿系统痛。有血尿素氮、肌酐升高的报道。

6. 神经系统　常见头晕、头痛。可见感觉异常、反应迟钝、嗜睡、记忆力减退、多梦、失眠，少见睡眠障碍，罕见梦魇。

7. 精神　可见焦虑、注意力不集中，少见抑郁，罕见幻觉，还可见意识模糊。

8. 肝脏　罕见肝酶（丙氨酸氨基转移酶、天冬氨酸氨基转移酶）升高、肝炎。

9. 血液　可见紫癜，有白细胞、血小板减少的报道。

10. 胃肠道 常见恶心、呕吐、腹痛、便秘,可见口干、消化不良、味觉异常,还可见腹泻。

11. 过敏反应。

【药物相互作用】

1. 与其他降压药合用时会增加低血压的发生风险。

2. 与胺碘酮合用可出现明显的心动过缓和窦性停搏。

3. 当归提取物可能抑制本药经肝脏细胞色素 P450 酶的代谢,合用可引起低血压。

4. 与地高辛合用可导致房室传导时间延长,并可使地高辛的血药浓度升高。

5. 与非甾体抗炎药合用可引起血压升高。

【制剂与规格】片剂:2. 5mg,5mg;胶囊剂:2. 5mg

(三) 常见 β 受体拮抗药代表药物比较

按选择性,可分为选择性的 β_1 受体拮抗药和非选择性的 β 受体拮抗药。β 受体拮抗药不良反应发生在治疗早期,但一般不妨碍长期用药。常见不良反应如下:直立性低血压,一般首剂或加量的 24~48 小时内发生,首先停用不必要的扩血管剂;体液潴留;抑制心肌收缩力,引起心动过缓和传导阻滞;支气管痉挛及乏力;引起血脂代谢异常;抑郁、头痛、失眠等。如果在应用 β 受体拮抗药降压时需加药,应首先考虑钙离子通道阻滞剂(CCB),而不是加用噻嗪类利尿药,避免增加发生新发糖尿病的危险。根据常见 β 受体拮抗代表药物特点、特殊人群用药比较表,可以直观了解药物使用的优势及缺点(表 3-1-16,表 3-1-17)。

表 3-1-16 常见 β 受体拮抗剂药物的特点比较

药物	溶解度	半衰期(小时)	首关效应(%)	口服生物利用度(%)	主要消除器官	β_1 选择性	α_1 选择性
比索洛尔	水脂双溶	10~12	<10	>90	肝、肾	+	-
美托洛尔	脂溶性	3~4	50~60	40~50	肝	+	-

表 3-1-17 常见 β 受体拮抗剂药物的特殊人群用药

	美托洛尔	比索洛尔
老年人	老年患者慎用	易出现心动过缓
儿童	6 岁以下儿童用药的安全性和有效性尚未明确	安全性和有效性尚不明确

续表

	美托洛尔	比索洛尔
妊娠期妇女	不宜使用	不宜使用
妊娠安全性分级	C	C
哺乳期妇女	慎用	不推荐
肾功能不全患者	肾功能损害者无需调整剂量	轻或中度肾功能不全者无需调整剂量严重肾功能不全(肌酐清除率<20ml/min)患者一日剂量不得超过 10mg
肝功能不全患者	通常肝硬化患者可采用本药常规剂量,仅严重肝功能损害者才需考虑减量	轻或中度肝功能不全者无需调整剂量。严重肝功能不全者一日剂量不得超过 10mg

思考题:

1. 简述美托洛尔和比索洛尔降血压的作用机制。
2. 哪些药物可能与美托洛尔有相互作用?
3. 简述比索洛尔和美托洛尔各自有什么特点?
4. 糖尿病患者如果服用β受体拮抗剂,应该特别注意什么?

血管紧张素转化酶抑制剂

学习要点:

1. 掌握血管紧张素转化酶抑制剂的适应证、用法用量、相互作用、不良反应。

2. 熟悉血管紧张素转化酶抑制剂间的相互比较(包括作用机制、特殊人群用药等方面)。

3. 了解血管紧张素转化酶抑制剂的药效、药动学原理。

血管紧张素转化酶抑制剂(ACEI)通过阻断肾素-血管紧张素-醛固酮系统(RAAS)和激肽释放酶-激肽系统(KKS)来发挥作用。ACEI能竞争性地阻断血管紧张素Ⅰ转化为血管紧张素Ⅱ,从而降低循环和局部的血管紧张素Ⅱ水平,抑制其产生的氧化、炎性细胞黏附和纤维化等病理生理效应;抑制缓激肽的降解,增加一氧化氮和前列腺素的释放，从而舒张动脉血管；加强刺激血管紧张素-(1-7)受体，扩张血管抗增生。

（一）依那普利 Enalapril

【药理作用】

1. 药效学

(1)为弱 ACEI，但其活性代谢物依那普利拉为具有高亲和力的竞争性 ACEI，药效是卡托普利的 10～20 倍。其作用机制是抑制血管紧张素Ⅰ转化为血管紧张素Ⅱ，引起血浆肾素活性增高，醛固酮分泌减少，血管阻力减低；同时还能干扰缓激肽的降解，同样也使血管阻力降低。本药虽主要通过抑制肾素-血管紧张素-醛固酮系统而降低血压，但对低肾素活性的高血压也有效。

(2)能扩张动脉与静脉，降低周围血管阻力(后负荷)及肺毛细血管楔嵌压(前负荷)，从而改善心排血量，提高患者的运动耐量，因而可用于治疗充血性心力衰竭。

2. 药动学　口服后吸收约 60%，不受胃肠道内食物的影响。吸收后在肝内水解生成二羧酸依那普利拉，其抑制 ACE 的作用比母药强，但口服依那普利拉吸收极差。本药达峰时间约 1 小时，依那普利拉为 3～4 小时。口服后 1 小时开始出现降压作用，4～6 小时达高峰，按推荐剂量给药，降压作用可维持 24 小时。不易通过血-脑脊液屏障。依那普利主要经肾排泄，约口服剂量的 94%以原形或依那普利拉出现在尿和粪便中，无其他代谢产物。依那普利拉的半衰期约 11 小时。可经透析清除，其速率为 62ml/min。

【适应证】用于治疗原发性高血压，可单独应用或与其他降压药如利尿药合用；可用于肾血管性高血压以及治疗心力衰竭。

【用法用量】

1. 原发性高血压，口服给药，起始剂量一次 10～20mg，每日 1 次。轻度高血压者建议起始剂量为一日 10mg。通常维持剂量为一日 20mg，根据患者需要可调整至最大剂量一日 40mg。如与利尿药合用，在开始使用本药前 2～3 日应停用利尿药，如无法停用，应从较小剂量(如一次 5mg 或以下)开始治疗，随后根据患者需要调整剂量。个别患者(尤其是在应用利尿药或血容量减少者)可能引起血压过度下降，故首次剂量宜从 2. 5mg 开始。

2. 肾血管性高血压，口服给药，应从较小剂量(如一次 5mg 或以下)开始治疗，随后根据患者需要调整剂量。多数患者一次 20mg，每日 1 次即可达到预期疗效。

3. 心力衰竭、无症状性左心室功能不全，口服给药，起始剂量为一次 2. 5mg，治疗症状性心力衰竭时通常与利尿药或洋地黄合用。2～4 周后，可根据患者耐受情况增至一日20mg,分1~2次服用。如仍存在心力衰竭体征和症状,剂量调整速度可加快。已用利尿药的患者,开始治疗前应尽可能减少利尿药剂量。开始用药后如出现低血压,也可继续使用。

4. 肾功能不全时剂量用于治疗高血压时,肾功能不全者通常应延长本药的用药间隔和(或)减少本药剂量。轻度肾功能不全[30ml/min<肌酐清除率(Ccr)<80ml/min]者,口服给药,起始剂量为一日5~10mg;中度肾功能不全(10ml/min<Ccr ≤30ml/min)者,起始剂量为一日2.5~5mg;重度肾功能不全(Ccr ≤10ml/min)者,起始剂量为每日2.5mg。

【注意事项】

1. 对膜翅目昆虫过敏的患者进行脱敏治疗时,使用本药可能发生严重过敏反应。

2. 肾功能不全、糖尿病或同时使用保钾利尿药的患者,应注意使用本药后可能引起血钾过高。

3. 用ACEI治疗的患者,在采用高通透性膜(聚丙烯腈)进行血液透析时,曾发生低血压反应,应避免联用。

4. 定期检测血钾、肾功能。

5. 可能影响患者反应能力,驾驶和操作机械时应谨慎。

【禁忌证】对依那普利或其他ACEI药物或其中任一成分过敏者,已知的血管神经性水肿病史(如先前使用ACE抑制剂治疗发生血管神经性水肿、遗传性/先天性血管神经性水肿),肾动脉狭窄(双侧或单侧肾动脉狭窄),肾移植后,血流动力学相关的主动脉或二尖瓣狭窄或肥厚性心肌病,原发性醛固酮增多症,原发性肝疾病或肝功能衰竭,怀孕、哺乳期。用依那普利治疗期间,同时使用聚丙烯腈或甲基烯丙基硫化钠高通量滤膜(如AN69)进行透析或血液过滤存在出现过敏反应(超敏反应,甚至休克)的风险。因此,这种合并使用应避免,可使用其他药物(非ACEI)治疗高血压或心衰,或换用其他透析膜。

【不良反应】

1. 心血管系统 罕见低血压、直立性低血压、晕厥。极罕见心肌梗死、脑血管意外、胸痛、心悸、心律失常、心绞痛。

2. 代谢/内分泌系统 可见高血钾、低血钠。本药还可影响胰岛素介导的葡萄糖摄取,引起血糖改变。

3. 呼吸系统 罕见咳嗽。

4. 肌肉骨骼系统 罕见肌肉痉挛。

5. 泌尿生殖系统 可见蛋白尿、血尿素氮升高、血肌酐升高。

6. 神经系统 常见眩晕、头痛,极罕见嗜睡、失眠、感觉异常、梦境异常。

7. 精神　极罕见抑郁、精神错乱、神经过敏。

8. 肝脏　可见肝酶、血清胆红素升高，极罕见肝功能衰竭、肝细胞性或胆汁淤积性肝炎、黄疸。

9. 胃肠道　少见口干，罕见恶心、腹泻。

10. 过敏反应　罕见血管神经性水肿，还可见光敏感。

【药物相互作用】

1. 与其他降压药合用可使降压作用相加。

2. 与利尿药合用可使降压作用增强。

3. 与排钾利尿药合用可减少钾丢失。

4. 硫唑嘌呤与 ACEI 合用可加重骨髓抑制。

5. 与环孢素合用可使肾功能减退。

6. 使用本药和二甲双胍后，出现高钾性乳酸性酸中毒的个案报道。

7. 利福平可降低本药疗效。

8. 阿司匹林可明显降低本药的降压作用。

9. 麻黄含麻黄碱和伪麻黄碱，可降低降压药的疗效，使用本药治疗的高血压患者应避免使用含麻黄的制剂。

【制剂及规格】片剂：2.5mg，5mg，10mg

（二）贝那普利 Benazepril

【药理作用】

1. 药效学

（1）为 ACE 抑制药，在体内水解成有活性的代谢产物贝那普利拉，能抑制血管紧张素Ⅰ转化为血管紧张素Ⅱ，降低血管阻力，同时可抑制醛固酮分泌，血浆肾素活性增高，也可抑制缓激肽的降解，降低血管阻力，使血压下降。尚未观察到卧位与立位时降压作用的差别。

（2）能扩张动脉与静脉，降低周围血管阻力（后负荷）及肺毛细血管楔压（前负荷），从而改善心排血量，提高患者的运动耐量，因而可用于充血性心力衰竭。

2. 药动学　口服后至少 37%被吸收，吸收后在肝内水解生成贝那普利拉，后者抑制 ACE 的作用比原药强，但口服贝那普利拉的吸收较差。本药口服单剂后 1 小时起效，作用可维持约 24 小时。本药的达峰时间为 0.5～1 小时，蛋白结合率为 96.7%。贝那普利拉的达峰时间为 11.5 小时，蛋白结合率为 95.3%。药物主要经肾脏清除，11%～12%从胆道排泄。本药和贝那普利拉的消除半衰期分别为 0.6 小时、10～11 小时。尚未观察到轻、中度肾功能不全（肌酐清除率>30ml/min）时对药动学的影响。贝那普利拉少量可经血液透析清除。

【适应证】本药适用于轻、中度高血压病的治疗，充血性心力衰竭，作为对洋地黄和(或)利尿剂反应不佳的充血性心力衰竭患者的辅助治疗。

【用法用量】

1. 高血压未使用利尿药者,推荐初始剂量为一次 10mg,每日 1 次,若疗效不佳,可增至一日 20mg。须根据降压反应调整剂量,通常每隔 1~2 周调整一次。对部分日服 1 次的患者在给药间隔末期,降压作用可能减弱,此类患者宜将日剂量均分为 2 次服用,或加用利尿药。一日最大推荐剂量为 40mg,分 1~2 次服用。使用利尿药的患者开始使用本药前应暂停利尿药 2~3 日,必要时随后可继续使用利尿药。如无法停用利尿药,则本药的初始剂量应降低(一次 5mg)。

2. 充血性心力衰竭推荐初始剂量为一次 2.5mg,每日 1 次。由于首剂可出现血压急剧下降的危险,故患者第 1 次服用本药时需严密监视。如心力衰竭的症状未能有效缓解,而患者未出现症状性低血压及其他不可接受的不良反应,则可在 2~4 周后将剂量调整为一次 5mg,每日 1 次。根据患者的临床反应,可以在适当的时间间隔内再将剂量调整为一次 10mg 或 20mg,每日 1 次。本药日服 1 次即有效,部分患者将日剂量分为 2 次服用疗效更佳。临床研究表明,严重心力衰竭患者[纽约心脏协会(NYHA)分级Ⅳ]较轻、中度心力衰竭患者(NYHA 分级Ⅱ-Ⅲ)需更小的剂量。

3. 肾功能不全时剂量

(1)高血压:肌酐清除率(Ccr)≥30ml/min 者,给予常规剂量即可。Ccr <30ml/min 者,初始剂量为一日 5mg,必要时可增至一日 10mg。若仍需进一步降低血压,可加用利尿药或另一种降压药。进行性慢性肾功能不全者,建议长期使用一次 10mg 的剂量,每日 1 次。

(2)充血性心力衰竭:Ccr <30ml/min 者,一日剂量最高可增至 10mg,但较低的初始剂量(如一日 2.5mg)可能已有效。

【注意事项】

1. 其他 ACE 抑制药(如卡托普利)与别嘌醇合用可引起超敏反应,故本药与别嘌醇联用也应谨慎。

2. 对膜翅目昆虫过敏的患者进行脱敏治疗时,使用本药可出现过敏反应。

3. 严格限制钠盐摄入或血液透析的患者使用本药时,首剂可能出现急剧而严重的低血压。

4. 单独服用本药血压下降不满意者,可加用另一种降压药(如噻嗪类利尿药、钙拮抗药或 β 肾上腺素受体拮抗药),并从小剂量开始用药。

5. 使用强心苷与利尿药的心力衰竭患者如存在水、钠缺失,本药宜从小剂量开始用药。

6. 用药后可出现中枢神经系统不良反应,故驾驶或操纵机械的患者应谨慎。

【禁忌证】对贝那普利或任何 ACE 抑制剂过敏的患者，有血管神经性水肿患者，孤立肾、移植肾、双侧肾动脉狭窄而肾功能减退者，孕妇，儿童。

【不良反应】

1. 心血管系统　常见（≥1%，<10%）心悸、直立性不耐受症状，罕见（≥0.01%，<0.1%）症状性低血压、胸痛、心绞痛、心律失常。

2. 代谢/内分泌系统　可见高钾血症。

3. 呼吸系统　常见咳嗽、上呼吸道感染症状，可见哮喘、支气管炎、呼吸困难、鼻窦炎。

4. 肌肉骨骼系统　罕见关节痛、关节炎、肌痛。

5. 泌尿生殖系统　常见尿频，可见尿路感染、性欲减退、阳痿，罕见血尿素氮、血肌酐升高。

6. 免疫系统　罕见血管神经性水肿。

7. 神经系统　常见头痛、眩晕，罕见失眠、嗜睡、感觉异常。

8. 精神　可见焦虑、神经质。

9. 肝脏　罕见肝炎（主要为胆汁淤积性肝炎）、胆汁淤积性黄疸。

10. 胃肠道　常见胃肠道功能紊乱，罕见腹泻、便秘、恶心、呕吐、腹痛。

11. 皮肤　常见潮红、皮疹、瘙痒、光敏反应，可见脱发、多汗，极罕见皮肤黏膜综合征（Stevens-Johnson 综合征）。

【药物相互作用】

1. 与其他降压药合用可使降压作用相加。

2. 与利尿药合用可使降压作用增强。

3. 与排钾利尿药合用可减少钾丢失。

4. 硫唑嘌呤与 ACEI 合用可加重骨髓抑制。

5. 与环孢素合用可使肾功能减退。

6. 使用本药和二甲双胍后，出现高钾性乳酸性酸中毒的个案报道。

7. 利福平可降低本药疗效。

8. 阿司匹林可明显降低本药的降压作用，故不能同时服用。

9. 麻黄含麻黄碱和伪麻黄碱，可降低降压药的疗效，使用本药治疗的高血压患者应避免使用含麻黄的制剂。

【制剂与规格】片剂：5mg，10mg，20mg

（三）常见 ACEI 类代表药物比较

根据常见 ACEI 类代表药物药动学、特殊人群用药比较表，可直观了解药物使用的优势及缺点（表 3-1-18，表 3-1-19）。

表 3-1-18 常见 ACEI 类代表药物药动学比较

药物	功能基团	药物原形是抗体成分或前体	T_{max}（小时）	$t_{1/2}$（小时）	脂溶性	排泄途径
贝那普利	羧基	前体	3~4	11.0	+	肾+肝胆(70/30)
依那普利	羧基	前体	4.0	11.0	++	肾

表 3-1-19 常见 ACEI 类药物的特殊人群用药

	贝那普利	依那普利
老年人	老年患者用药需谨慎因血压突然降低可引起重要器官的供血不足	老年人对降压作用敏感，应用时须酌情减量
儿童	新生儿和婴儿用药后可出现少尿和神经异常，可能与血压降低后肾及脑缺血有关	儿童应慎用
妊娠期妇女	不宜使用	不推荐妊娠期妇女使用
妊娠安全性分级	D	D
哺乳期妇女	本药及贝那普利拉均可随乳汁排泄，不推荐哺乳期妇女使用本药	乳期妇女慎用
肾功能不全患者	肾功能不全者最大剂量不超过一日 40mg	用于治疗高血压时，肾功能不全者通常应延长本药的用药间隔和(或)减少本药剂量。轻度肾功能不全[30ml/min<Ccr<80ml/min]者，起始剂量为一日 5~10mg。中度肾功能不全(10ml/min<Ccr≤30ml/min)者，起始剂量为一日 2.5~5mg。重度肾功能不全(Ccr≤10ml/min)者，起始剂量为一日 2.5mg
肝功能不全患者	肝硬化患者无需调整剂量	

思考题：

1. 简述 ACEI 类药物的作用机制。
2. 哪些药物可能与 ACEI 类药物有相互作用？

3. 总结对服用 ACEI 类药物的患者进行用药宣教时，应该注意哪些方面的问题。

4. ACEI 类药物常见的不良反应有哪些？

血管紧张素Ⅱ受体拮抗剂

学习要点：

1. 掌握血管紧张素Ⅱ受体拮抗剂的适应证、用法用量、相互作用、不良反应。

2. 熟悉血管紧张素Ⅱ受体拮抗剂间的相互比较（包括作用机制、特殊人群用药等方面）。

3. 了解血管紧张素Ⅱ受体拮抗剂的药效、药动学原理。

血管紧张素Ⅱ受体拮抗剂（ARB）的适应证和禁忌证基本同 ACEI，一般作为不能耐受 ACEI 的替代选择。目前临床广泛应用的主要为选择性 AT_1 受体拮抗剂，在受体水平阻断 RAAS，与 ACEI 相比，具有作用专一的特点。此外，ARBs 的治疗不增高缓激肽的水平，从而显著减少了咳嗽等副作用的发生率。同时，ARBs 具有多效性，能有效逆转左心室肥厚，显著减少蛋白尿，抗动脉粥样硬化，预防新发房颤，降低血尿酸等。常见的不良反应有头痛、眩晕、心悸、低血压，少见有咳嗽、高血钾症等，长期服用依从性较好。本类药物应从小剂量开始，在患者耐受的基础上增至推荐剂量。起始治疗及调整剂量的 1~2 周内应监测血压、肾功能和血钾。ARBs 降压作用起效缓慢，平稳增强，一般在 4~8 周时才达最大作用，作用持续时间能达到 24 小时以上。低盐饮食或与利尿剂联合使用能明显增强疗效。

（一）缬沙坦 Valsartan

【药理作用】

1. 药效学　为血管紧张素Ⅱ受体拮抗药，选择性作用于血管紧张素Ⅱ相关的 AT_1 受体亚型，选择性阻断血管紧张素Ⅱ与肾上腺和血管平滑肌等组织细胞 AT_1 受体的结合，抑制血管收缩和醛固酮分泌，从而降低血压。本药对 AT_1 受体的亲和力比 AT_2 受体强约为 20 000 倍。本药对其他激素受体或离子通道无作用，在降低血压的同时不影响心率。本药对血管紧张素转化酶（ACE）无抑制作用，不影响缓激肽或 P 物质的潴留，因而不会引起咳嗽。对总胆固醇、甘油三酯、血糖或血尿酸无明显影响。突然停药无血压反跳或其他不良反应。

2. 药动学　单剂口服后 2 小时内产生降压作用，4~6 小时达降压高峰，降压作用可持续 24 小时以上。口服后迅速吸收,吸收总量个体差异较大,平均绝对生物利用度为 23%。与食物同服时曲线下面积(*AUC*)降低 48%,血药峰浓度(C_{max})降低 59%,但对疗效无明显影响。蛋白结合率为 94%~97%,主要与血浆白蛋白结合。稳态分布容积约为 17L,与肝血流量(30L/h)相比,血浆清除速度相对较慢(约 2L/h)。本药不经生物转化,主要以原形排泄,其中 70%随粪便排泄,30%随尿排泄。长期给药无蓄积作用。

特殊临床情况下的药动学:

(1)老年人:与青年志愿者相比,老年患者(>65 岁)使用本药后全身组织浓度稍增高,但无临床意义。

(2)肾功能不全患者:由于本药仅有 30%经肾排泄,肾功能与本药组织浓度间无明确相关性。尚未见关于透析患者的研究,但鉴于本药与血清蛋白高度结合,不大可能经透析清除。

(3)肝功能不全患者:约 70%的本药以原形经胆汁排泄,本药不经生物转化,故本药全身组织浓度与肝功能不全无关。胆汁性肝硬化或胆道阻塞者,本药的 *AUC* 增加约 1 倍。

【适应证】用于治疗轻至中度原发性高血压。

【用法用量】

1. 高血压 本药可单用,也可与其他抗高血压药或利尿药联用。推荐剂量为一次 80mg,每日 1 次,可在进餐时或空腹服用,建议每日在同一时间用药(如早晨)。降压作用通常在服药 2 周内出现,4 周时达到最大疗效。对血压控制不满意者,一日剂量可增至一次 160mg,每日 1 次,或加用利尿药。

2. 肾功能不全时剂量 肾功能不全者无需调整用药剂量。尚无严重肾衰竭(肌酐清除率<10ml/min)者应用本药的经验。

3. 肝功能不全时剂量 非胆管源性及胆汁淤积性肝功能不全者无需调整用药剂量。轻至中度肝功能不全者本药剂量不应超过一日 80mg。

4. 老年人剂量 老年患者无需调整用药剂量。

【注意事项】

1. 若出现喉喘鸣或面部、舌或声门的血管神经性水肿,应停药。

2. 本药与双氯芬酸钠等非甾体类化合物合用时应注意监测血小板等血细胞计数。

3. 虽然本药的给药剂量与种族、年龄、性别无关,但仍须遵循个体化原则,按疗效调整剂量。

4. 与其他抗高血压药一样,使用本药的患者在驾驶、操作机械时应谨慎。

【禁忌证】对任何成分过敏者、妊娠期妇女、对严重肾功能衰竭肌酐清除率<

10ml/min 尚无应用经验。

【不良反应】

1. 心血管系统　少见体位性血压改变,还可见低血压(麻醉诱导时使用血管紧张素Ⅱ受体拮抗药更容易出现低血压)、心动过速、心悸。

2. 代谢/内分泌系统　临床试验中可见血钾升高(4.4%)。

3. 呼吸系统　临床试验中可见上呼吸道感染(2.5%)、咳嗽(2.3%),还可见干咳、呼吸困难。

4. 肌肉骨骼系统　临床试验中可见背痛(1.6%)、关节痛(1.0%),还可见关节炎、乏力、肌肉痛性痉挛、肌肉痛。

5. 泌尿生殖系统　临床试验中可见性欲降低(<1%)、血清肌酐升高(0.8%)。

6. 神经系统　临床试验中可见头痛(9.8%)、头晕(3.6%)、失眠(<1%),还可见眩晕、嗜睡、共济失调、感觉异常。

7. 肝脏　临床试验中可见总胆红素升高(6%),偶见其他肝功能指标升高。

8. 胃肠道　临床试验中可见腹泻(2.1%)、腹痛(1.6%)、恶心(1.5%)。还可见口干、消化不良、胃肠胀气、便秘、味觉缺失、胃肠炎。

9. 皮肤　临床试验中可见皮疹(<1%),有出现血管神经性水肿、瘙痒的报道。

【药物相互作用】

1. 与利尿药合用可增强本药的降压作用。

2. 与阿替洛尔合用可增加降压效果,但与单用阿替洛尔相比不能进一步降低心率。

3. 合用时本药可增加锂剂的毒性反应,可能增加锂剂在肾脏近曲小管的重吸收。

4. 与保钾利尿药(如螺内酯、氨苯蝶啶、阿米洛利)、补钾药或含钾盐代用品合用可使血钾升高。

5. 与含麻黄制剂合用时因麻黄含有麻黄碱和伪麻黄碱,可减弱抗高血压药的疗效。应避免使用含麻黄的制剂。

【制剂与规格】胶囊剂:80mg,160mg;片剂:40mg。分散片:40mg,80mg

(二)替米沙坦 Telmisartan

【药理作用】

1. 药效学　本药为特异性的非肽类血管紧张素Ⅱ受体(AT_1 亚型)拮抗药,与 AT_1 亚型有高亲和力,可通过选择性与 AT_1 结合抑制血管紧张素Ⅱ,并降低血醛固酮水平,从而产生降压作用。本药可使收缩压及舒张压均降低而不影响心率，在 AT_1 受体位点无部分激动药效应，也无抑制血浆肾素及阻断离子通道的作用。与血管紧张素转化酶抑制药相比，其干咳的发生率较低。

2. 药动学　本药口服后吸收迅速，绝对生物利用度平均值约为 50%，在肝功能不全患者体内的绝对生物利用度增加约 100%。口服后 3 小时起效，单次给药作用可持续 24 小时以上。使用 4 周后可发挥最大药效。血浆蛋白结合率高于 99.5%，平均稳态表观分布容积约为 500L。通过母体化合物与葡萄糖苷酸结合代谢，结合产物无药理学活性。本药几乎完全以原形随粪便排出，随尿排出不足 2%。消除半衰期大于 20 小时，在肝、肾功能不全患者体内的消除半衰期不变。临床未见蓄积作用。血液透析不能清除本药。

【适应证】治疗原发性高血压。

【用法用量】

1. 高血压　口服给药，本药应个体化给药，初始剂量为一次 40mg，每日 1 次。在 20~80mg 的剂量范围内，其降压疗效与剂量有关。若用药后未达理想血压，可加大剂量，最大剂量为一次 80mg，每日 1 次。可与噻嗪类利尿药如氢氯噻嗪合用。因本药在用药 4~8 周后才能发挥最大药效，故在考虑增加药物剂量时需注意用药时间。

2. 肾功能不全时剂量　轻至中度肾功能不全者（肌酐清除率为 30~80ml/min，平均清除率接近 50ml/min）无需调整剂量。

3. 肝功能不全时剂量　轻至中度肝功能不全者的一日用量不应超过 40mg。

4. 老年人剂量　老年患者无需调整剂量。

【注意事项】

1. 本药不能经血液透析清除，血液透析患者用药期间应监测血压，以防发生直立性低血压。

2. 如突然停用本药，数日后血压逐渐恢复到治疗前水平，而不出现反跳性高血压。

3. 本药部分制剂含有山梨醇，国外资料建议果糖不耐受患者禁用。

4. 本药可引起头晕和嗜睡，驾驶或操作机械者用药时应谨慎。

【禁忌证】严重充血性心力衰竭（心功能不全）、肾功能衰竭（血清肌酐>2mg/dl 或>177μmol/L）、严重凝血障碍（但危及生命的急症病例仍可考虑使用）、液体负荷过量（水分过多）或液体严重缺乏（脱水）、脑出血、淀粉过敏。

【不良反应】

1. 心血管系统　心悸、依赖性水肿、心绞痛、脑血管疾病。

2. 代谢/内分泌系统　临床试验中偶见血尿酸升高。

3. 呼吸系统　临床试验中可见哮喘、支气管炎、鼻出血。

4. 肌肉骨骼系统 临床试验中可见自发性肌肉收缩、关节炎。

5. 泌尿生殖系统 临床试验中可见尿频、阳痿。

6. 神经系统 嗜睡、偏头痛、感觉异常、感觉减退。

7. 肝脏 临床试验中可见肝酶升高。

8. 胃肠道 临床试验中可见便秘、胃炎、痔疮、胃肠炎、胃食管反流。

9. 血液 临床试验中偶见血红蛋白下降。

10. 皮肤 临床试验中可见潮红、皮炎、皮疹。

【药物相互作用】

1. 与噻嗪类利尿药(如氢氯噻嗪)合用具有协同降压作用。

2. 与巴氯芬、氨磷汀合用可增强本药的降压作用。

3. 与镇静催眠药(如巴比妥类药)、抗抑郁药合用可增强本药的直立性低血压效应。

4. 与其他抗高血压药合用可增强其他抗高血压药的降压效果。

5. 与地高辛合用可使地高辛的血药浓度平均升高49%,谷浓度升高20%。

6. 与辛伐他汀合用可引起辛伐他汀代谢物(辛伐他汀酸)的血药峰浓度轻度升高(1.34倍)且消除加速。

7. 与锂剂合用有引起可逆性血锂水平升高和毒性反应的个案报道。

8. 与保钾利尿药、补钾药、含钾的盐替代品、环孢素A或其他可升高血钾水平的药物(如肝素)合用可致血钾水平升高。

9. 与麻黄碱、伪麻黄碱合用时麻黄碱和伪麻黄碱的拟交感活性可使本药的降压作用减弱。

【制剂与规格】片剂:20mg,40mg,80mg;胶囊剂:40mg

(三)氯沙坦钾 Losartan Potassium

【药理作用】

1. 药效学

(1)氯沙坦钾为一种新型非肽类血管紧张素Ⅱ受体(AT_1型)拮抗药,对AT_1具有高度选择性。其5-羧酸代谢产物(EXP3174)活性比母药强10~40倍。本药及其代谢产物对血管紧张素转化酶(ACE)无抑制作用,也不与其他激素受体或离子通道相结合。具有口服有效、高亲和力、高选择性、无激动活性的特点。

(2)通过可逆性、竞争性阻滞AT_1受体与血管紧张素Ⅱ结合,抑制血管紧张素Ⅱ的血管收缩作用及醛固酮分泌作用,使肾素-血管紧张素活性减弱而起到抗高血压作用。

(3)还可降低心脏负荷。在心力衰竭时,本药可扩张动、静脉,降低周围血管阻力或后负荷，也降低肺毛细血管嵌压或前负荷，降低肺血管阻力，从而改善心排血量，提高运动耐量，改善心力衰竭症状，防治高血压并发的血管壁增厚和心肌肥厚。此外，本药还具有肾脏保护作用，能增加肾血流量和肾小球滤过率，增加尿量，促进尿钠、尿酸排出，显著减少蛋白尿，并明显延迟终末期肾病（ESRD）的进程。

（4）血管紧张素Ⅱ受体拮抗药和血管紧张素转化酶抑制药（ACEI）相比较，前者抑制肾素-血管紧张素系统的作用更完全，对心血管作用的效力更大。健康志愿者用药后，对脑或眼部血流无明显影响。ACEI 的不良反应（特别是咳嗽和血管神经性水肿）与缓激肽和 P 物质的积累有关，而缓激肽和 P 物质通常是通过 ACE 降解。本药不影响 ACE 及缓激肽的降解，因此出现咳嗽和血管神经性水肿的可能性较小。

2. 药动学　口服吸收良好，生物利用度约为 33%。食物可延迟吸收，降低血药峰浓度，但对 *AUC* 的影响较小，故可不考虑食物的影响。本药在肝内经细胞色素 P450 酶转化，其中 14%转化为有活性的 EXP3174，另外还有几种药理作用较弱的代谢产物。99%以上的母药及其代谢产物与血浆蛋白结合。母药半衰期为 2 小时，代谢产物半衰期为 6～9 小时，心力衰竭患者的半衰期延长。口服后 1 小时达血药峰浓度，3～4 小时代谢产物 EXP3174 达血药峰浓度。治疗 3～6 周时达最大降压效应，对心率无明显影响。每日 1 次给药，其作用可维持 24 小时，不会引起本药及代谢产物在血浆中蓄积。35%经肾清除，60%经粪便排出。在大鼠乳汁中可出现本药及活性代谢产物，但在人体是否随母乳排泄尚不明确。血液透析及腹膜透析均不能清除。

【适应证】用于治疗原发性高血压，可单用或与其他抗高血压药合用。

【用法用量】

1. 原发性高血压　口服给药，对于大多数患者，通常起始和维持剂量为一次 50mg，每日 1 次。治疗 3～6 周可达到最大降压效应。在部分患者中，剂量增至一次 100mg，每日 1 次可产生进一步的降压作用。对血容量不足的患者（如使用大剂量利尿药治疗的患者），可考虑采用起始剂量为一次 25mg，每日 1 次。

2. 肾功能不全时剂量　肾损害者无需调整起始剂量。

3. 肝功能不全时剂量　药动学资料表明，肝硬化患者本药的血药浓度明显升高，故对有肝功能损害的患者应考虑使用较低剂量。

4. 老年人剂量　老年患者无需调整起始剂量。

【注意事项】

1. 已使用强心苷与利尿药的心力衰竭患者如存在水、钠不足，宜纠正后才开始使用本药。

2. 如出现血管神经性水肿，应停药。

3. 治疗前应检测电解质水平（血钠、钾、总碳酸氢盐）、血尿素氮和血肌酐，并作尿液分析。

4. 治疗过程中应检测血压。若发生症状性低血压时，应予扩容纠正。透析不能有效清除本药及其代谢产物。

【禁忌证】对药品任何成分过敏者。

【不良反应】

1. 心血管系统　发生率大于1%：心悸、心动过速。

2. 代谢/内分泌系统　1.5%的患者出现高钾血症。

3. 呼吸系统　发生率大于1%：咳嗽、鼻充血、咽炎、窦性疾病、上呼吸道感染。

4. 泌尿生殖系统　发生率小于1%：阳痿、夜尿症、尿频、尿道感染。

5. 神经系统　发生率大于1%：头晕、头痛、失眠。

6. 肝脏　偶有肝酶和（或）血清胆红素升高，发生率小于0.1%。

7. 皮肤　发生率小于1%：脱发、皮炎、皮肤干燥、淤斑、红斑、潮红、光敏感、瘙痒、皮疹、多汗、荨麻疹。

【药物相互作用】

1. 与利尿药合用可使降压作用增强。

2. 与补钾药或保钾利尿药（如螺内酯、氨苯蝶啶、阿米洛利等）合用可能引起血钾升高。

3. 与锂剂合用可增加锂剂的毒性反应。机制：锂剂在肾脏近曲小管的重吸收增加。

4. 氟康唑可抑制本药转化为活性代谢产物EXP3174。

5. 吲哚美辛可减弱本药疗效。

6. 与利福平合用可使本药的曲线下面积（*AUC*）及血药浓度下降，疗效减弱。机制：利福平对本药及其代谢产物EXP3174的代谢有明显的诱导作用。

7. 与西咪替丁合用可使本药的*AUC*升高，但对其活性代谢产物的药动学无影响。

8. 麻黄含有麻黄碱和伪麻黄碱，可减弱抗高血压药的疗效。

【制剂与规格】片剂：50mg，0.1g；胶囊剂：50mg

（四）常见血管紧张素Ⅱ受体拮抗剂代表药物比较

根据常见血管紧张素Ⅱ受体拮抗剂代表药物药动学、特殊人群用药比较表，可直观了解药物使用的优势及缺点（表3-1-20，表3-1-21）。

表 3-1-20 常见血管紧张素Ⅱ受体拮抗剂的药动学比较

药物	起效	进食影响	BA	T_{max}	$t_{1/2}$	排泄	常用剂量	最佳疗效
氯沙坦钾	原形、代谢物	T_{max}延迟 AUC 不变	0.33	2h	6~9h	肝、肾	50~100mg 1/d	3~6 周
缬沙坦	原形	T_{max}x 延迟 AUC 减少 48%	0.23	2~4h	9h	肝脏	80~160mg 1/d	4 周
替米沙坦	原形	T_{max}延迟 AUC 减少 6%~20%	0.42~0.58	0.5~1h	24h	粪便	20~80mg 1/d	4~8 周

表 3-1-21 常见 ARB 类药物的特殊人群用药

	缬沙坦	替米沙坦	氯沙坦钾
老年人	老年患者无需调整用药剂量	老年患者无需调整用药剂量	老年患者无需调整起始剂量
儿童	尚无儿童用药经验	儿童患者应慎用	不推荐本药用于肾小球滤过率小于 30ml/(min·1.73m^2)或肝脏受损的儿童
妊娠期妇女	妊娠期妇女禁用	妊娠期妇女禁用	妊娠期妇女禁用
妊娠安全性分级	D	D	D
哺乳期妇女	乳期妇女慎用	本药是否随乳汁排泄尚不明确，哺乳期妇女禁用	本药是否随人乳排泄尚不明确
肾功能不全患者	肾功能不全者无需调整用药剂量	轻至中度肾功能不全者无需调整剂量	肾损害者无需调整起始剂量
肝功能不全患者	轻至中度肝功能不全者本药剂量不应超过一日 80mg	轻至中度肝功能不全者的一日用量不应超过 40mg	肝硬化患者本药的血药浓度明显升高，故对有肝功能损害的患者应考虑使用较低剂量

思考题：

1. 简述 ARB 类药物的作用机制。
2. 哪些药物可能与缬沙坦有相互作用？
3. 服用缬沙坦时，应该注意哪些方面的问题？
4. ACEI 与 ARB 药物各自的优缺点有哪些？临床如何选择？

钙通道阻滞剂

学习要点：

1. 掌握钙离子通道阻滞剂的适应证、用法用量、相互作用、不良反应。
2. 熟悉钙离子通道阻滞剂间的相互比较（包括作用机制、特殊人群用药等方面）。
3. 了解钙离子通道阻滞剂的药效、药动学原理。

钙离子通道阻滞剂（CCB）是一种选择性阻滞电压门控性钙离子通道，抑制细胞外 Ca^{2+} 内流，降低细胞内 Ca^{2+} 浓度的药物。其降压疗效和幅度相对较强，适用于高血压、冠心病、外周血管疾病、心律失常、肥厚性心肌疾病、原发性肺动脉高压、神经系统疾病等。钙离子通道阻滞剂不宜用于严重心力衰竭和主动脉瓣狭窄。本类药物分为二氢吡啶类和非二氢吡啶类，前者以硝苯地平为代表，后者有维拉帕米和地尔硫䓬。非二氢吡啶类 CCB 不宜用于显著窦房结功能低下或心脏传导阻滞患者。FDA 妊娠危险级别为 C 级。主要不良反应有反射性激活交感神经系统引起的头痛、头晕、颜面潮红等，抑制心肌收缩力，胫前、踝部水肿，非二氢吡啶类多见心动过缓或房室传导阻滞等。

（一）硝苯地平 Nifedipine

【药理作用】

1. 药效学

（1）硝苯地平为钙通道阻滞药，可阻滞钙离子经过心肌或血管平滑肌细胞膜上的通道进入细胞内，而血管平滑肌和心肌细胞的收缩过程，依赖上述细胞外钙离子经特异性通道进入细胞内的运动。故本药通过干扰钙离子内流，降低细胞内钙离子水平，从而改变心肌收缩性和血管张力，由此引起全身血管张力减低、血管扩张，从而降低血压。此外，本药扩张正常供血区或缺血区冠状动脉，可缓解心绞痛。

（2）扩张周围动脉，降低心室后负荷，有利于减少心肌耗氧量。同时通过减少钙内流,减弱心肌收缩力,减慢心率,减少心脏做功,也有利于减少心肌耗氧量。本药对冠状动脉的作用较强,能扩张阻力血管,增加冠脉血流,并能抑制自发的或由麦角新碱诱发的冠状动脉痉挛,降低心室前后负荷和心室壁张力,从而使心室舒张期充盈时间延长,有利于心内膜下冠状动脉的灌注。在心肌缺血或再灌注时,还可降低心肌细胞内的钙超载所致的心肌损害,有利于心功能的恢复。

(3)本药在治疗剂量下对窦房结与房室结功能影响小。血压下降可引起反射性心动过速。心功能正常者给药后心脏指数略增,左室射血分数(LVEF)、左室舒张末压(LVEDP)及左室舒张末容积(LVEDV)不变。左心舒张功能不良者给药后 LVEF 略增而左室充盈压减低。

2. 药动学 口服吸收良好,吸收率达 90%左右,舌下含服吸收快。30 分钟达血药峰浓度,舌下或嚼碎服达峰时间提前。在 10~30mg 剂量范围内血药浓度随剂量增加而增高,但不受剂型与给药途径的影响。口服 15 分钟起效,1~2 小时作用达峰值,作用持续 4~8 小时。舌下给药 2~3 分钟起效,20 分钟达峰值。蛋白结合率约 90%。半衰期呈双相,α 相为 2.5~3 小时,β 相为 5 小时,半衰期不受剂量影响。在肝脏代谢,其氧化代谢分强、弱两种类型。肝病患者或在服用其他降低肝脏血流量的药物时,代谢率减少。肠壁也参与首过代谢。代谢产物为硝化嘧啶类似物,无活性。亚洲人种本药的代谢清除比欧洲人种慢。80%经肾排出,20%随粪便排出。血液透析及腹膜透析均不能清除本药。缓释片口服后,血药浓度达峰时间为 1.6~4 小时,药-时曲线平缓长久。服用 1 次,作用维持时间达 12 小时。控释片口服后,血药浓度逐渐升高,约 6 小时达平台,波动小,可维持 24 小时。

【适应证】临床适用于治疗心绞痛,特别是变异型心绞痛、不稳定型心绞痛、慢性稳定型心绞痛。适用于高血压,单独或其他降压药合用。

【用法用量】心绞痛、高血压口服给药:

(1)普通制剂:从小剂量开始服用,一般起始剂量为一次 10mg,每日 3 次。常用维持量为一次 10~20mg,每日 3 次。部分有明显冠状动脉痉挛的患者,可用至 20~30mg,每日 3~4 次。

(2)缓释片:一次 10~20mg,每日 2 次。

(3)控释片:通常一日 30mg,每日 1 次。

【注意事项】

1. 长期给药不宜骤停,以避免发生停药综合征而出现反跳现象,如心绞痛发作。

2. 心肺分流术、术中大出血、麻醉血管舒张药可导致严重低血压和(或)

液体需求增加，大手术前应慎用本药。如可行，应考虑至少在术前 36 小时停药。

3. 用药期间应监测心率、血压、充血性心力衰竭症状和体征、外周水肿。

4. 本药可能影响驾驶或操作机器的能力。

5. 必须经常测血压，检查心电图，在开始用药以及增加用量时尤需注意。

【禁忌证】对硝苯地平及药品中其他成分过敏者、曾出现过心源性休克者、重度主动脉瓣狭窄[主动脉(瓣)狭窄]者、不稳定型心绞痛者、近期心肌梗死(最近 4 周内)者、正在服用利福平的患者、孕妇。

【不良反应】

1. 心血管系统　常见水肿、血管扩张，可见胸痛(心绞痛)，少见心悸、心动过速、低血压、晕厥。还可出现外周缺血、心力衰竭、心肌缺血、心肌梗死、P-R 间期延长、束支传导阻滞。

2. 代谢/内分泌系统　偶见高血糖。

3. 神经系统　常见头痛，可见嗜睡、睡眠紊乱、平衡失调，少见眩晕、偏头痛、头晕。

4. 肝脏　可见过敏性肝炎(药物性肝炎)，少见一过性肝酶升高。

5. 胃肠道　常见便秘。

6. 过敏反应　可出现过敏反应。

【药物相互作用】

1. 与胺碘酮合用可进一步抑制窦性心律或加重房室传导阻滞。

2. 与 β 肾上腺素受体拮抗药合用，可有效治疗心绞痛或高血压，但可能导致严重的低血压或心动过缓。在左室功能下降、心律失常或主动脉狭窄的患者中更明显。此外，使用 β 肾上腺素受体拮抗药的心力衰竭患者加用本药可加重心力衰竭。

3. 与地尔硫䓬合用可使本药的血药浓度升高 100%~200%，不良反应增加。

4. 在使用芬太尼麻醉时，合用钙通道阻滞药和 β 肾上腺素受体拮抗药可导致严重的低血压。

5. 与 H_2 受体拮抗药(尤其是西咪替丁)合用可使大多数钙通道阻滞药的血药浓度升高，毒性增大。

6. 与环孢素合用可导致不良反应增加(如头痛、外周水肿、低血压、心动过速和齿龈增生)。

7. 与三唑类(伊曲康唑、氟康唑)和咪唑类抗真菌药合用可增加本药的血药浓度，加重不良反应。

【制剂与规格】片剂：10mg；软胶囊：10mg；缓释片：10mg，30mg；控释片：

30mg,60mg;滴丸:5mg;缓释胶囊:20mg

(二)氨氯地平 Amlodipine

【药理作用】

1. 药效学

(1)氨氯地平为二氢吡啶类钙通道阻滞药,结构与硝苯地平相似,药理学效应也相似。在生理性 pH 下呈离子状态,在 pH 较低(如缺血)时,与钙离子通道受体紧密结合。本药能优先阻断去极化细胞的钙通道。此外,有研究提示本药可能还具有双受体结合特性。

(2)对周围血循环作用突出,对血管的选择性强,可舒张冠状血管和全身血管,增加冠脉血流量,降低血压。在体内有负性肌力作用,对人体窦房结和房室结无影响。

(3)缓解心绞痛的作用机制尚未完全明确,但可通过以下途径减轻心肌缺血:①扩张周围小动脉,使外周阻力(后负荷)降低,从而减少心肌耗能和氧需求;②扩张正常和缺血区的冠状动脉及冠状小动脉,增加冠脉痉挛(变异型心绞痛)患者的心肌供氧。

2. 药动学

(1)在胃肠道吸收缓慢但近乎完全,吸收不受进食的影响。治疗高血压时,口服起效时间为24~96小时。治疗第4日可观察到舒张压明显改变,治疗第7日可观察到收缩压明显改变。治疗性血药浓度为5~15mg/ml,血药浓度达峰时间为6~12小时,连续给药7~8日后血药浓度达稳态。*AUC* 为123~238(mg·h)/ml,老年患者由于清除下降和(或)生物利用度增加,与年轻人相比,*AUC* 增加40%~60%。多次服药作用持续时间为24~48小时。血药浓度谷峰比为0.67。

(2)绝对生物利用度为64%~90%。在组织中分布广泛。与其他二氢吡啶类钙通道阻滞药不同,本药与离体血管及心肌组织的结合与分离均非常缓慢。蛋白结合率为97.5%。分布容积为21L/kg(分布容积大,提示具有高度的组织亲合力)。老年人与年轻人的分布容积相似。

(3)在肝脏代谢,其氧化速度较慢。代谢产物为嘧啶衍生物,无明显药理活性。10%的原药和60%的代谢物经肾脏排泄,20%~25%经粪便排泄。尚不明确是否随乳汁分泌。总体清除率为25L/h或7ml/(min·kg),老年人为19L/h。母体药物消除半衰期为35~50小时,健康志愿者为35小时,老年患者为65小时,高血压患者为48小时,肝功能不全者为60小时,肾功能不全者无明显改变。不能经血液透析清除。

【适应证】适用于高血压的治疗,可单独应用或与其他抗高血压药物联合应用。用于慢性稳定型心绞痛、变异性心绞痛及冠心病。

【用法用量】

1. 高血压　口服给药，通常起始剂量为一次 5mg，每日 1 次。最大剂量为一次 10mg，每日 1 次。剂量可根据个体反应进行调整，除非临床有保障，调整期应不短于 7~14 日。

2. 心绞痛、冠心病　口服给药，推荐剂量为一次 5~10mg，每日 1 次。

3. 肾功能不全时剂量　肾功能不全患者无需调整剂量。

4. 肝功能不全时剂量　治疗高血压的起始剂量为一次 2.5mg，每日 1 次。治疗心绞痛时也需减量。

5. 老年人剂量　同肝功能不全时剂量。

【注意事项】

1. 应在每日同一时间用药。

2. 不得突然改变体位，以免出现直立性低血压。

3. 未经医师允许，不得停用其他的处方药（如其他降压药）。

4. 如果错过用药时间，应在记起时立即补用。但距离上次错过的用药时间已超过 12 小时，则无需补用，按平常的规律用药。勿一次使用双倍剂量。

5. 可能引起嗜睡，驾驶或从事其他需要精力集中的工作时应谨慎。

【禁忌证】对二氢吡啶类钙拮抗剂过敏者。

【不良反应】

1. 心血管系统　可见心悸、心肌梗死、心绞痛。

2. 代谢/内分泌系统　少见乳腺增生。体重增加或减少、高血糖。

3. 神经系统　可见头晕、嗜睡、头痛。

4. 肝脏　有黄疸、氨基转移酶升高、肝炎的报道。

5. 胃肠道　可见腹痛、恶心，少见排便习惯改变。

6. 皮肤　可见潮红。

【药物相互作用】

1. 与胺碘酮合用可进一步抑制窦性心律或加重房室传导阻滞。

2. 与氟康唑、伊曲康唑、沙奎那韦、地拉韦啶合用可使本药血药浓度升高，毒性增强。

3. 与非甾体抗炎药、口服抗凝血药合用有增加胃肠道出血的可能。此外，非甾体抗炎药（尤其是吲哚美辛）可减弱本药的降压作用。

4. 与 β 肾上腺素受体拮抗药合用可能导致严重低血压或心动过缓，在左室功能下降、心律失常或主动脉狭窄的患者中更明显。

5. 麻黄含有麻黄碱和伪麻黄碱，对正常个体血压的影响不确定，可降低抗高血压药的疗效。

【制剂与规格】片剂:5mg,10mg

(三) 常见钙离子通道阻滞剂代表药物比较

根据常见钙离子通道阻滞剂代表药物药动学、特殊人群用药比较表,可直观了解药物使用的优势及缺点(表 3-1-22,表 3-1-23)。

表 3-1-22　常见钙离子通道阻滞剂的药动学比较

药物	生物利用度	T_{max}(小时)	$t_{1/2}$(小时)	血浆蛋白结合率	代谢	排泄
硝苯地平	64%~90%	1~2	5	90%	肝	肾脏/胆汁(80%/20%)
苯磺酸左旋氨氯地平	64%~80%	6~12	35~50	97.5%	肝脏	肾脏(60%)

表 3-1-23　常见钙通道阻滞剂药物的特殊人群用药

	硝苯地平	氨氯地平
老年人	老年患者不推荐使用速释剂型	治疗高血压的起始剂量为一次 2.5mg,每日 1 次。治疗心绞痛时也需减量
儿童	儿童禁用	6~17 岁儿童推荐剂量为一次 2.5~5mg,一日 1 次
妊娠期妇女	妊娠期妇女禁用	对妊娠期妇女用药尚缺乏相应的研究资料
妊娠安全性分级	C	C
哺乳期妇女	本药可随乳汁排泄,哺乳期妇女用药应权衡利弊	本药是否随乳汁排泄尚不明确,哺乳期妇女用药应权衡利弊
肾功能不全患者	肾功能不全患者剂量应减小	轻至中度肾功能不全者无需调整剂量
肝功能不全患者	肝功能不全患者剂量应减小	治疗高血压的起始剂量为一次 2.5mg,一日 1 次。治疗心绞痛时也需减量

思考题:

1. 简述钙离子阻滞剂的作用机制。
2. 哪些药物可能与硝苯地平有相互作用?
3. 服用氨氯地平时,应该注意哪些方面的问题?

七、血脂调节药

学习要点：

1. 掌握常用血脂调节药的适应证、用法用量、相互作用、不良反应。
2. 熟悉血脂调节药物的禁忌证、用药注意事项。
3. 了解血脂调节药的药效、药动学原理。

脂质代谢紊乱与动脉粥样硬化有着密切关系，调节血脂代谢可以防治动脉粥样硬化。调节血脂药主要包括：①影响脂质合成、代谢的药物：烟酸类（如烟酸、阿昔莫司）、氯贝丁酯类及苯氧乙酸类（如氯贝丁酯、非诺贝特、吉非贝齐）、羟甲基戊二酰辅酶 A（HMG-CoA）还原酶抑制剂（他汀类）；②影响胆固醇及胆酸吸收的药物：如考来烯胺；③多烯脂肪酸类药物：如亚油酸、二十碳五烯酸；④其他：其他药物如钙通道阻滞药也具有调节血脂代谢的作用。本教材仅介绍神经内科常用的他汀类血脂调节药物，其他血脂调节药物的药学知识请参照心血管内科专业教材的相关内容。

他汀类药物是 HMG-CoA 还原酶抑制剂，HMG-CoA 还原酶是肝细胞合成胆固醇过程中的限速酶，催化 HMG-CoA 生成甲羟戊酸（MVA），MVA 生成是内源性胆固醇合成的关键步骤，抑制 HMG-CoA 还原酶则减少内源性胆固醇合成。他汀类有明显的调血脂作用，在治疗剂量下，对 LDL-C 的降低作用最强，TC 次之，降 TG 作用很弱。

（一）阿托伐他汀 Atorvastatin

【药理作用】

1. 药效学　阿托伐他汀是 HMG-CoA 还原酶抑制剂，通过抑制肝脏内 HMG-CoA 还原酶和胆固醇的合成从而降低血浆中胆固醇和脂蛋白水平，并通过增加细胞表面的肝脏低密度脂蛋白（LDL）受体以增强 LDL 的摄取和代谢。此外，近年来的研究证明本药还具有抗炎、抗氧化、减少内皮素生成、抑制血小板聚集、稳定斑块和抗血栓等多方面的抗动脉粥样硬化的作用。

2. 药动学　口服后吸收迅速，吸收程度与剂量成正比，绝对生物利用度为 14%。口服后 1~2 小时达峰，血浆蛋白结合率高于 98%。被 CYP3A4 代谢为邻位、对位羟基衍生物和多种 β-氧化产物。98%的药物随粪便排泄，不足 2%随尿液排泄，消除半衰期为 14 小时。

【适应证】

1. 用于经饮食治疗和其他非药物治疗疗效仍不满意的原发性高胆固醇血

症、混合型高脂血症，以降低升高的血浆总胆固醇、低密度脂蛋白胆固醇、载脂蛋白B和甘油三酯水平。

2. 与其他降脂疗法合用或单用治疗纯合子家族性高胆固醇血症，以降低低密度脂蛋白胆固醇和甘油三酯水平。

3. 用于冠心病或存在冠心病风险因素合并高胆固醇血症或混合型血脂异常的患者，以降低心肌梗死、脑卒中、血管重建术、心力衰竭、心绞痛的风险。

【用法用量】 用于原发性高胆固醇血症、混合型高脂血症，口服给药，一次10mg，每日一次。用于杂合子家族性高胆固醇血症，口服给药，初始剂量为一日10mg，随后根据需要逐步增量，间隔4周，至一日40mg。用于纯合子家族性高胆固醇血症，口服给药，剂量为一日10~80mg。

【注意事项】

1. 活动性肝病或不明原因血清氨基转移酶持续升高者、肌病患者禁用。

2. 老年人慎用。

3. 于治疗前、治疗开始后12周和剂量增加后12周监测肝功能。

4. 本药某些制剂含有乳糖，半乳糖不耐受、乳糖酶缺乏、葡萄糖-半乳糖吸收障碍者不应使用。

5. 本药可于一天内任何时间服用，不受进餐影响。

6. 用药时不宜饮用大量葡萄柚汁。

【禁忌证】 对本药所含的任何成分过敏者禁用。活动性肝病患者、血清转氨酶持续升高超过正常上限3倍且原因不明者、肌病患者、妊娠期妇女、哺乳期妇女及任何未采取适当避孕措施的育龄妇女禁用本药。

【不良反应】

1. 肌肉骨骼系统　可出现肌肉疼痛、压痛或无力，伴或不伴肌酸激酶(CPK)升高。

2. 泌尿生殖系统　可出现继发于横纹肌溶解的急性肾衰竭。

3. 肝胆系统　可出现丙氨酸转氨酶(ALT)、天冬氨酸转氨酶(AST)升高。

4. 神经系统　常见头痛、感觉异常，可见失眠、梦魇等，可能会导致出血性脑卒中的风险增加。

5. 皮肤系统　可见皮疹、瘙痒。

【药物相互作用】

1. CYP3A4抑制药(贝特类、大环内酯类、烟酸、环孢素、伊曲康唑)等可降低本药代谢，使血药浓度增加，发生肌病的风险增加。

2. 合用胺碘酮同样会增加本药血药浓度，增加发生肌病的风险。

3. 本药1次80mg可使地高辛稳态血药浓度上升约20%，合用需注意监测。

4. 本药可增加炔诺酮、炔雌醇的曲线下面积。

5. 利福平等 CYP3A4 诱导剂可降低本药血药浓度,不建议两药同时给予。

【制剂与规格】 片剂:10mg

(二)瑞舒伐他汀 Rosuvastatin

【药理作用】

1. 药效学 瑞舒伐他汀是 HMG-CoA 还原酶抑制剂,通过抑制肝脏内 HMG-CoA 还原酶和胆固醇的合成从而降低 LDL 水平,同时升高高密度脂蛋白(HDL)水平。有研究认为,瑞舒伐他汀抑制 HMG-CoA 还原酶的效能强于其他他汀类药物(阿托伐他汀、辛伐他汀等)。由于瑞舒伐他汀上市时间较阿托伐他汀短,目前该药物是否具有抗炎、抗氧化、减少内皮素生成、抑制血小板聚集、稳定斑块和抗血栓等多方面的抗动脉粥样硬化的作用尚不明确,故对于合并上述用药需求的患者,宜首选阿托伐他汀。

2. 药动学 口服 2 周内起效,生物利用度为 20%,本药主要分布在肝组织中,总蛋白结合率约为 88%,少量在肝脏代谢(主要通过 CYP2C9 和 CYP2C19),部分产物尚有活性。主要以原形排泄,约 90%经粪便排泄,约 10%经肾排泄,消除半衰期为 13~20 小时。

【适应证】

1. 用于经饮食治疗和其他非药物治疗疗效仍不满意的原发性高胆固醇血症、混合型高脂血症。

2. 与其他降脂疗法合用或单用治疗纯合子家族性高胆固醇血症。

【用法用量】 用于原发性高胆固醇血症、混合型高脂血症/纯合子家族性高胆固醇血症,口服给药,初始剂量为一次 5mg,每日 1 次;也可初始剂量一次 10mg,每日 1 次,必要时可在用药 4 周后增加剂量,最大日剂量为 20mg。

【注意事项】

1. 活动性肝病、肌病患者禁用。

2. 严重肾功能损害(肌酐清除率小于 30ml/min)者禁用。

3. 肝病及过量饮酒者慎用。

4. 于治疗前、治疗开始后 3 个月进行肝功能检查。

5. 监测 CK 水平。

6. 本药可于一天内任何时间服用,不受进餐影响。

【禁忌证】 对瑞舒伐他汀或药品中任何成分过敏者;活动性肝病患者,包括原因不明的血清转氨酶持续升高和任何血清转氨酶升高超过 3 倍的正常值上限的患者;严重肾功能损害的患者(Ccr<30ml/min);肌病患者;同时使用环孢素的患者;妊娠期间、哺乳期间以及有可能怀孕而未采用适当避孕措施的妇女。

【不良反应】

1. 肌肉骨骼系统 可出现肌肉疼痛、压痛或无力，伴或不伴 CPK 升高。

2. 肝胆系统 可出现 ALT、AST 升高。

3. 可代谢/内分泌系统 出现代谢综合征，表现为血糖升高。

4. 呼吸系统 可见咳嗽呼吸困难。

5. 神经系统 常见头痛、头晕，可见失眠、梦魇、抑郁。

6. 血液系统 有血小板减少的个案报道。

【药物相互作用】

1. 环孢素可降低本药代谢，使血药浓度增加，发生肌病的风险增加，禁止合用。

2. 贝特类和烟酸与该药物合用可增加发生肌病的风险。

3. 接受蛋白酶抑制药的 HIV 患者，不推荐同时使用本药物。

4. 本药可增加炔诺酮、炔雌醇的曲线下面积。

5. 本药可影响维生素 K 拮抗剂（如华法林）的疗效，合用时需监测 INR。

6. 圣约翰草可降低本药疗效，应慎重合用。

【制剂与规格】片剂：5mg，10mg，20mg；胶囊剂：5mg

（三）两种血脂调节药物比较

血脂异常是血浆胆固醇升高、甘油三酯升高、高密度脂蛋白胆固醇减低中的一种或两种以上异常组合的病理性脂代谢症，是冠心病等多种心血管疾病的主要危险因素之一。他汀类主要降低胆固醇、甘油三酯，一般不用于儿童。根据常见血脂调节代表药物特殊人群用药比较表，可以直观了解药物使用的优势及缺点（表 3-1-24）。

表 3-1-24 两种血脂调节药物的特殊人群用药

	阿托伐他汀	瑞舒伐他汀
老年人	慎用	慎用
儿童	无可靠资料	无可靠资料
妊娠期妇女	禁用	禁用
妊娠期安全分级	X 级	X 级
哺乳期妇女	禁用	禁用
肾功能不全患者	需密切监测药物对骨骼肌的影响	易于发生继发于横纹肌溶解的肾衰竭患者不应使用本药
肝功能不全患者	禁用	禁用

思考题：

1. 简述他汀类调节血脂药的作用机制。
2. 服用他汀类调节血脂药时，应该注意哪些方面的问题？
3. 他汀类调节血脂药能用于妊娠期妇女吗？FDA分为哪一级？

八、抗癫痫药

学习要点：

1. 掌握常用抗癫痫药物的适应证、用法用量、不良反应。
2. 熟悉常用抗癫痫药物的相互作用、特殊人群用药。
3. 了解常用抗癫痫药物的药效、药动学原理以及药物间的比较。

抗癫痫药物是指可以消除或减轻癫痫发作频率的药物，即消除或减轻大脑对各种导致发作的刺激的反应，通过两种方式实现。一是影响中枢神经元，以防止或减少它们的病理性过度放电；其二是提高正常脑组织的兴奋阈，减弱病灶兴奋的扩散，防止癫痫复发。

（一）苯妥英钠 Phenytoin Sodium

【药理作用】

1. 药效学　苯妥英钠为乙内酰脲类抗癫痫药，该类药物在产生神经冲动时，通过减少钠离子内流而使神经细胞膜稳定，并且限制钠通道介导的发作性放电的扩散。在神经元水平，当产生神经冲动时，可延长通道不激活时间而减少钠和钙离子内流，阻滞强直后增强（PTP）的形成，抑制神经元持续高频发放，阻止异常放电向周围正常脑组织的扩散，从而防止发作性电活动的扩散和传播。苯妥英钠对小脑有兴奋作用，激活小脑至大脑皮层的抑制通路，并使小脑浦肯野细胞放电增加而使皮层发作性活动减少。

2. 药动学　口服吸收较慢，新生儿吸收较差。口服4～12小时后达血药峰浓度，有效血药浓度为10～20mg/L。一日口服300mg，7～10日可达稳态血药浓度。口服片剂的生物利用度约为79%，进食可影响本药吸收。主要与白蛋白结合，蛋白结合率为88%～92%，在脑组织内蛋白结合率还可略高。主要在肝内代谢，代谢物无药理活性。经肾脏排泄，碱性尿时排泄较快。可通过胎盘，可分泌入乳汁。半衰期为7～42小时，长期服用者，半衰期为15～95小时（甚至更长）。儿童的药动学较特殊，早产儿的表观分布容积平均为1.2L/kg，足月产儿为0.8L/kg，且保持恒定达96周。在年龄小于3个月的婴儿中蛋白结合率低，游离苯妥英可升高40%，总的血药浓度维持在6~14mg/L的较低水平，早产儿的半衰期显著延长。

【适应证】癫痫全身性强直阵挛发作、复杂部分性发作(精神运动性发作、颞叶癫痫)、单纯部分性发作(局限性发作)和癫痫持续状态。

【用法用量】

1. 癫痫

(1)成人：口服给药，开始一日100mg，每日2次，在1~3周内加至一日250~300mg，分3次服用。发作频繁者，第1日12~15mg/kg，分2~3次服用，每6小时一次，第2日开始，给予100mg，每日3次，直至调整至适当剂量。一次极量为300mg，一日极量为500mg。

(2)儿童：口服给药，开始时一日5mg/kg，分2~3次服，以后按需要调整，一日剂量不超过250mg。维持量为一日4~8mg/kg(或250mg/m^2)，分2~3次服。

2. 癫痫持续状态　静脉滴注，一次(16.4±2.7)mg/kg；静脉注射：负荷剂量10~15mg/kg(成人)、15~20mg/kg(儿童)，注射速度不超过50mg/min(成人)、1~3mg/(kg·min)(儿童)。

3. 惊厥

(1)成人：静脉注射，一次150~250mg，速度不超过50mg/min，需要时30分钟后可再次静脉注射100~150mg，一日总量不超过500mg。

(2)儿童：静脉注射，可按体重5mg/kg(或250mg/m^2)，单次或分2次注射。

【注意事项】

1. 静脉注射可能导致低血压及注射部位皮肤坏死，应避免小静脉注射。因本药局部刺激性较大，吸收不良，在肌肉中可形成结晶，故不能用作肌内或皮下注射，药物注射结束时，应以盐水冲掉残留在输液管和针头中的药物。静脉给药速度过快可引起严重低血压和心律失常，故静脉给药时必须控制速度，成人不超过50mg/min，儿童不超过1~3mg/(kg·min)。

2. 停药、换药时需逐渐减量，以免癫痫发作加剧，甚至出现持续状态。

3. 静脉使用本药时应进行持续的脉搏、心电图、血压监测。如用药期间发生心血管系统不良反应，需降低给药频率或停药。

4. 为零级药动学的典型药物，在有效血药浓度低时，一次增加剂量以一日50mg为宜。当血药浓度达到15μg/ml时，增加剂量以一日25mg为宜，增加剂量后应观察2~3周，以达到新的稳态血药浓度。血药浓度超过20mg/L时易产生毒性反应，出现眼球震颤。超过30mg/L时，出现共济失调。超过40mg/L时可出现严重毒性作用。

5. 用药期间应检查血常规、肝功能、血钙、脑电图、血药浓度和甲状腺功能等。

6. 服用口服制剂时,为减轻胃肠道反应,应在餐后立即服用或与牛奶同服。需按时服用,如果漏服,应在下次服药前 4 小时立即补服,不能把两次用量一次服下。

7. 用药期间不宜驾驶及操作机械。

8. 在治疗开始 10 日内加强口腔清洁卫生及加用夹板,可减低齿龈增生的速度及程度。

【禁忌证】阿-斯综合征、Ⅱ～Ⅲ度房室阻滞、窦房结阻滞、低血压患者禁用。

【不良反应】

1. 代谢、内分泌系统　可使血糖升高,血清 T_3、T_4 的浓度降低,可增加妇女雌激素、黄体酮与睾酮的代谢性清除。

2. 泌尿生殖系统　可引起尿色加深。

3. 免疫系统　可引起淋巴结病(包括良性淋巴结增生)、假性淋巴瘤、恶性淋巴瘤。

4. 神经系统　可引起共济失调、构音障碍、神志模糊、行为改变、癫痫发作次数增多、感觉异常、头晕、嗜睡、昏迷、眩晕、失眠、短暂的神经敏感性增强、头痛等,常与剂量有关。

5. 精神　可引起精神改变,长期使用还可引起异常的兴奋、神经质或烦躁易怒。

6. 肝脏　可出现血清碱性磷酸酶、丙氨酸氨基转移酶升高。

7. 胃肠道　长期用药后可引起恶心、呕吐、胃炎、大便色淡、便秘、齿龈增生(儿童多见)。

8. 血液　可引起白细胞减少、粒细胞缺乏及全血细胞减少。

9. 皮肤　常有皮疹反应,包括红斑、荨麻疹、痤疮、麻疹样反应,有时伴发热。

10. 眼　可引起眼球震颤、眼肌麻痹。

【药物相互作用】

1. 布洛芬、阿奇霉素可提高本药的血药浓度,出现中毒症状。

2. 氟烷和单胺氧化酶抑制剂对肝酶有抑制作用,合用时可增强本药的毒性(包括肝毒性),甚至引起肝坏死。

3. 可增加胺碘酮的代谢,使胺碘酮疗效降低,但本药代谢减少,从而增加了毒性。

4. 加巴喷丁可使本药发生毒性反应的风险增加。

5. 与香豆素类抗凝药合用时,开始可增加抗凝效应,但持续应用则效果相反。

6. 静脉注射时与利多卡因、普萘洛尔合用,可加强心脏的抑制作用。

7. 长期应用多巴胺的患者,静脉注射本药时可因儿茶酚胺耗竭,引起突发性低血压及心率减慢,且与本药的用量及吸收速度有关。

8. 有肝微粒体酶诱导作用,可加速部分与这些酶有关的药物代谢。

9. 可使氨茶碱半衰期缩短,效果降低,因此制酸药应与本药相隔2~3小时分开服用。

10. 可使血糖升高,合用时可能需要注意并调整降糖药的用量。

11. 可对抗非去极化肌松药(多库溴铵、哌库溴铵等)的神经肌肉阻滞作用。

12. 可降低呋塞米在胃肠道的吸收,使其疗效降低。

13. 月见草油可降低癫痫发作阈,与本药合用时可能使癫痫发作。

14. 与大量抗精神病药、三环类抗抑郁药合用,可诱导癫痫发作,中枢神经的抑制可更明显,合用时需调整本药的用量。

15. 与美沙酮合用可产生戒断症状。

【制剂与规格】片剂:50mg,100mg;注射用苯妥英钠粉针剂:100mg,250mg

(二)丙戊酸钠 Sodium Valproate

【药理作用】

1. 药效学　丙戊酸钠为一种不含氮的广谱抗癫痫药,对多种癫痫类型具有抑制作用。其抗癫痫机制尚未完全阐明,试验表明本药能增加抑制性神经递质γ-氨基丁酸(GABA)的合成和减少其降解,从而升高GABA浓度,降低神经元的兴奋性而抑制发作。此外,可产生与苯妥英相似的抑制钠通道的作用。

2. 药动学　口服后迅速吸收,进食可延缓其吸收。口服胶囊与普通片剂后,1~4小时达血药峰浓度,肠溶片则需3~4小时。静脉注射后数分钟达到稳定的血浆浓度,之后通过静脉滴注维持。各种剂型生物利用度近100%。有效血药浓度为50~100μg/ml。血药浓度超过120μg/ml时可出现明显不良反应。主要分布在细胞外液和肝、肾、肠和脑组织等。随着血药浓度增高,游离部分增加,从而增加进入脑组织的梯度(脑液内的浓度为血浆中浓度的10%~20%)。大部分由肝脏代谢,主要随尿液排出,少量随粪便排出。可通过胎盘,也可进入乳汁。普通片剂的半衰期为7~10小时,口服溶液的半衰期为8~20小时,注射剂的半衰期为15~17小时。可被透析清除,但血液透析仅对血浆中未结合的丙戊酸(约10%)有作用。

【适应证】广谱抗癫痫药,是全面发作的首选药。主要用于癫痫单纯或复杂部分性发作、失神发作、肌阵挛发作、强直阵挛发作及其他类型癫痫。

【用法用量】

1. 成人

(1)口服给药:①片剂、糖浆剂:起始剂量为一日5~10mg/kg,1周后递增,直至癫痫发作得以控制。常规剂量为一日15mg/kg或600~1200mg,分2~3次服用。一日用量超过250mg时,应分次服用以减少胃肠刺激。最大日剂量不超过30mg/kg或1800~2400mg。②口服溶液:起始剂量为一日600mg,每日2次。每隔3日增加200mg,直至症状得到控制。常用剂量为一日1000~2000mg(即20~30mg/kg),每日2次,必要时可增至一日2500mg。

(2)静脉给药:①癫痫发作需快速达到有效血药浓度并维持时:以15mg/kg缓慢静脉注射,注射时间应大于5分钟,然后以1mg/(kg·h)的速度静脉滴注,并根据患者症状调整滴注速度;②临时替代口服给药治疗癫痫发作:口服给药后4~6小时可开始静脉给药,剂量范围为平均一日20~30mg/kg。可分4次静脉滴注,每次滴注时间至少1小时,也可持续滴注24小时。

2. 儿童　口服给药,单药治疗。

(1)体重≥20kg者,初始剂量为一日400mg,分2次服用,间隔加药直到症状得以控制。常用量为一日20~30mg/kg,如病情仍未得到控制可增至一日35mg/kg。

(2)体重<20kg者,常用量一日20mg/kg,病情严重者可加量(仅限于可监测血药浓度时),但不宜超过一日40mg/kg。

【注意事项】

1. 可引起出血时间延长,并增加中枢神经系统抑制药的作用,进行外科手术或其他急症治疗时应注意。手术前、发生自发性出血或血肿时,应进行血液检查(如血细胞计数、出血时间及凝集试验)。

2. 因丙戊酸有导致高氨血症的风险,当怀疑患者有尿素循环酶缺陷时,在治疗前应做代谢方面的检查。

3. 静脉滴注时应使用单独静脉通道,不可肌内注射。静脉内给药几分钟后可见恶心、眩晕,几分钟后可消失。

4. 口服时应整片吞服。服后要多喝水或与食物同服,以减少药物对口腔及胃黏膜的刺激。

5. 饮酒可增强镇静作用,故服药期间应戒酒。

6. 体重增加为多囊卵巢综合征的危险因素,应密切监测。

7. 可引起嗜睡(尤其与其他抗癫痫药或苯二氮䓬类药合用时),可能影响驾驶和机械操作。

【禁忌证】肝病活动期或明显肝功能损害、卟啉病患者禁用。

【不良反应】

1. 代谢、内分泌系统 常见不伴有肝功能检测结果变化的中度高氨血症，无需终止治疗。

2. 血液 多见血小板减少。

3. 胃肠道 常见腹泻、消化不良、恶心、呕吐、胃肠道痉挛，多发生于治疗开始阶段，通常继续服药几日后症状消失。

4. 皮肤 常见一过性和(或)剂量相关性脱发。

【药物相互作用】

1. 与阿司匹林或双嘧达莫合用，可减少血小板聚集，延长出血时间；与抗凝药(华法林、肝素等)、溶血栓药合用可增加出血的危险性。

2. 与拉莫三嗪合用可增加严重皮肤反应(中毒性表皮坏死松解症)的危险，还可升高拉莫三嗪的血药浓度，不建议合用。

3. 与碳青霉烯类、单杆菌类合用可降低本药血药浓度，导致癫痫发作危险性增加。

4. 与苯巴比妥、扑米酮合用可增加以上药物的血药浓度，出现药物过量症状，合用的最初15日需密切观察，一旦出现镇静症状，应立即降低以上药物的剂量。

5. 与托吡酯合用可发生高氨血症和脑病。

6. 禁止与圣约翰草提取物合用。

【制剂与规格】片剂：100mg，200mg；肠溶片：250mg，500mg；胶囊：200mg，250mg；注射用丙戊酸钠粉针剂：400mg

(三) 卡马西平 Carbamazepine

【药理作用】

1. 药效学 卡马西平具有抗惊厥、抗癫痫等作用，为钠通道调节药，可通过增强钠通道的灭活效能，限制突触后神经元高频动作电位的发散，以及通过阻断突触前钠通道和动作电位发散，阻断神经递质的释放，从而调节神经兴奋性，产生抗惊厥作用。

2. 药动学 口服吸收缓慢且不规则。口服后4~8小时血药峰浓度，平均为4.5μg/ml，但个体间差异较大。1~2周达稳态血药浓度。生物利用度为58%~85%。可迅速分布至全身组织，能通过胎盘，可进入乳汁，蛋白结合率约为76%。经肝脏代谢，能诱发自身代谢，主要代谢产物10,11-环氧化卡马西平的药理活性与原形药相似，其在血浆和脑内的浓度可达原形药的50%。给药量的72%经肾脏排出，28%随粪便排出。半衰期为25~65小时，长期服药诱发自身代谢，半衰期降为10~20小时。

【适应证】治疗癫痫单纯或复杂部分性发作的首选药，对全身性强直、阵挛、强直阵挛发作亦有良好疗效。对典型或不典型失神发作、肌阵挛发作无效。

【用法用量】

1. 成人 口服，起始剂量为一次100~200mg，每日1~2次。以后逐渐增加剂量，直至最佳疗效，通常一次400mg，每日2~3次。一日总量不宜超过1200mg，少数可用至一日1600~2000mg。

2. 儿童 口服抗惊厥，4岁或4岁以下儿童，起始剂量为一日20~60mg，然后每隔1日增加20~60mg。4岁以上的儿童，起始剂量为一日100mg，然后每周增加100mg。维持剂量为一日10~20mg/kg。

【注意事项】

1. 患者出现下列情况时应停药 有肝脏中毒症状或发生活动性肝病；有发生骨髓抑制的明显证据，但癫痫症状只有应用本药才能控制时可考虑减量，密切随访白细胞计数，如白细胞计数逐渐回升，可再加量至控制癫痫发作的剂量；有心血管方面不良反应或出现皮疹时；典型或非典型失神发作的混合型发作加重时。

2. 饭后立即服药，可减少胃肠道反应。

3. 漏服时应尽快补服，不得一次服双倍量，可在一日内分次补足用量。

4. 服用本药应避免大量饮水，以防发生水中毒。

5. 本药可引起眩晕、嗜睡，特别是用药初期或剂量调整期，故驾驶或操作机器时应谨慎。

【禁忌证】对本药或三环类抗抑郁剂过敏、心脏房室传导阻滞、血象严重异常、血清铁严重异常或有卟啉病史、有骨髓抑制病史、严重肝肾功能不全者禁用。

【不良反应】

1. 心血管系统 常见高血压、低血压。

2. 代谢、内分泌系统 最常见水潴留、低钠血症（表现为无力、恶心、呕吐、精神紊乱、神经系统异常以及癫痫样发作增多），常见体重增加。

3. 泌尿生殖系统 可使血尿素氮、尿糖、尿蛋白升高。

4. 神经系统 常见头痛、头晕、共济失调、嗜睡、疲乏。

5. 精神 常见精神错乱。

6. 胃肠道 极常见恶心、呕吐，常见口干。

7. 血液 常见嗜酸性粒细胞增多。

8. 皮肤 可见剥脱性皮炎。

9. 眼 常见视物模糊、复视、眼球震颤。

【药物相互作用】

1. 与氯磺丙脲、氯贝丁酯、去氨加压素、赖氨加压素、垂体后叶素合用可增强抗利尿作用，合用各药均需减量。

2. 与腺苷合用可增加发生心脏传导阻滞的风险。

3. 与对乙酰氨基酚合用（尤其是单次超量或长期大量使用）时，可增加肝脏中毒的危险，并使对乙酰氨基酚的疗效降低。

4. 与利尿药（如氢氯噻嗪、呋塞米）合用可引起低钠血症。

5. 与单胺氧化酶（MAO）抑制药合用可引起高热和（或）高血压危象、严重惊厥甚至死亡。当本药用于抗惊厥时，MAO 抑制药可能改变癫痫发作的类型，两药应用时应至少间隔 14 日。

6. 与口服避孕药合用可能出现阴道大出血，可改用只含孕激素的口服避孕药。

7. 禁止与奈法唑酮、利匹韦林合用。

【制剂与规格】片剂：100mg，200mg，400mg；缓释片：200mg，400mg；缓释胶囊：100mg；胶囊：200mg；糖浆：1ml：20mg

（四）奥卡西平 Oxcarbazepine

【药理作用】

1. 药效学　奥卡西平为卡马西平的 10-酮基衍生物。在体内大部分（70%）被代谢为 10-羟基代谢物（MHD），奥卡西平及 MHD 均具有抗惊厥活性，对大脑皮质运动有高选择性抑制作用，其作用机制为阻断脑细胞的电压依赖性钠通道，从而稳定过度兴奋的神经细胞膜，抑制神经元重复放电，减少神经冲动的突触传递。此外，亦作用于钾、钙离子通道而起作用。

2. 药动学　口服吸收迅速而完全。4~6 小时达血药峰浓度，进食不影响本药的吸收量及速度。在肝脏中快速代谢为其活性代谢产物 MHD。服用本药一日 2 次，2~3 日后 MHD 可达稳态血药浓度，在一日 0. 3~2. 4g 的剂量范围内 MHD 的稳态血药浓度与剂量呈正相关。MHD 在体内分布广泛，蛋白结合率为 40%，表观分布容积为 49L。原形及 MHD 均易透过胎盘和血-脑脊液屏障，乳汁中药物浓度为血药浓度的 50%。主要经肾脏排泄。母体药物半衰期为 1. 3~2. 3 小时，MHD 半衰期为（9. 3±1. 8）小时，肾功能受损者（肌酐清除率<30ml/min）的半衰期延长至 19 小时。

【适应证】

1. 主要用于成人癫痫部分性发作的单药或辅助治疗。

2. 全面性强直-阵挛发作的单药治疗及难治性癫痫的辅助治疗。

【用法用量】

1. 成人口服　开始剂量为 300mg/d，以后可逐渐增 600~2400mg/d，以达到满意的疗效。剂量超过 2400mg/d 时神经系统不良反应增加。

2. 儿童

(1)片剂:5 岁及以上儿童,起始剂量为一日 8~10mg/kg,分 2 次服用。可每隔 1 周增加日剂量,一次增量不超过 10mg/kg,最大剂量为一日 46mg/kg。联合治疗时,维持剂量约为一日 30mg/kg。

(2)混悬液:2 岁以上儿童,起始剂量为一日 8~10mg/kg,分 2 次服用,可直接服用或与少量水混合后立即服用。一次增量不超过 10mg/kg,调整剂量的时间间隔不少于 1 周,最大剂量为一日 60mg/kg。

【注意事项】

1. 本药停用、换药及替代其他抗癫痫药时,应逐渐减量/增量,以免诱发癫痫发作。

2. 用药前后及用药时应当监测血清钠浓度,合并心力衰竭患者应定期监测体重,以确定是否有体液潴留。

3. 可引起眩晕及嗜睡,导致反应能力受损,用药期间应避免驾驶和操纵机器。

4. 乙醇可使本药镇静作用增强,用药期间应避免饮酒。

【禁忌证】房室传导阻滞、对本药过敏者禁用。

【不良反应】

1. 代谢、内分泌系统　常见低钠血症,还可引起抗利尿激素分泌失调综合征及血清 T_4 水平降低。

2. 神经系统　极常见头晕、嗜睡、头痛,常见健忘、共济失调、注意力不集中、震颤、眩晕。

3. 精神　常见意识障碍、抑郁、感情淡漠激动(如神经过敏)、情感不稳。

4. 胃肠道　极常见恶心、呕吐,常见便秘、腹泻、腹痛、消化不良。

5. 眼　极常见复视,常见视觉障碍、视物模糊、眼球震颤。

6. 皮肤　常见痤疮、脱发、皮疹。

7. 其他　极常见疲劳,常见无力。

【药物相互作用】

1. 可降低苯妥英及苯巴比妥的代谢,使其血药浓度升高,毒性增加。

2. 与锂剂合用时神经系统不良反应增加。

3. 与炔雌醇、左炔诺孕酮合用可使以上药物的 *AUC* 下降,可能会导致激素类避孕药失效。

【制剂与规格】片剂:150mg,300mg,600mg;奥卡西平口服溶液:60mg/ml

（五）地西泮 Diazepam

【药理作用】

1. 药效学 地西泮属长效苯二氮䓬类药物，可引起中枢神经系统不同部位的抑制，随着用量的增大，临床表现可自轻度的镇静到催眠甚至昏迷。有抗癫痫、抗惊厥作用，可增强突触前抑制，抑制皮质-背侧丘脑和边缘系统的致痫灶引起的癫痫放电活动的扩散，但不能消除病灶的异常放电活动。

2. 药动学 口服后吸收迅速，肌内注射后吸收慢而不规则。口服给药后0.5~2小时达血药峰浓度，4~10天血药浓度达稳态，生物利用度约76%。本药及其代谢物脂溶性高，容易穿透血-脑脊液屏障。可通过胎盘，可分泌入乳汁。血浆蛋白结合率高达99%。主要在肝脏代谢，代谢产物为去甲地西泮和去甲羟地西泮等，亦有不同程度的药理活性。有肠肝循环，长期用药有蓄积作用。代谢产物可滞留在血液中数日甚至数周，停药后消除较慢。主要以代谢物的游离或结合形式经肾排泄，半衰期为20~70小时。

【适应证】

1. 癫痫 可与其他抗癫痫药合用，治疗癫痫大发作或小发作，控制癫痫持续状态时应静脉注射。

2. 失眠 尤对焦虑性失眠疗效极佳。

3. 各种原因引起的惊厥 如子痫、破伤风、小儿高热惊厥等。

【用法用量】癫痫发作

1. 成人 成人首次静脉注射10~20mg，按1~5mg/min缓慢静脉注射，直至发作停止或总量达20~30mg为止。有效而复发者，30分钟后可重复应用，或在首次用药后将地西泮80~100mg加入5%葡萄糖液500ml中缓慢静脉滴注，10~20mg/h。视发作情况控制滴注速度和剂量，24小时总剂量不超过120mg为宜。

2. 儿童 静脉注射，出生30日至5岁的儿童，每2~5分钟用0.2~0.5mg，最大剂量为5mg；5岁以上儿童，每2~5分钟用1mg，最大剂量为10mg，必要时在2~4小时内可重复注射。

【注意事项】

1. 对可能已产生依赖者，停药前应逐渐减量，不可骤停。

2. 突然停药或大量减少药物剂量后可能发生反弹或戒断症状，癫痫患者突然停药可引起癫痫持续状态，故减少药物剂量或中止治疗时需谨慎。

3. 静脉注射时应缓慢，否则可能引起低血压、心脏停搏或呼吸抑制，静脉给药后应卧床观察3小时以上。

4. 与乙醇合用可相互增效，用药期间应避免饮酒。

5. 葡萄柚汁可升高本药的血药浓度，用药期间应避免饮用。

6. 食用高脂饮食可使本药的血药浓度显著升高，故静脉给药后应避免食用高脂饮食。

7. 高剂量咖啡因可干扰本药的抗焦虑作用。

【禁忌证】妊娠期妇女、新生儿禁用。

【不良反应】

1. 心血管系统　静脉注射过快可引起静脉血栓形成、静脉炎。

2. 神经系统　常见嗜睡、头晕，大剂量使用可见共济失调、震颤。老年患者更易出现以上反应。

3. 其他　常见乏力。长期连续用药可产生依赖性和成瘾性，停药后可能发生撤药症状。还可出现体温过低。

【药物相互作用】

1. 与普萘洛尔、扑米酮合用可致癫痫发作的类型和(或)频率改变。

2. 与抗高血压药、利尿药合用可使血压下降加重。

3. 与芬太尼合用可引起全身血管阻力降低，并继发平均动脉压显著降低。

4. 雷尼替丁可明显降低本药的稳态血药浓度(口服)，提高本药的血浆清除率。

5. 茶碱可逆转本药的镇静作用。

6. 与丁丙诺啡合用可引起呼吸系统和心血管系统衰竭。

【制剂与规格】片剂:2.5mg,5mg;注射剂:2ml:10mg

(六) 拉莫三嗪 Lamotrigine

【药理作用】

1. 药效学　拉莫三嗪为苯三嗪类抗癫痫药，属电压门控钠通道阻滞药。通过减少钠内流而增加神经元的稳定性。在体外培养神经元中，可抑制戊四氮和电刺激所致的惊厥，缩短皮层和海马区病灶兴奋后的放电时间。阻滞癫痫灶快速放电和神经元去极化，但不影响正常神经兴奋传导。动物试验表明，对抗超强电刺激引起的强直性惊厥的作用较苯妥英钠强。

2. 药动学　口服后吸收迅速而完全，约2.5小时达血药峰浓度。生物利用度为98%。本药血浆蛋白结合率为55%，表观分布容积为0.92~1.22L/kg。药物主要在肝脏通过与葡糖醛酸结合而代谢，代谢产物无生物活性。主要以代谢产物通过肾脏排泄。半衰期为24~35小时，与酶诱导药如卡马西平、苯妥英合用时，半衰期缩短到约14小时，与酶抑制药丙戊酸合用时，半衰期延长到约70小时。血液透析可少量清除本药。

【适应证】

1. 成人及12岁以上儿童癫痫部分性发作或全身强直阵挛性发作的单药或

辅助治疗。2~12 岁儿童癫痫部分性发作或全身强直阵挛性发作的辅助治疗。

2. 合并有林-戈(Lennox-Gastaut)综合征的癫痫发作。

【用法用量】

1. 成人　口服给药。

(1)单药治疗:初始剂量为一次 25mg,每日 1 次。随后 2 周,一次 50mg,每日 1 次。维持剂量一日 100~200mg,单次或分 2 次服用。

(2)与丙戊酸钠合用:前 2 周为一次 25mg,隔日 1 次。随后 2 周,一次 25mg,每日 1 次,维持剂量一日 100~200mg,单次或分 2 次服用。

(3)与其他诱导肝药酶代谢的抗癫痫药(如苯妥英、卡马西平、苯巴比妥、扑米酮)合用:前 2 周为一次 50mg,每日 1 次。随后 2 周,一次 50mg,每日 2 次,维持剂量一日 200~400mg,分 2 次服用。

(4)与其他不明显抑制或诱导本药葡糖醛酸化的药物(如锂剂、安非他酮、奥氮平、奥卡西平)合用:前 2 周为一次 25mg,每日 1 次。随后 2 周,一日 50mg,维持剂量一日 100~200mg,单次或分 2 次服用。

2. 儿童

(1)与丙戊酸钠合用:初始剂量为一日 0.15mg/kg,每日 1 次,连服 2 周。随后 2 周,一次 0.3mg/kg,每日 1 次,常用量为一日 1~5mg/kg,单次或分 2 次服用。

(2)与其他具酶诱导作用的抗癫痫药合用:初始剂量为一日 0.6mg/kg,分 2 次服用,连服 2 周。随后 2 周,一日 1.2mg/kg,常用量为一日 5~15mg/kg,分 2 次服用。

(3)与其他不明显抑制或诱导本药葡糖醛酸化的药物(如锂剂、安非他酮、奥氮平、奥卡西平等)合用,初始剂量为一日 0.3mg/kg,单次或分 2 次服用,连服 2 周。随后 2 周,一日 0.6mg/kg,单次或分 2 次服用,常用量为一日 1~10mg/kg,单次或分 2 次服用,最大日剂量为 200mg。

【注意事项】

1. 与其他抗癫痫药合用时,不宜突然停药,以避免引起癫痫反弹发作,应在 2 周内逐渐减量。

2. 用药期间若出现皮疹,应立即停药,且不推荐重新用药,必须重新使用时应权衡利弊。

3. 进食时服药,可减轻胃部刺激。

4. 片剂需整片吞服,不可掰开。

5. 用药期间应限制饮酒。

6. 用药期间应避免驾驶或操纵机器。

7. 如出现皮疹等皮肤过敏反应，应立即停药。

【禁忌证】对本药过敏者或过敏体质者禁用。

【不良反应】

1. 神经系统　非常常见头痛，常见失眠、震颤。

2. 精神　常见攻击行为、激惹。

3. 皮肤　非常常见皮疹。

4. 其他　常见疲劳。

【药物相互作用】

1. 舍曲林可抑制本药的代谢，使之毒性增强，引起疲乏、镇静、意识混乱等。

2. 与艾司西酞普兰合用可增加肌阵挛风险。

3. 与激素类避孕药（炔雌醇、左炔诺孕酮）合用可能减弱避孕效果。

4. 与月见草、银杏叶提取物合用可降低抗惊厥作用，应避免合用。

【制剂与规格】片剂：25mg，100mg，150mg，200mg

（七）左乙拉西坦 Levetiracetam

【药理作用】

1. 药效学　左乙拉西坦为吡咯烷酮衍生物，其抗癫痫作用的机制尚不明确。对电流或多种致惊剂最大刺激诱导的单纯癫痫发作无抑制作用，并在亚最大刺激和阈值试验中仅显示微弱活性。体内及体外试验显示，可抑制海马癫痫样突发放电，但对正常的神经元兴奋性无影响，这提示左乙拉西坦可能选择性地抑制癫痫样突发放电超同步性和癫痫发作的传播。

2. 药动学　口服给药吸收迅速，成人患者于给药后1.3小时达血药峰浓度，峰浓度及曲线下面积呈线性，并与剂量成比例增加。绝对生物利用度约100%，进食对生物利用度无影响。易通过血-脑脊液屏障，脑组织的药物浓度接近血药浓度，血浆蛋白结合率小于10%。主要代谢途径为水解酶的乙酰化途径，主要代谢产物为UCBL057，无药理活性。95%随尿排泄。本药成人患者血浆半衰期为（7±1）小时。

【适应证】

1. 用于成人癫痫患者部分性发作的加用治疗。

2. 用于肌阵挛发作、原发性全身强直阵挛性发作的辅助治疗。

3. 用于癫痫继发性全身发作的辅助治疗。

【用法用量】

1. 成人　口服给药，起始剂量为一次0.5g，每日2次。根据临床效果及耐受性，一日剂量可增至1～4g。

2. 儿童　口服给药，4～11岁儿童、12～17岁青少年（体重≤50kg）：起始剂量为每次0.01g/kg,每日2次。根据临床效果及耐受性,剂量可增至0.03g/kg,1日2次。

【注意事项】

1. 对于严重肝功能损害的患者,应先行检查肾功能,然后进行调整。

2. 如需停药,建议逐渐停药(如成人每隔24周,一次减少0.5g. 一日2次:儿童每隔2周,一次减少0.01g/kg,一日2次),以免出现停药反应。

3. 对加用本药有治疗效应的患者,应停止原抗癫痫药物。

4. 在治疗初始阶段或剂量增加后,会产生嗜睡或者其他中枢神经症状,故不推荐驾驶或操作机械。

【禁忌证】对左乙拉西坦过敏或者对吡咯烷酮衍生物或者其他任何成分过敏的患者禁用。

【不良反应】

1. 神经系统 最常见嗜睡、头晕。常见健忘、共济失调、惊厥、运动过度、震颤、眩晕。

2. 呼吸系统 常见咳嗽加重。

3. 精神 常见敌意、神经质、情绪不稳、易激动、抑郁、失眠、人格改变、思维异常。

4. 胃肠道 常见腹泻、消化不良、恶心、呕吐、食欲减退。

5. 皮肤 常见皮疹。也可见脱发,但某些患者停药后自行恢复。

6. 眼 常见复视。

7. 其他 最常见乏力。常见感染、意外伤害。

【药物相互作用】与月见草油合用,可增加癫痫发作的危险。

【制剂与规格】片剂:0.25g,0.5g,1.0g

(八)托吡酯 Topiramate

【药理作用】

1. 药效学 托吡酯为一种由氨基磺酸酯取代单糖的抗癫痫药物,其抗惊厥作用表现为多重机制,包括:①选择性阻断电压依赖的钠通道,以限制持续的反复放电;②增强γ-氨基丁酸(GABA)的神经抑制作用;③阻断谷氨酸介导的神经兴奋作用。本药的多重作用机制使其对癫痫的多种发作类型有效。

2. 药动学 常释制剂口服吸收迅速而完全,单次口服100mg后,2~3小时达血药峰浓度1.5μg/ml,在100~400mg范围内,其血药浓度与口服药物剂量呈直线相关。单次口服缓释胶囊200mg后,24小时达血药峰浓度。生物利用度为75%~80%。食物不影响其吸收。蛋白结合率为13%~17%,约口服剂量的20%在体内代谢,与肝酶诱导药合用时,约50%的药物被代谢。主要经肾脏排泄,半衰期常释制剂为18~23小时、缓释制剂约为31小时，肾功能不全者半衰期延长。血液透析可清除本药。

【适应证】

1. 用于治疗癫痫单纯部分性发作、复杂部分性发作、全身强直阵挛发作、Lennox-Gastaut综合征及West综合征(婴儿痉挛症)。

2. 用于初诊为癫痫的单药治疗或曾经合并用药现转为单药治疗的癫痫患者。

【用法用量】

1. 成人

(1)单药治疗:起始剂量为每晚25mg,服用1周。随后,每周或每2周增加一次剂量,一次增量25~50mg,每日服药2次。推荐日总量为100~200mg,最高为500mg。

(2)辅助治疗:起始剂量为每晚50mg。推荐日总量为400mg,分2次服用。

2. 儿童

(1)单药治疗:起始剂量为每晚0.5~1mg/kg,服用1周。随后,每隔1~2周增加一次剂量,一次增量0.5~1mg/kg,每日服药2次。推荐日总量为3~6mg/kg。

(2)辅助治疗:起始剂量为一日1~3mg/kg(也可一日25mg),每隔1~2周增加一次剂量,一次增量1~3mg/kg,每日服药2次,直至症状控制良好,一日总量为5~9mg/kg,分2次服用。

【注意事项】

1. 用药前后及用药时建议进行血清重碳酸盐水平检测。

2. 停药应逐渐减量以避免出现癫痫发作。当撤出其他合用的抗癫痫药物而转用本药单药治疗时,应缓慢撤药,建议每2周减掉约1/3的剂量。

3. 片剂须整片吞服,不宜碾碎或嚼服。胶囊可整粒吞服,也可将胶囊内容物撒在食物上混合后再吞服,不能咀嚼,宜立即饮水,不能混合后放置再用。

4. 可导致嗜睡或眩晕,用药期间不宜驾驶或操作机械。

5. 伴有潜在肾结石因素的患者,有增加肾结石形成的风险,大量饮水可减少其发生。

6. 服药期间不宜饮酒。

【禁忌证】对本药过敏者禁用。

【不良反应】

1. 神经系统　头晕、头痛、嗜睡、感觉异常、共济失调、语言障碍、注意力障碍、意识模糊。

2. 精神　情绪不稳、抑郁、焦虑、失眠。

3. 胃肠道　恶心、食欲减退、味觉异常。

4. 其他　疲乏、高热。

【药物相互作用】

1. 可降低地高辛的血药浓度，在加用或停用本药时应注意监测地高辛的血药浓度。

2. 与乙酰唑胺、双氯非那胺、醋甲唑胺、多佐胺联用会增加发生尿石症的危险。

3. 与口服避孕药合用可使避孕药的疗效降低，从而增加非月经性出血的可能。

【制剂与规格】片剂：25mg，50mg，100mg；胶囊：15mg，25mg，100mg，300mg，400mg

（九）加巴喷丁 Gabapentin

【药理作用】

1. 药效学　加巴喷丁为人工合成的氨基酸，结构与GABA相似，抗癫痫作用机制尚不明确。目前的研究认为本药经钠通道通过肠黏膜和血-脑脊液屏障，结合于谷氨酸占优势的大脑皮质、海马树状突及小脑，影响神经细胞膜的氨基酸转运而起抗癫痫作用。在不同的动物模型中，本药显示了抗癫痫、止痛、抗焦虑和神经保护作用。

2. 药动学　口服后吸收迅速，2~3小时达血药峰浓度（2~7μg/ml）。通常有效浓度大于2μg/ml。剂量增加时，生物利用度下降，食物可轻微影响本药的吸收速度及程度。吸收后广泛分布于全身，在胰腺、肾脏分布尤多，脑脊液中浓度约为稳态血药浓度的20%，脑组织内的浓度可达血药浓度的80%。血浆蛋白结合率小于3%。少量在体内代谢，主要以原形随尿液排出，其排泄率与肌酐清除率成正比。肾功能正常时，半衰期为5~7小时。肾功能异常者及老年患者的半衰期延长。血液透析可清除。

【适应证】用于伴或不伴继发全身性发作的癫痫部分性发作的辅助治疗。

【用法用量】

1. 成人 口服给药，第1日一次300mg，每日1次；第2日一次300mg，每日2次；从第3日起，一次300mg，每日3次。常用量为一日900~1800mg。

2. 儿童

（1）3~12岁儿童：初始剂量为一日10~15mg/kg，分3次服用。

（2）5~12岁儿童：有效剂量为一日25~35mg/kg。

（3）3~4岁儿童：有效剂量为一日40mg/kg，均分为3次服用。必要时可增至一日50mg/kg。

【注意事项】

1. 停药或治疗方案的调整均需逐渐进行，时间不宜短于一周。

2. 可能引起出血性胰腺炎，需定期进行相关实验室检查。

3. 糖尿病患者用药期间应注意监测血糖，必要时调整降糖药剂量。

4. 首次给药宜在睡前服用，以减少头晕、嗜睡等不良反应。

5. 两次服药间隔时间不宜超过 12 小时。

6. 与乙醇合用可加重本药中枢神经系统的不良反应，因此服药期间应避免饮酒。

7. 用药期间若出现持续性腹痛、恶心、反复呕吐等胰腺炎的临床症状时，应立即停药，进行相关实验室检查。

8. 可引起嗜睡、眩晕等，用药期间不宜驾驶或操作机械。

【禁忌证】对本药过敏者禁用。

【不良反应】

1. 神经系统　常见嗜睡、眩晕、行走不稳、疲劳感。这些副作用常见于用药早期。只要从小剂量开始，缓慢地增加剂量，多数人都能耐受。儿童偶尔会急躁易怒，停药以后会消失。

2. 代谢/内分泌系统　常见体重增加，可引起血糖升高或降低。

3. 精神　常见紧张。

4. 胃肠道　常见恶心、呕吐、畏食。

5. 眼　常见眼球震颤。

【药物相互作用】

1. 与可产生依赖性的中枢作用药物（如吗啡）合用可升高本药的血药浓度，并增强本药中枢神经系统的不良反应。

2. 与月见草油合用，可使癫痫发作的危险性增高。

3. 与含镁、铝的抗酸药合用，可导致本药的生物利用度降低，两者服用宜间隔 2 小时。

4. 与银杏制剂合用，可引起惊厥发作。

【制剂与规格】胶囊剂：100mg，300mg，400mg

（十）乙琥胺 Ethosuximide

【药理作用】

1. 药效学　乙琥胺抗癫痫作用机制不详，可能是通过提高发作阈值，抑制皮质每秒 3 次的棘-慢波发放，有效阻断 Ca^{2+}通道，调节细胞膜兴奋性，从而抑制运动皮层的神经传递。也有观点认为本药可能是通过增强中枢抑制性递质 GABA 的作用，直接或间接地增加脑内氯化物电导，增强细胞抑制而抗癫痫。

2. 药动学　口服吸收快而完全。达峰时间成人为 2~4 小时，儿童为 3~7 小时。有效治疗血药浓度为 40~100μg/ml。可分布到除脂肪以外的全身各组织。

与血浆蛋白结合较少,可通过血-脑脊液屏障。部分经肝脏代谢,以原药和代谢产物的形式经肾随尿液排出。成人半衰期为50~60小时,儿童为30~36小时。

【适应证】常用于失神发作。治疗癫痫小发作。

【用法用量】

1. 成人 初始剂量一次250mg,每日2次。以后每4~7日增加250mg,直至控制癫痫发作。一日最大剂量不超过1500mg。

2. 3~6岁儿童 初始剂量为一次250mg,每日1次,一日最大剂量不超过1000mg。

【注意事项】

1. 停药时须逐渐减量,以免出现失神发作持续状态。
2. 与食物或牛奶同服可减少胃部刺激。
3. 用药期间应定期检查全血细胞计数和肝、肾功能。

【禁忌证】对琥珀酰亚胺类药物如甲琥胺及苯琥胺可有交叉过敏反应,有贫血、肝功能损害和严重肾功能不全时,用药应慎重考虑。

【不良反应】

1. 胃肠道 常见恶心、呕吐、呃逆、胃部不适、食欲减退。
2. 血液 可见白细胞减少、嗜酸性粒细胞增多、再生障碍性贫血。
3. 个别患者可出现荨麻疹。

【药物相互作用】

1. 与碱性药物合用可使本药血药浓度升高,作用增强;与酸性药物合用可降低本药疗效。
2. 与丙戊酸、利托那韦合用可升高本药血药浓度,增加本药中毒的危险。
3. 与氟哌啶醇合用可改变癫痫发作形式和频率,同时氟哌啶醇血药浓度降低。
4. 与三环类抗抑郁药、吩噻嗪类抗精神病药合用可使本药抗癫痫作用减弱。
5. 与月见草油合用可增加癫痫发作的危险。

【制剂与规格】胶囊剂:0.25g;糖浆剂:5%

(十一)常见抗癫痫代表药物比较

癫痫是多种原因导致的脑部神经元高度同步化异常放电的临床综合征,临床表现具有发作性、短暂性、重复性和刻板性的特点,目前仍以药物治疗为主,达到控制发作、长期治疗无明显不良反应和使患者保持或恢复其原有的生理、心理和社会功能状态的目的。根据常见抗癫痫代表药物药动学、不良反应、禁忌证、特殊人群用药的比较表,可以直观了解药物使用的优势及缺点(表3-1-25,表3-1-26,表3-1-27,表3-1-28)。

表 3-1-25 抗癫痫药物的药动学和剂量

药物	生物利用度(%)	半衰期(小时)	蛋白结合率(%)	对肝酶的作用	治疗血药浓度(mg/L)	成人剂量(mg/d)		儿童剂量[mg/(kg·d)]
						起始	维持	
苯妥英钠	79	7~42,长期服用可达15~95	88~92	诱导	10~20	200	300~500	4~12
丙戊酸盐	高	6~20	80~94	抑制	50~100	200	600~1800	10~40
卡马西平	58~85	25~65,长期服药诱发自身代谢,可降为10~20	76	诱导 自身诱导	4~12	200	600~1200	10~20
奥卡西平	—	母体药 1.3~2.3,MHD 为 9.3±1.8	40	弱诱导	—	300	600~2400	20~30
拉莫三嗪	98	24~35	55	无	—	25	100~200	5~15
左乙拉西坦	—	6~8	<10	无	—	1000	1000~4000	20~60
托吡酯	>80	18~23(常释制剂),31(缓释制剂)	13~17	抑制	—	25	75~200	3~6
加巴喷丁	<60	5~7	<3	无	—	300	900~1800	25~40
乙琥胺	良好	30~60	<5	—	40~100	500	750~1500	10~40

参考贾建平.神经病学.第7版.北京:人民卫生出版社,2013:312

表 3-1-26 抗癫痫药物的不良反应

药物	剂量相关的不良反应	长期治疗的不良反应	特异体质不良反应	FDA 妊娠安全分级
苯妥英钠	眼球震颤、共济失调、厌食、恶心、呕吐、攻击行为、巨幼红细胞性贫血	痤疮、齿龈增生、面部粗糙、多毛、骨质疏松、小脑及脑干萎缩、性欲缺乏、维生素 K 和叶酸缺乏	皮疹、周围神经病、肝毒性、Stevens-Johnson 综合征	D 级
丙戊酸钠	震颤、厌食、恶心、呕吐、困倦	体重增加、脱发、月经失调或闭经、多囊卵巢综合征	肝毒性(尤其 2 岁以下儿童)、血小板减少、急性胰腺炎(罕见)、丙戊酸钠脑病	D 级
卡马西平	头晕、视物模糊、恶心、困倦、中性粒细胞减少、低钠血症	低钠血症	Stevens-Johnson 综合征、皮疹、再生障碍性贫血、肝损害	D 级
奥卡西平	疲劳、困倦、复视、头晕、共济失调、恶心	低钠血症	皮疹	C 级
拉莫三嗪	复视、头晕、头痛、恶心、呕吐、困倦、共济失调、嗜睡	攻击行为、易激惹	皮疹、Stevens-Johnson 综合征、中毒性表皮溶解症、肝衰竭、再生障碍性贫血	C 级
左乙拉西坦	头痛、困倦、易激惹、感染、类流感综合征	较少	无报告	C 级
托吡酯	厌食,注意力、语言、记忆力障碍,感觉异常,无汗	肾结石、体重下降	急性闭角性青光眼(罕见)	C 级
加巴喷丁	嗜睡、头晕、疲劳、复视、感觉异常、健忘	较少	罕见	C 级

参考贾建平.神经病学.第 7 版.北京:人民卫生出版社,2013:313

表 3-1-27 常见抗癫痫药物的禁忌证

药物	禁忌证
苯妥英钠	对本药及其他乙酰脲类药物过敏者，阿-斯综合征患者，Ⅱ～Ⅲ度房室阻滞、窦房结阻滞、窦性心动过缓患者
丙戊酸钠	对本药、双丙戊酸钠、丙戊酰胺过敏者，急慢性肝炎、个人或家族有严重肝炎病史者，肝卟啉病患者，尿素循环障碍者（国外资料）
卡马西平	对本药及其他结构相关药物（如三环类抗抑郁药）过敏者，心脏房室传导阻滞者，血常规严重异常、血清铁严重异常或有卟啉病史者，有骨髓抑制病史者。严重肝功能不全者
奥卡西平	对本药过敏者，房室传导阻滞者
地西泮	对本药过敏者（国外资料），严重肝功能不全者（国外资料），重度呼吸功能不全者（国外资料），睡眠呼吸暂停综合征患者（国外资料），妊娠期妇女、新生儿
拉莫三嗪	对本药过敏者
左乙拉西坦	对本药或其他吡咯烷酮衍生物过敏者
托吡酯	对本药过敏者
加巴喷丁	对本药过敏者。急性胰腺炎患者
乙琥胺	对本药及其他琥珀酰亚胺类药物过敏者

表 3-1-28 常见抗癫痫药物的特殊人群用药

	苯妥英钠	丙戊酸钠	卡马西平	奥卡西平	地西泮	拉莫三嗪	左乙拉西坦	托吡酯	加巴喷丁	乙琥胺
老年人	减量、减慢注射速度	慎用	权衡利弊	根据肾功能调整剂量	慎用	无需调整剂量	根据肾功能状况调整	根据肌酐清除率调整剂量	根据肌酐清除率调整	应考虑肾功能
儿童	不优先考虑	权衡利弊慎用			慎用	研究尚不充分	安全性和有效性尚不明确	安全性和有效性尚不明确		
妊娠期妇女	密切监测	密切监测	慎用	权衡利弊	禁用	权衡利弊	不应使用	权衡利弊	尚无数据，权衡利弊	慎用
妊娠安全性分级	D	D	D	C	D	C	C	D	C	
哺乳期妇女	暂停哺乳	慎用	不宜使用	暂停哺乳	避免使用	权衡利弊	暂停哺乳	暂停哺乳	暂停哺乳	慎用
肾功能不全患者	无需调整剂量	减少剂量	无需减少剂量	减量	无需调整剂量	减少维持剂量	根据肾功能状况给药	肌酐清除率低于 70ml/min 者，剂量为常规剂量的一半	根据肌酐清除率调整剂量	慎用
肝功能不全患者	减量、减慢注射速度	严重肝病者禁用	严重肝功能不全者禁用	轻、中度肝功能损害者无需调整剂量	日剂量应减少 50%	减量	轻、中度肝功能损害者无需调整剂量	研究尚不充分		慎用

空白：尚无资料

思考题:

1. 抗癫痫药物消除或减轻癫痫发作频率是通过哪些方式实现的?
2. 抗癫痫药物需增减、停药及换药时,其原则是什么?
3. 服用抗癫痫药时,应该注意哪些方面?
4. 简述抗癫痫药物苯妥英钠的不良反应。

九、抗帕金森药物

学习要点:

1. 掌握抗帕金森药的适应证、用法用量、相互作用、不良反应。
2. 熟悉抗帕金森药物的特殊人群用药、禁忌证。
3. 了解抗帕金森药的药效、药动学原理。

帕金森病是一种常见的神经系统变性疾病,老年人多见,我国65岁以上人群患病率大约是1.7%。本病临床表现主要为静止性震颤、肌强直、运动迟缓及姿势反射异常,晚期患者还常常合并情绪低落、焦虑、睡眠障碍、认知障碍等非运动症状。抗帕金森病药物种类很多,包括复方左旋多巴、非麦角类多巴胺受体激动剂、MAO-B抑制剂、儿茶酚-*O*-甲基转移酶(catechol-*O*-methyl transferase,COMT)抑制剂以及抗胆碱药物等,每种药物都有各自特点,常需联合使用。

(一) 卡比多巴-左旋多巴 Carbidopa and Levodopa

【药理作用】

1. 药效学　左旋多巴为多巴胺的前体,需通过血脑屏障进入中枢神经系统,经脱羧酶作用转化为多巴胺发挥多巴胺受体激动作用。卡比多巴为外周脱羧酶抑制药,单独应用无治疗作用,可降低左旋多巴在外周的代谢,使更多的左旋多巴进入脑内继而转化成多巴胺。

2. 药动学　口服后,卡比多巴40%~70%被吸收,左旋多巴有80%在小肠吸收。卡比多巴代谢后50%~60%以原形和代谢物两种形式随尿液排出,左旋多巴也主要经肾脏排泄,半衰期为1~3小时。

【适应证】帕金森病;帕金森综合征。

【用法用量】口服给药。

1. 使用卡比多巴-左旋多巴(1∶10)时,未用过左旋多巴的患者,开始时110mg,每日3次,以后视临床需要每隔1~2日增加一次剂量。已用过左旋多巴的患者,须在改用前停用左旋多巴8小时,成人最大剂量可达1375mg。

2. 使用卡比多巴-左旋多巴(1∶4)时,未用过左旋多巴的患者,开始时125mg,每日2次,以后视临床需要至少每隔3日增加一次剂量。已用过左旋多巴的患者,须在改用前停用左旋多巴8小时,日剂量不得超过2000mg。

【注意事项】患者如出现不自主运动和精神障碍,应减少剂量,密切观察。本药不可嚼服和碾碎。避免空腹用药。慎用于支气管哮喘、肺气肿、严重的心血管疾病、肝肾功能障碍、慢性开角型青光眼、精神病、有惊厥或黑色素瘤病史者。糖尿病及其他内分泌疾病,如影响下丘脑或垂体功能者。

【禁忌证】

1. 对本药过敏者禁用。
2. 闭角型青光眼。

【不良反应】

1. 心血管系统 可见心悸、直立性低血压。
2. 呼吸系统 可见呼吸困难。
3. 代谢/内分泌系统 可见体重轻度增加。
4. 肌肉骨骼系统 肌张力障碍。
5. 泌尿生殖系统 尿潴留、尿失禁、阴茎异常勃起。
6. 神经系统 较常见头晕、舞蹈病,较常见嗜睡、失眠、幻觉、精神错乱。
7. 血液系统 可见白细胞减少、血小板减少、粒细胞缺乏。
8. 其他 可见血管神经性水肿、风疹、瘙痒。

【药物相互作用】

1. 苯妥英、罂粟碱可降低本药疗效。
2. 异烟肼、利培酮等药物可降低本药疗效。
3. 可降低硫酸亚铁或葡萄糖酸亚铁的生物利用度。
4. 与降压药合用可出现症状性直立性低血压。
5. 与司来吉兰合用可出现严重的直立性低血压。

【制剂与规格】片剂:50mg,100mg,125mg,250mg;胶囊剂:100mg,125mg,250mg

(二)多巴丝肼 Levodopa and Benserazide

【药理作用】

1. 药效学 左旋多巴为多巴胺的前体,需通过血脑屏障进入中枢神经系统,经脱羧酶作用转化为多巴胺发挥多巴胺受体激动作用。苄丝肼为外周脱羧酶抑制药,单独应用无治疗作用,可降低左旋多巴在外周的代谢,使更多的左旋多巴进入脑内继而转化成多巴胺。

2. 药动学 口服后,苄丝肼在消化道迅速吸收,口服常规制剂的达峰时间为0.5~1小时,服药1个月后即可达到最大效应。90%经肾脏排泄,10%经粪便排泄。苄丝肼存在时,左旋多巴的半衰期为1.5~2小时,其代谢产物3-OMD的半衰期为15~17小时。

【适应证】适用于原发性帕金森病及脑炎后合并有脑动脉硬化的症状性帕金森综合征。

【用法用量】口服:第1周一次125mg,每日2次。然后每隔1周,每日增加125mg,一日总量不超过1000mg,分3~4次服。维持剂量为一次250mg,每日3次。

【注意事项】见"卡比多巴-左旋多巴"。

【禁忌证】禁用于严重心血管疾病、心力衰竭、内分泌疾病、肝肾功能障碍、闭角型青光眼、有惊厥史、精神病患者。

【不良反应】见"卡比多巴-左旋多巴"。

【药物相互作用】

1. 不宜与甲基多巴合用。

2. 利舍平可抑制本药作用。

【制剂与规格】片剂:125mg,250mg;胶囊剂:125mg,250mg;控释片:125mg;分散片:125mg;以上制剂均由左旋多巴和苄丝肼按4:1的比例组成。

(三)司来吉兰 Selegiline

【药理作用】

1. 药效学　司来吉兰是一种不可逆的MAO-B抑制药,通过抑制MAO-B而阻止多巴胺的降解,增加多巴胺含量。此外,还可通过抑制突触前膜对多巴胺的再摄取、干扰神经元对多种神经递质的摄取增强多巴胺能神经的功能。

2. 药动学　本药为脂溶性物质,口服吸收迅速。口服0.5~2小时后达峰,体内分布广泛,血浆蛋白结合率为94%,主要在肝脏代谢,有广泛的首过效应。代谢产物70%~85%随尿液排出。

【适应证】适用于原发性帕金森病和(或)帕金森综合征,痴呆[包括阿尔茨海默病和(或)血管性痴呆]及抑郁症。

【用法用量】口服:每日10mg,早晨一次顿服,或一次5mg,分早、晚2次服用。

【注意事项】作为左旋多巴治疗的辅助用药时,应减少左旋多巴剂量。司来吉兰剂量在每日20mg以上者,如同服含有酪胺的食物或饮料如干酪、酵母/蛋白提取物、熏肉或盐腌肉、家禽或鱼、发酵的香肠或其他发酵的肉类、酸泡菜、香蕉、太熟的水果、啤酒、红白酒等,可引起突然及严重的高血压反应。应在进早餐及午餐时服用以减轻可能有的恶心与失眠,不应在下午或傍晚服药。

【禁忌证】对本药过敏者、严重的精神病及严重痴呆、迟发性运动障碍患者禁用。

【不良反应】

1. 心血管系统　少见直立性低血压、心律失常。

2. 呼吸系统 可见哮喘、气促。

3. 代谢/内分泌系统 可引起低血糖。

4. 视觉系统 少见日光过敏、复视。

5. 泌尿生殖系统 尿潴留，排尿困难。

6. 神经系统 少见头晕、记忆障碍。

7. 其他 少见疲乏。

【药物相互作用】

1. 炔雌醇可抑制本药的首过代谢，增加本药生物利用度。

2. 禁止与赛庚啶合用。

3. 与非选择性 MAO 抑制药合用可致严重低血压。

4. 与降糖药合用可促进胰岛素分泌，引起低血糖反应。

5. 与中枢抑制药合用可致低血压，增强中枢、呼吸抑制作用。

6. 与左旋多巴合用需减少左旋多巴用量。

【制剂与规格】片剂：5mg，10mg

（四）金刚烷胺 Amantadine

【药理作用】

1. 药效学 金刚烷胺治疗帕金森病的作用机制主要是促进纹状体内多巴胺的合成及释放，减少神经细胞对多巴胺的再摄取，并有抗乙酰胆碱作用。

2. 药动学 口服后在胃肠道迅速完全吸收，2~4 小时达峰，2~3 日达稳态。本药体内代谢极少，主要经肾脏排泄，半衰期为 11~15 小时。

【适应证】

1. 用于原发性帕金森病，脑炎、一氧化碳中毒、老年人合并脑动脉硬化所致的帕金森综合征。

2. 药物诱发的锥体外系反应。

【用法用量】口服：治疗帕金森病，一次 100mg，每日 1~2 次。治疗数月后疗效可逐渐减弱，可将一日用量增至 300mg，或暂时停药数周后在用药，使疗效恢复。

【注意事项】治疗帕金森病时不应突然停药。本药不受食物影响。每日最后一次服药时间应在下午 4 时前，以避免失眠。用药期间不宜驾驶车辆、操纵机械和高空作业。

【禁忌证】对本药过敏者禁用。

【不良反应】

1. 心血管系统 较少见晕厥，罕见心律失常。

2. 呼吸系统 罕见急性呼吸衰竭、肺水肿。

3. 血液系统 少见白细胞和中性粒细胞减少。

4. 视觉系统　可见视物模糊。

5. 泌尿生殖系统　较少见排尿困难。

6. 神经系统　可见睡眠障碍、晕眩。

7. 其他　可见疲乏、严重过敏反应，长期用药可见龋齿、牙周病。

【药物相互作用】

1. 与乙醇合用，使中枢抑制作用加强。

2. 与其他抗帕金森病药、抗胆碱药、抗组胺药、吩噻嗪类或三环类抗抑郁药合用，可使抗胆碱反应加强。

3. 与中枢神经兴奋药合用，可加强中枢神经的兴奋，严重者可引起惊厥或心律失常。

【制剂与规格】片剂：100mg

（五）恩他卡朋 Entacapone

【药理作用】

1. 药效学　恩他卡朋为COMT的选择性、可逆性抑制剂，与左旋多巴合用，可阻止3-*O*-甲基多巴的形成，降低3-*O*-甲基多巴的血药浓度，增加左旋多巴进入脑组织的药量，延长左旋多巴的消除半衰期。

2. 药动学　口服后吸收迅速，不受食物影响，1小时起效，分布半衰期为0.3小时，约10%经肾脏排泄，90%经胆汁分泌排泄，消除半衰期为1.6~3.4小时。

【适应证】可作为标准药物左旋多巴/苄丝肼或左旋多巴/卡比多巴的辅助用药，用于治疗以上药物不能控制的帕金森病及剂末现象（症状波动）。

【用法用量】应与左旋多巴/苄丝肼或左旋多巴/卡比多巴同时服用。每次服用左旋多巴/多巴脱羧酶抑制剂时给予本药0.2g，每天最大剂量2g，分10次服。可和食物同时或不同时服用。

【注意事项】使用本药时，大部分患者需减少左旋多巴剂量，平均为25%。用药期间尿液、唾液或汗液颜色可变深。用药开始后应关注药物反应，用药期间不宜驾驶车辆、操纵机械和高空作业。

【禁忌证】对药品或任何其他组成成分过敏者，肝功能不全者，不适用于嗜铬细胞瘤的患者，因其有增加高血压危象的危险。禁忌同时使用非选择性MAO抑制剂，禁忌同时使用选择性MAO-A抑制剂加选择性MAO-B抑制剂。本药可以与司来吉兰联合使用，但是后者的日剂量不能超过10mg。既往有恶性神经阻滞剂综合征和（或）非创伤性横纹肌溶解症病史的患者禁用。

【不良反应】

1. 心血管系统　较常见立位低血压。

2. 神经系统　可见运动异常、头晕、疲乏等，较少见晕厥、兴奋。

3. 肝胆系统 少见肝功能异常。

【药物相互作用】

1. 合用氨苄西林、考来烯胺、利福平、红霉素等可能干扰胆汁排泄、葡糖醛酸化的药物时应谨慎。

2. 应避免与单胺氧化酶抑制剂合用。

3. 与卡比多巴左旋多巴合用时,可增加左旋多巴的曲线下面积,使左旋多巴作用增强。

【制剂与规格】片剂:0.2g

(六)苯海索 Trihexyphenidyl

【药理作用】

1. 药效学 苯海索为中枢抗胆碱抗帕金森病药,选择性阻断纹状体的胆碱能神经通路,对外周作用较小,有利于恢复帕金森病患者脑内多巴胺和乙酰胆碱的平衡,改善患者的帕金森病症状。

2. 药动学 口服后吸收快而完全,可透过血脑屏障,口服1小时起效,作用持续6~12小时。服用量的56%随尿排出,肾功能不全时排泄减慢,有蓄积作用,可从乳汁分泌。

【适应证】用于帕金森病、帕金森综合征及药物诱发的锥体外系反应。

【用法用量】口服给药。

1. 帕金森病、帕金森综合征 开始一日1~2mg,以后每3~5日增加2mg,至疗效最好而又不出现副作用为止,一般一日不超过10mg,分3~4次服用,须长期服用。极量一日20mg。

2. 药物诱发的锥体外系疾病 第一日2~4mg,分2~3次服用,以后视需要及耐受情况逐渐增加至5~10mg。

【注意事项】老年人长期应用容易促发青光眼。

【禁忌证】伴有动脉硬化者应慎用。尿潴留者禁用。

【不良反应】

1. 心血管系统 偶见心动过速。

2. 消化系统 恶心、呕吐、便秘。

3. 神经系统 长期应用可出现嗜睡、抑郁、记忆力下降、幻觉、意识混浊。

4. 视觉系统 视物模糊。

5. 泌尿生殖系统 尿潴留。

【药物相互作用】

1. 与乙醇或其他中枢神经系统抑制药合用时,可使中枢抑制作用加强。

2. 与金刚烷胺、抗胆碱药、单胺氧化酶抑制药帕吉林及丙卡巴肼合用时,可加强抗胆碱作用,并可发生麻痹性肠梗阻。

3. 与单胺氧化酶抑制剂合用,可导致高血压。

4. 本药与制酸药或吸附性止泻剂合用时,可减弱本药的效应。

5. 与氯丙嗪合用时,后者代谢加快,可使其血药浓度降低。

6. 与强心苷类合用可使后者在胃肠道停留时间延长,吸收增加。

【制剂与规格】片剂:2mg

(七)几种抗帕金森病药物的比较

卡比多巴-左旋多巴与多巴丝肼均属复方左旋多巴制剂,属帕金森病的基础用药。司来吉兰、金刚烷胺、恩他卡朋、苯海索四种药物有着不同的作用机制与作用特点。根据常见抗帕金森病药物特点、特殊人群用药比较表,可以直观了解药物使用的优势及缺点(表 3-1-29)。

表 3-1-29 几种抗帕金森病药物的特殊人群用药

	卡比多巴-左旋多巴	多巴丝肼	司来吉兰	金刚烷胺	恩他卡朋	苯海索
老年人		慎用	警惕低血压及头晕风险	慎用		慎用
儿童	不推荐	禁用	权衡利弊	1 岁以下禁用	不推荐	3 岁以下禁用
妊娠期妇女	权衡利弊	禁用	权衡利弊	权衡利弊	权衡利弊	权衡利弊
妊娠期安全分级	C		C	C	C	C
哺乳期妇女	慎用	禁用	不推荐	禁用	用药期间应停止哺乳	用药期间应停止哺乳
肾功能不全患者	慎用	禁用	慎用	慎用	慎用	慎用
肝功能不全患者	慎用	禁用	慎用	慎用	慎用	慎用

空白:尚无资料

针对本节介绍的六种抗帕金森病药物,各自特点总结如下:

复方左旋多巴(苄丝肼左旋多巴、卡比多巴左旋多巴):宜在餐前 1 小时或餐后 1.5 小时服药。复方左旋多巴常释剂具有起效快的特点,而控释剂具有维持时间相对长,但起效慢、生物利用度低的特点。在使用时,尤其是 2 种不同剂型转换时需加以注意。活动性消化道溃疡者慎用,闭角型青光眼、精神病患者禁用。

MAO-B 抑制剂:司来吉兰有常释剂和口腔黏膜崩解剂。常释剂在早晨、中午服用,勿在傍晚或晚上应用,以免引起失眠。口腔黏膜崩解剂的吸收、作用、安全性均好于司来吉兰常释剂。胃溃疡者慎用,禁与 5-羟色胺再摄取抑制剂合用。

金刚烷胺:剂量为 50~100mg,2~3 次/日,末次应在下午 4 时前服用。对少动、强直、震颤均有改善作用,并且对改善异动症有帮助。肾功能不全、癫痫、严重胃溃疡、肝病患者慎用,哺乳期妇女禁用。

COMT 抑制剂:恩托卡朋用量为每次 100~200mg,服用次数与复方左旋多巴相同,若每日服用复方左旋多巴次数较多,也可少于复方左旋多巴次数,需与复方左旋多巴同服,单用无效。其药物副作用有腹泻、头痛、多汗、口干、转氨酶升高、腹痛、尿色变黄等。托卡朋可能会导致肝功能损害,需严密监测肝功能,尤其在用药之后的前 3 个月。

抗胆碱能药:目前国内主要应用苯海索,剂量为 1~2mg,3 次/日。主要适用于伴有震颤的患者,而对无震颤的患者不推荐应用。对<60 岁的患者,要告知长期应用本类药物可能会导致其认知功能下降,所以要定期复查认知功能,一旦发现患者的认知功能下降则应立即停用。对≥60 岁的患者最好不应用抗胆碱能药。闭角型青光眼及前列腺肥大患者禁用。

思考题:

1. 简述卡比多巴-左旋多巴与多巴丝肼的作用机制。
2. 推荐多巴丝肼、卡比多巴-左旋多巴、司来吉兰、金刚烷胺的服药时间。
3. 金刚烷胺抗帕金森病的作用机制是什么?
4. 恩他卡朋可单独用于治疗帕金森病吗?为什么?

十、抗阿尔茨海默药

学习要点:

1. 掌握抗阿尔茨海默药物的适应证、用法用量、相互作用、不良反应。
2. 熟悉抗阿尔茨海默药物的禁忌证、特殊人群用药、注意事项。
3. 了解抗阿尔茨海默药物的药效、药动学原理。

阿尔茨海默病(Alzheimer's disease,AD)又称原发性老年痴呆,是发生于老年和老年前期、以进行性认知功能障碍和行为损害为特征的中枢神经系统退行性病变。药物治疗主要是改善认知功能及记忆障碍、对症治疗改善精神症状。

(一) 多奈哌齐 Donepezil

【药理作用】

1. 药效学　目前认为阿尔茨海默病的发病机制部分与胆碱能神经元的进行性退变有关。多奈哌齐为第二代胆碱酯酶抑制剂，是一种长效的阿尔茨海默病的对症治疗药。它可逆性地抑制乙酰胆碱酯酶对乙酰胆碱的水解，从而提高乙酰胆碱的浓度。其他可能的机制包括对肽的作用、对神经递质受体或 Ca^{2+} 通道的直接作用。

2. 药动学　口服后 3~4 小时达血浆峰浓度，相对生物利用度为 100%。一日口服 1~10mg，血浆浓度和药时曲线下面积与剂量成正比。饮食对盐酸多奈哌齐的吸收无影响。多次给药 3 周后达稳态，分布容积为 12L/kg。约 95% 与血浆蛋白结合。部分代谢产物仍有活性。本药以原形和代谢产物排泄，以 ^{14}C 标记的药物动力学研究表明，服药后 10 日内，57% 随尿液排泄，15% 从粪便排出，但仍有 28% 的标记物未被回收。此后可见约 17% 以原形随尿液排泄。消除半衰期约 70 小时。

【适应证】用于轻度或中度阿尔茨海默病症状的治疗，可用于重度阿尔茨海默病症状的治疗。

【用法用量】口服。初始用量每次 5mg(1 片)，每日 1 次，睡前服用。至少将初始剂量维持 1 个月以上，才可根据治疗效果增加剂量至每次 10mg(2 片)，仍每日 1 次。最大推荐剂量为每日 10mg。3~6 个月为一疗程。

【注意事项】

1. 有哮喘、梗阻性肺病史、病窦综合征或室上性传导阻滞、癫痫病史、膀胱出口梗阻或前列腺增生患者慎用，外科大手术患者慎用。

2. 拟胆碱作用可能引起尿潴留及惊厥，用药时应注意观察。

3. 可引起乏力、头晕、肌肉痉挛，主要发生于开始服药或增加剂量时，用药时应评估患者驾驶或操作复杂机械的能力。

4. 老年患者无需调整剂量。

5. 乙醇可能降低本药的血药浓度，服药期间请勿饮酒。

6. 可引起乏力、头晕、肌肉痉挛，服药期间尽量避免驾驶或操作复杂机械。

7. 睡前服用。

【禁忌证】对本药或哌啶衍生物过敏或有过敏史者、妊娠期妇女禁用。

【不良反应】

1. 心血管系统　有晕厥、心动过缓或心律不齐、窦房传导阻滞、房室传导阻滞、心脏杂音的报道。还可见血管舒张、高血压、低血压、心房颤动、心肌梗死、室上性心动过速、充血性心力衰竭、动脉炎、深静脉血栓、外周血管疾病。

2. 代谢、内分泌系统　较少见体重减轻。实验室检查可见血肌酸激酶轻微升高，还可见脱水。

3. 呼吸系统　可见呼吸困难、喉癌、支气管痉挛、呼吸急促、肺内分泌物增加、肺水肿。哮喘患者发生呼吸困难和支气管狭窄的危险性更大。继发于胆碱作用，支气管的分泌物可能增加。

4. 肌肉骨骼系统　常见肌肉痉挛，常为一过性、轻度反应，继续用药可缓解。较少见关节痛。还可见关节炎样症状。

5. 泌尿生殖系统　可出现尿失禁。较少见尿频或无规律。还可能出现夜尿、性欲增强。

6. 神经系统　常见失眠，常为一过性、轻度反应，继续用药可缓解。较少见头晕、头痛、多梦、嗜睡。有癫痫的报道。罕见锥体外系症状。还可见眩晕、失语、共济失调、震颤、惊厥、肌张力障碍、疲劳。

7. 精神　可出现焦虑。较少见精神紊乱（幻觉、易激动、攻击行为）、抑郁。还可见坐立不安、妄想、神经质、偏执狂。

8. 肝脏　罕见肝功能异常、肝炎。

9. 胃肠道　常见恶心、呕吐、腹泻、食欲缺乏。较少见胃痛、胃肠功能紊乱。有黑便、胃及十二指肠溃疡的报道。还可见腹泻伴流涎。也有大便失禁、胃肠道出血、畏食的报道。

10. 血液　有出血的报道。还可能出现血小板减少或增加、红细胞减少、嗜酸性粒细胞增多、瘀斑、骨髓抑制，但发生率较低。

11. 皮肤　可出现瘙痒。较少见皮疹。还可引起出汗、荨麻疹、面部潮红。

12. 眼　较少见视力减退。还可引起视物模糊、眼部刺激。

13. 其他　常见乏力、倦怠。常为一过性、轻度反应，继续用药可缓解。可出现普通感冒、意外伤害。较少见胸痛。

【药物相互作用】

1. CYP3A4 和 CYP2D6 同工酶的诱导剂苯妥英钠、卡马西平、地塞米松、利福平、苯巴比妥可提高本药的清除率。

2. CYP3A4 和 CYP2D6 同工酶的抑制剂伊曲康唑、红霉素、氟西汀和奎尼丁抑制本药的代谢。

3. 与拟胆碱药、β-肾上腺素受体拮抗药、神经肌肉阻断药（如琥珀胆碱）有协同作用。

4. 可能会影响有抗胆碱活性的药物。

5. 乙醇可能降低本药的血药浓度。

【制剂与规格】片剂：5mg

（二）加兰他敏 Galantamine

【药理作用】

1. 药效学　为可逆性乙酰胆碱酯酶抑制剂。可产生较强的拟胆碱作用。本药毒蕈碱样作用短暂、微弱，但作用时间长，能对抗阿片的呼吸抑制，但不影响其麻醉作用。

2. 药动学　口服吸收快，作用时间长。口服后 0.5~1.5 小时，对乙酰胆碱酯酶的抑制率可达 40%以上，2 小时血药浓度达峰（1.15μg/ml），生物利用度可达 100%。易通过血脑屏障，组织分布浓度由高到低依次为：肾、肝、脑，脑内药物浓度可达血药浓度的 3 倍。血浆蛋白结合率为 17.7%±0.8%。主要随尿排泄，消除半衰期超过 5 小时。同等剂量口服或皮下注射具有生物等效性。

【适应证】口服制剂可用于良性记忆障碍、轻至中度阿尔茨海默病。可用于重度阿尔茨海默病、帕金森病引起的轻至中度痴呆、路易体痴呆。

【用法用量】轻至中度阿尔茨海默病：口服给药，起始剂量为一次 4mg，一日 2 次，早、晚进餐时服用，连续用药 4 周。维持剂量为一次 8mg，每日 2 次，至少服用 4 周。最大维持剂量为一次 12mg，每日 2 次。

肝功能不全时剂量：中度肝功能不全患者，初始剂量为一次 4mg，每日 1 次，宜在早晨使用。随后可增至一次 4mg，每日 2 次，至少使用 4 周。维持剂量不应超过一次 8mg，每日 2 次。

【注意事项】

1. 严重哮喘或肺功能障碍、心绞痛、心动过缓、癫痫、运动功能亢进、机械性肠梗阻、尿路梗阻或膀胱术后恢复期患者禁用。

2. 青光眼患者不宜使用本药注射液。

3. 使用本药应监测体重。

4. 食物可使本药血药峰浓度降低、达峰时间延迟。

5. 早、晚进餐时服用。

6. 可引起头晕、嗜睡，可影响驾驶和操作机械的能力，特别是用药第 1 周，故建议服药期间避免驾驶和机械操作。

【禁忌证】对本药过敏者，癫痫患者，心绞痛、心动过缓者，严重哮喘或肺功能障碍患者，严重肝、肾损害者，机械性肠梗阻、尿路梗阻或膀胱术后恢复期患者，运动功能亢进者。

【不良反应】

1. 心血管系统　可见心动过缓、心律不齐、房室传导阻滞、房性心律失常、心悸、心肌缺血或梗死，罕见低血压。

2. 代谢/内分泌系统　可见体重下降、脱水、低钾血症，偶见血糖升高。有引起中度出汗的报道。

3. 呼吸系统　可见鼻炎。

4. 泌尿生殖系统　可见尿道感染。

5. 神经系统　常见疲劳、眩晕、头痛、发抖、失眠、嗜睡、意识错乱及晕厥,罕见张力亢进、感觉异常、失语症、动力功能亢进、癫痫发作、震颤、腿痛性痉挛、一过性缺血发作或脑血管意外。有引起睡眠障碍的报道。

6. 精神　常见抑郁、梦幻,有引起激惹的报道。

7. 胃肠道　可见口干、呕吐、恶心、反胃、腹胀、腹痛、腹泻、畏食、消化不良,有引起吞咽困难、消化道出血、流涎的报道。

8. 血液　可见贫血,偶见血小板减少。

9. 皮肤　皮内注射可引起注射部位弥漫性红斑。

10. 其他　可见耳鸣,常见发热,偶见过敏反应。

【药物相互作用】

1. 非甾体抗炎药(NSAIDs)　合用可使活动性溃疡或隐匿性胃肠道出血出现的风险增加,使用 NSAIDs 的患者慎用本药。

2. 西咪替丁　合用可增加本药的浓度。

3. β 肾上腺素受体拮抗药　合用可致严重心动过缓,合用应谨慎。

4. CYP2D6 抑制剂(阿米替林、氟西汀、氟伏沙明、帕罗西汀、奎尼丁)　合用可使不良反应发生率增加,合用时应减少本药剂量。

5. 可增强琥珀酰胆碱型肌松药的作用。

6. 红霉素可降低本药的疗效。

7. 地高辛　合用可见房室传导阻滞,但本药不影响地高辛的药动学。

8. 华法林　本药一次 12mg,一日 2 次,不影响华法林的药动学,且不影响华法林诱导的凝血酶原时间延长。

9. 美金刚、抑制胃酸分泌药　合用不影响本药的药动学。

10. 食物可使本药血药峰浓度降低、达峰时间延迟。

【制剂与规格】片剂:5mg

(三)美金刚 Memantine

【药理作用】

1. 药效学　为电压依赖性、中等程度亲和力的非竞争性 NMDA 受体拮抗药,可以阻断谷氨酸浓度病理性升高导致的神经元损伤。在谷氨酸释放减少的情况下,改善神经传递并激活神经元。而在谷氨酸病理性增多的情况下,阻断 NMDA 受体,抑制谷氨酸的兴奋性毒性作用,阻止神经元发生钙离子内流过度。本药与小脑组织的亲和力比前脑组织大。

2. 药动学 口服后吸收迅速完全，绝对生物利用度为100%。3～8小时血药浓度达峰。食物不影响其吸收。在10～40mg剂量范围内药动学呈线性。血浆蛋白结合率为45%，分布容积9～11L/kg。脑、肾、肺中浓度高，肝中浓度低。约80%以原形存在，代谢物无拮抗NMDA活性。离体试验未发现经细胞色素P450酶系统代谢，少部分经肝脏代谢，大于99%经肾脏排泄，消除半衰期为60～100小时。

【适应证】治疗中至重度阿尔茨海默型痴呆。可用于震颤麻痹综合征、轻至中度血管性痴呆。

【用法用量】中至重度阿尔茨海默型痴呆：口服给药，第1周起始剂量为一日5mg，晨服；第2周一次5mg，每日2次；第三周早上服10mg，下午服5mg；第4周后继续服用最大维持剂量一次10mg，每日2次。

肾功能不全时剂量：轻度肾功能损害者（Ccr≤130mmol/L）无需调整剂量。中度肾功能损害者［肌酐清除率40～60ml/（min·1.73m^2）］应将剂量减至一日10mg。不推荐严重肾功能损害者［肌酐清除率<9ml/（min·1.73m^2）］使用。

65岁以上老年患者推荐剂量为一日20mg（一次10mg，每日2次）。

【注意事项】

1. 癫痫患者、有惊厥病史、肝肾功能不全者、心血管疾病患者应用美金刚时应慎重。

2. 正使用其他中枢神经系统药的患者慎用本药。

3. 尿液pH升高的患者、心肌梗死、失代偿性充血性心力衰竭和未有效控制的高血压患者应用美金刚时应密切观察。

4. 可能改变患者的反应能力，因此服用本药的患者在驾车或操作机械时要特别小心。

5. 可能随乳汁排泄，服药时应停止哺乳。

6. 乙醇可加重本药的不良反应。

7. 晨服药物。

【禁忌证】对本药过敏者、严重肝功能不全者。

【不良反应】

1. 心血管系统 可见高血压、心动过速、心绞痛、心肌梗死、血栓性静脉炎、房颤、低血压、直立性低血压、肺动脉栓塞。有充血性心力衰竭的报道。

2. 代谢/内分泌系统 可引起体重增加或下降、出汗。

3. 呼吸系统 可见咳嗽（4%）、呼吸困难（2%）、支气管炎、上呼吸道感染、肺水肿。

4. 肌肉骨骼系统 可见关节痛，少见（0.1%～1%）肌张力增高。

5. 泌尿生殖系统 可见尿失禁、尿道感染，少见膀胱炎、性欲增加，有急性肾衰竭（包括肌酐升高和肾功能不全）的报道。

6. 神经系统 常见头晕、头痛、意识混沌，可见感觉异常、偏瘫、眩晕、步态异常、失眠、运动活动增强或减弱、嗜睡、谵妄，有癫痫发作（多发生于有惊厥病史者）的报道。

7. 精神 常见幻觉，可见抑郁、静坐不能、激动、坐立不安、兴奋过度、错觉，少见焦虑，有自杀意念的报道。

8. 肝脏 有肝炎的报道。

9. 胃肠道 可见口干、恶心、腹泻、便秘、唾液增多、食欲减退、胃肠道出血，少见呕吐，有胰腺炎的报道。

10. 血液 有粒细胞缺乏、白细胞减少、全血细胞减少、血小板减少、血栓性血小板减少性紫癜的报道。

11. 皮肤 有史蒂文斯-约翰逊综合征（SJS）的报道。

12. 其他 可见视物模糊，常见疲倦、全身疼痛、背痛，可见过敏反应、低体温。

【药物相互作用】

1. 西咪替丁、雷尼替丁、普鲁卡因胺、奎尼丁、奎宁以及尼古丁 与美金刚共用相同的肾脏阳离子转运系统，合用导致本药血药浓度升高。

2. 金刚烷胺、氯胺酮或右美沙芬 合用导致中毒性精神病，应避免合用。

3. 碱化尿液的药物（碳酸酐酶抑制剂、碳酸氢钠） 合用可降低本药的肾清除率，使本药不良反应发生率上升。

4. 左旋多巴、多巴胺受体激动药、抗胆碱酯能药 可使以上药物作用增强。

5. 氢氯噻嗪 可使氢氯噻嗪浓度降低。

6. 巴比妥类药、神经阻滞药 可使以上药物作用减弱。

7. 氨苯蝶啶 合用两者血药浓度均改变。

8. 抗痉挛药（丹曲林钠、巴氯芬） 合用可改变抗痉挛药的作用，需调整抗痉挛药剂量。

9. 乙醇可加重本药的不良反应。

【制剂与规格】 片剂：10mg

（四）常见抗阿尔茨海默药比较

根据常见抗阿尔茨海默代表药物比较表、特殊人群用药比较表、过量解救措施比较表，可以直观了解药物使用的优势及缺点（表 3-1-30，表 3-1-31，表 3-1-32）。

表 3-1-30 常见抗阿尔茨海默药物的比较

	多奈哌齐	加兰他敏	美金刚
作用机制	胆碱酯酶抑制剂	胆碱酯酶抑制剂	NMDA 受体拮抗剂
适应证	轻度至中度阿尔茨海默病	良性记忆障碍、轻至中度阿尔茨海默病	中至重度阿尔茨海默病
食物影响	无影响	食物可使血药峰浓度降低、达峰时间延迟	无影响
给药频次	每日一次	早晚各一次	每日两次
达峰时间	3~4 小时	2 小时	3~8 小时
血浆蛋白结合率	95%	17.7%	45%
半衰期	70 小时	>5 小时	60~100 小时
不良反应	主要发生于消化系统，常见的有恶心、腹泻、疲劳和肌肉痉挛	过量或过敏时，偶有出现流涎、心动过缓、眩晕等	常见有头晕、头痛、疲劳、幻觉、妄想。发生率低的不良反应有焦虑、肌张力增加、呕吐、膀胱炎、性欲增加

表 3-1-31 常见抗阿尔茨海默药物的特殊人群用药

	多奈哌齐	加兰他敏	美金刚
老年人	无需调整剂量	尚不明确	适当调整剂量
儿童	不推荐		安全性和有效性尚不明确
妊娠期妇女	禁用	尚无数据，权衡利弊	权衡利弊
妊娠安全性分级	C	C	B
哺乳期妇女	尚无数据，权衡利弊，用药暂停哺乳	不推荐	可随乳汁排泄，用药暂停哺乳
肾功能不全患者	无需调整剂量	中度肾损害者慎用（适当减量），严重肾损害者禁用	肾功能不全者慎用（适当减量）
肝功能不全患者	适当调整剂量	中度肝损害者慎用（适当减量），严重肝损害者禁用	轻中度肝功能不全者慎用。重度肝功能不全者禁用

空白：尚无资料

表 3-1-32 常见抗阿尔茨海默药物过量解救措施

药物	措施
多奈哌齐	采用一般支持疗法，可给予叔胺型抗胆碱药（如阿托品）作解毒剂。
加兰他敏	立即停药，并采取支持及对症治疗。严重时使用抗胆碱能药物（如阿托品）。
美金刚	—

思考题：

1. 简述常见抗阿尔茨海默药种类。
2. 简述常见抗阿尔茨海默药的作用机制。
3. 简述多奈哌齐与哪些药物合用可能有相互作用。

十一、脑循环与促智药

学习要点：

1. 掌握脑循环与促智药物的适应证、用法用量、注意事项。
2. 熟悉脑循环与促智药物药的相互作用、不良反应、特殊人群用药。
3. 了解脑循环与促智药物的药效、药动学原理以及药物间的比较。

脑循环与促智药也称改善脑代谢药，可激活脑代谢，增强脑内氧、葡萄糖或能量代谢，补充神经细胞生长物质，主要用于治疗脑创伤、脑血管意外引起的功能损伤。

（一）吡拉西坦 Piracetam

【药理作用】

1. 药效学　吡拉西坦为脑代谢改善药，属于γ-氨基丁酸的环形衍生物。有抗物理因素、化学因素所致的脑功能损伤的作用。能促进脑内 ATP 合成，可促进乙酰胆碱合成并正增强神经兴奋的传导，具有促进脑内代谢作用。对缺氧所致的逆行性健忘有改进作用。

2. 药动学　进入血液后，透过血脑屏障到达脑和脑脊液，大脑皮层和嗅球的浓度较脑干中浓度更高。易通过胎盘屏障。半衰期 5～6 小时，分布容量为 0. 6L/kg，肾脏消除速度为 86ml/min。

【适应证】

1. 用于急性脑血管意外、脑外伤后、多种中毒性脑病等所致的记忆减退及轻中度脑功能障碍。

2. 用于儿童智能发育迟缓。

【用法用量】

1. 口服　一次 0.8~1.6g,每日 3 次,4~8 周为一疗程。

2. 肌内注射　一次 1g,每日 2~3 次。

3. 静脉注射　一次 4~6g,每日 2 次。

4. 静脉滴注　一次 4~8g,每日 1 次,用 5%或 10%葡萄糖注射液或氯化钠注射液稀释至 250ml 后使用。

【注意事项】肝肾功能障碍者慎用并应适当减少剂量。

【禁忌证】锥体外系疾病、亨廷顿舞蹈症者禁用,以免加重症状。孕妇禁用。新生儿禁用。

【不良反应】

1. 消化道　常见有恶心、腹部不适、纳差、腹胀、腹痛等,症状的轻重与用药剂量直接相关。

2. 中枢神经系统　包括兴奋、易激动、头晕、头痛和失眠等,但症状轻微,且与使用剂量大小无关,停药后以上症状消失。

3. 肝　偶见轻度肝功能损害,表现为轻度氨基转移酶升高,但与药物剂量无关。

【药物相互作用】与华法林联合应用时,可延长凝血酶原时间,可诱导血小板聚集的抑制,在接受抗凝治疗的患者中,同时应用本药时应特别注意凝血时间,防止出血危险,并调整抗凝治疗药物的剂量和用法。

【制剂与规格】片剂:0.4g;胶囊剂:0.114g;注射剂:1g,8g,10g,20g

(二)依达拉奉 Edaravone

【药理作用】

1. 药效学　本药为脑保护药,可清除自由基,通过抑制脂质过氧化从而抑制脑细胞、血管内皮细胞、神经细胞的氧化损伤。对脑梗死急性期患者,可抑制梗死周围局部脑血流量的减少,使发病后脑中急剧减少的 *N*-乙酰门冬氨酸(NAA)含量升高。临床前研究提示本药可阻止脑水肿和脑梗死的进展,缓解其伴随的神经症状,抑制迟发性神经元死亡。

2. 药动学　健康成年男性受试者和健康老年受试者,以 0.5mg/kg,每日 2 次,每次 30 分钟内静脉滴注,连续给药 2 日后,血药峰浓度分别为(888±171)ng/ml、(1041±106)ng/ml;半衰期 α 相分别为(0.27±0.11)小时、(0.17±0.03)小时;半衰 β 相分别为(2.27±0.80)小时、(1.84±0.17)小时,均无蓄积。本药血清蛋白和血清白蛋白结合率分别为 92%、89%~91%。主要代谢物为硫酸络合物、葡糖醛酸络合物。按上述方法每次给药至 12 小时,尿液中含原药 0.7%~0.9%,含代谢物 71.0%~79.9%。

【适应证】用于改善急性脑梗死所致的神经症状、日常生活活动能力障碍及功能障碍。

【用法用量】 急性脑梗死：静脉滴注，一次 30mg，每日 2 次，14 日为一疗程。静脉滴注时在 30 分钟内滴完，尽可能在发病后 24 小时内开始给药。临用前以适量生理盐水稀释后滴注。

【注意事项】

1. 用药期间应监测肾功能、肝功能及血小板计数。

2. 用药过程中如出现肾功能不全表现（如少尿）、肝功能异常、血小板减少及弥散性血管内凝血，须停药并给予治疗。

【禁忌证】 重度肾功能衰竭的患者（有致肾功能衰竭加重的可能）、既往对本药有过敏史的患者。

【不良反应】

1. 心血管系统　血压升高，有致心律失常的个案报道。

2. 代谢、内分泌系统　血清胆固醇升高、血清胆固醇降低、甘油三酯升高、血清总蛋白降低、肌酸磷酸激酶（CPK）降低、血清钾降低及血清钙降低。

3. 泌尿生殖系统　血尿素氮（BUN）升高、血清尿酸升高、血清尿酸降低、蛋白尿、血尿及肌酐升高。严重者可出现急性肾衰竭。

4. 神经系统　头痛、失眠。

5. 肝脏　天冬氨酸氨基转移酶（AST）升高、丙氨酸氨基转移酶（ALT）升高、乳酸脱氢酶（LDH）升高、碱性磷酸酶（ALP）升高、γ-谷氨酰转肽酶（γ-GT）升高、总胆红素升高、尿胆原阳性、胆红素尿及黄疸。

6. 胃肠道　嗳气、恶心、呕吐、腹泻。

7. 血液　血小板增多或减少、弥散性血管内凝血、红细胞减少、白细胞增多或减少、血细胞比容减少及血红蛋白减少。

8. 皮肤　注射部位皮疹及红肿。

9. 过敏反应　皮疹、皮肤潮红、肿胀、疱疹及瘙痒感。

10. 其他　发热、热感。

【药物相互作用】 与抗生素（如头孢唑林钠、头孢替安、哌拉西林、氨基糖苷类等）合用可能导致肾衰竭加重，须密切监测肾功能。

【制剂与规格】 注射剂：5ml：10mg，20ml：30mg，20ml：30mg，10ml：15mg，5ml：10mg，10ml：60mg

（三）常见脑循环与促智药比较

脑循环与促智药是一类影响脑血流、脑代谢及促智的药物，用于改善相应的临床症状。根据常见脑循环与促智药代表药物不良反应、特殊人群用药的比较表，可以直观了解药物使用的优势及缺点（表 3-1-33，表 3-1-34）。

表 3-1-33 常见脑循环与促智药物的不良反应

	吡拉西坦	依达拉奉
胃肠道不适	+	+
神经系统不适	+	+
精神症状	+	
代谢/内分泌系统		+
心血管系统		+
泌尿生殖系统		+
血液系统		+
肝损害	+	+
皮肤		+
过敏反应		+

+:有;空白:尚无资料

表 3-1-34 常见脑循环与促智药物的特殊人群用药

特殊人群	吡拉西坦	依达拉奉
老年人	尚不明确	慎用
儿童	新生儿禁用	尚不明确
妊娠期妇女	禁用	禁用
妊娠安全性分级		
哺乳期妇女	尚不明确	禁用
肾功能不全患者	慎用,重度肾功能障碍者禁用	轻至中度肾损害者慎用,重度肾损害者禁用
肝功能不全患者	慎用,重度肝功能障碍者禁用	肝功能不全者慎用

空白:尚无资料

思考题:

1. 简述常见脑循环与促智药的适应证。
2. 简述吡拉西坦的特殊人群用药注意事项。
3. 简述依达拉奉用药注意事项。

十二、糖皮质激素类药物

学习要点:

1. 掌握糖皮质激素类药物的适应证、用法用量、相互作用、不良反应。

2. 熟悉糖皮质激素类药物间的相互比较（包括严重不良反应、作用机制、特殊人群用药等方面）。

3. 了解糖皮质激素类药物的药效、药动学原理。

糖皮质激素类药物具有抗炎、抗过敏、抗风湿、免疫抑制作用，用于改善神经系统自身免疫病、脑水肿、脑膜炎等疾病的症状。

（一）氢化可的松 Hydrocortisone

【药理作用】

1. 药效学　氢化可的松原为天然糖皮质激素，现已人工合成。具有抗炎、免疫抑制、抗毒和抗休克作用。作用机制如下：

（1）抗炎作用：对除病毒外的各种病因引起的炎症均有作用。可减轻和防止组织对炎症的反应，从而减轻炎症的症状，亦可抑制炎症后期组织的修复，减少后遗症。

（2）免疫抑制作用：防止或抑制细胞介导的免疫反应、延迟性的过敏反应，并减轻原发免疫反应的发展。

（3）抗毒、抗休克作用：可提高机体的耐受能力，减轻细胞损伤，发挥保护机体的作用。此外，还有扩张血管、增强心肌收缩力，改善微循环作用。也有一定程度的盐皮质激素活性，具有留水、保钠及排钾作用。

2. 药动学　可自消化道迅速吸收，也可经皮肤吸收，尤其在皮肤破损处吸收更快。口服约1小时血药浓度达峰值，血中90%以上的氢化可的松与血浆蛋白结合。主要经肝脏代谢，转化为四氢可的松和四氢氢化可的松，大多数代谢产物与葡糖醛酸结合，极少量以原形随尿排泄，生物半衰期约为100分钟。

【适应证】主要用于过敏性与自身免疫性炎症性疾病，如结缔组织病、系统性红斑狼疮、重症多肌炎、严重的支气管哮喘、皮肌炎、血管炎等过敏性疾病、急性白血病、恶性淋巴瘤。也可用于恶化的多发性硬化症、原发性颅内肿瘤，与抗结核药联合辅助用于伴蛛网膜下腔阻滞（或即将阻滞）的脑膜结核。

【用法用量】

1. 伴蛛网膜下腔阻滞或趋于阻塞的结核性脑膜炎、颅内肿瘤

（1）口服给药：一日20～240mg。

（2）肌内注射：一次100～500mg，于30秒至10分钟内完成注射，每2～6小时1次。

（3）静脉给药：参见“肌内注射”项。

2. 急性恶化的多发性硬化

（1）口服给药：一日800mg，连用1周，之后一次320mg，隔日1次，连用1个月。

（2）肌内注射：一次100～500mg，于30秒至10分钟内完成注射，每2～6小

时 1 次。

(3)静脉给药：参见“肌内注射”项。

【注意事项】

1. 在激素作用下，已被控制的感染可复发，最常见结核感染复发。对某些感染应用激素可减轻组织的破坏、减少渗出、减轻感染中毒症状，但同时必须使用有效的抗生素治疗，并密切观察病情变化。在短期用药后，应迅速减量、停药。

2. 不可与免疫抑制剂量的活疫苗和减毒活疫苗合用。

3. 为避免发生肾上腺皮质功能减退及原有疾病症状复燃，在长程糖皮质激素治疗后应逐渐缓慢减量，并由原来的一日用药数次改为一日上午用药 1 次，或隔日上午用药 1 次，不可突然停药。

4. 长期大剂量使用本药可使皮肤试验结果呈假阴性，如结核菌素试验、组织胞浆菌素试验和过敏反应皮试等。

5. 用药期间监测血糖、尿糖或糖耐量（尤其糖尿病患者或有患糖尿病倾向者），检查血电解质和大便隐血，监测血压和骨密度（尤其老年人）。

6. 小儿应定期监测生长和发育情况。

7. 有癫痫病史者、情绪不稳和有精神病倾向者慎用。

8. 有高血压、血栓症、胃与十二指肠溃疡、精神病、癫痫重症肌无力、电解质异常、心肌梗死、内脏手术、青光眼、甲状腺疾病、糖尿病、结核病等病史者需要告知医师。

【禁忌证】严重的精神病史，活动性胃、十二指肠溃疡，新近胃肠吻合术后，较重的骨质疏松，明显的糖尿病，严重的高血压，未能用抗菌药物控制的病毒、细菌、霉菌感染。

【不良反应】不良反应多发生在应用药理剂量时，且与疗程、剂量、用法及给药途径等有密切关系，在应用生理剂量替代治疗时一般无明显不良反应。

1. 代谢、内分泌系统

(1)可见下丘脑-垂体-肾上腺轴抑制，为激素治疗的重要并发症，其发生与制剂、剂量、疗程等因素有关。

(2)长期使用可见医源性库欣综合征面容和体态、体重增加、低钾血症、儿童生长抑制、糖耐量减低、糖尿病加重。

(3)糖皮质激素可使血糖升高、血胆固醇升高、血脂肪酸升高、血钠水平升高，使血钙下降、血钾下降。

2. 肌肉骨骼系统　长期使用可见肱骨或股骨头缺血性坏死、骨质疏松、骨折（包括脊椎压缩性骨折、长骨病理性骨折）、肌无力、肌萎缩。

3. 泌尿生殖系统　长期使用可见月经紊乱。

4. 神经系统　长期使用可见良性颅内压升高综合征。

5. 精神　可见欣快、激动、谵妄、不安、定向力障碍，也可表现为抑制。精神症状尤易发生于慢性消耗性疾病患者及有精神病史者。

6. 胃肠道　长期使用可见胃肠道刺激（恶心、呕吐）、胰腺炎、消化性溃疡或穿孔。

7. 血液　糖皮质激素对外周血液的影响为：淋巴细胞减少、真核细胞减少、嗜酸性粒细胞减少、嗜碱性粒细胞减少、多核白细胞增多、血小板增多或减少。

8. 皮肤

（1）长期使用可见紫纹、痤疮。

（2）使用本药外用制剂可有灼烧感、皮肤刺激感，偶可引起接触性皮炎。长期使用本药外用制剂可致多毛、皮肤萎缩、毛细血管扩张、色素沉着，并使皮肤易发生继发性感染（如毛囊炎和真菌感染），长期外用于面部可出现痤疮样疹、口周皮炎。

9. 眼

（1）长期使用可见青光眼、白内障。

（2）使用本药眼膏可诱发真菌性眼睑炎、上皮性角膜炎。

10. 过敏反应　静脉迅速给予大剂量本药可能发生全身性过敏反应（包括面部、鼻黏膜及眼睑肿胀、荨麻疹、气短、胸闷、喘鸣）。

11. 其他

（1）并发感染为主要不良反应（多发生于中程或长程疗法，但也可在短期大剂量用药后出现），以真菌、结核菌、葡萄球菌、变形杆菌、铜绿假单胞菌和各种疱疹病毒为主。

（2）长期使用可见下肢水肿、易出血倾向、创口愈合不良。

（3）糖皮质激素停药后综合征可有以下各种不同的情况：下丘脑-垂体-肾上腺轴功能减退，可表现为乏力、软易、恶心、呕吐、血压偏低。长期治疗后该轴功能的恢复一般需要 9~12 个月。已被控制的疾病症状可于停药后重新出现。有的患者在停药后出现头晕、头痛、晕厥倾向、腹痛或背痛、低热、食欲减退、恶心、呕吐、肌肉或关节疼痛、乏力等，经仔细检查如能排除肾上腺皮质功能减退和原来疾病的复发，则可考虑为对糖皮质激素的依赖综合征。

【药物相互作用】

1. 非甾体抗炎药　合用可增强本药致消化性溃疡作用，本药可增强对乙酰氨基酚的肝毒性。此外，本药可减少水杨酸盐的血浆浓度。

2. 排钾利尿药（如碳酸酐酶抑制药等）、两性霉素 B　合用可加重低钾血症，长期合用易发生低血钙和骨质疏松。此外，本药水钠潴留作用可减弱利尿药的排钠利尿效应，合用时应注意保钾。

3. 苯妥英钠、苯巴比妥　合用降低本类药物药效。机制：苯妥英钠、苯巴比妥可加速本类药物的代谢灭活（酶诱导作用）。

4. 降糖药(如胰岛素) 合用可使糖尿病患者血糖升高,合用时应适当调整降糖药剂量。

5. 抗凝药、神经肌肉阻滞药 本药及其他糖皮质激素可降低以上药物的药理作用。

6. 强心苷 合用可提高强心效应,但也增加洋地黄毒性及心律失常的发生,处理:两者合用时应适当补钾。

7. 三环类抗抑郁药 合用可使本药引起的精神症状加重。

8. 氨茶碱 本药有可能使氨茶碱血药浓度升高。

9. 单胺氧化酶抑制药 合用可能诱发高血压危象。

10. 抗胆碱能药(如阿托品) 长期合用,可致眼压增高。

11. 避孕药、雌激素 合用可增强本药的治疗作用和不良反应。

12. 异丙肾上腺素 合用可增强异丙肾上腺素的心脏毒性作用。

13. 维生素 与维生素 E、维生素 K 合用可增强本药的抗炎效应,减轻撤药后的反跳现象;与维生素 C 合用可防治本类药物引起的皮下出血反应;与维生素 A 合用可消除本类药物所致创面愈合延迟,但也影响本类药物的抗炎作用,本类药物还可拮抗维生素 A 中毒时的全身反应(恶心、呕吐、嗜睡等)。

14. 利福平、甲状腺激素、麻黄碱 合用可增加本药的代谢清除率,合用时应适当调整本药剂量。

15. 拟胆碱药(如新斯的明、吡斯的明) 合用可减弱以上药物的疗效。

16. 生长激素 本类药可抑制生长激素的促生长作用。

17. 免疫抑制药 合用可增加感染的风险,并可能诱发淋巴瘤或其他淋巴细胞增生性疾病。

18. 蛋白质同化激素 合用可增加水肿的发生率,使痤疮加重。

19. 考来烯胺、考来替泊等 合用可减少本类药的吸收。

20. 异烟肼、美西律 本类药可促进以上药物在体内代谢,降低以上药物的血药浓度和疗效。

【制剂与规格】片剂:20mg;注射剂:10mg,25mg,50mg,100mg

(二) 泼尼松 Prednisone

【药理作用】

1. 药效学 肾上腺皮质激素类药物。具有抗炎、抗过敏、抗风湿、免疫抑制作用,其作用机制为:

(1)抗炎作用:本药减轻和防止组织对炎症的反应,从而减轻炎症的表现。能够抑制炎症细胞,包括巨噬细胞和白细胞在炎症部位的集聚,并抑制吞噬作用、溶酶体酶的释放以及炎症化学中介物的合成和释放。

（2）免疫抑制作用：包括防止或抑制细胞介导的免疫反应，延迟性的过敏反应，减少T淋巴细胞、单核细胞、嗜酸性粒细胞的数目，降低免疫球蛋白与细胞表面受体的结合能力，并抑制白介素的合成与释放，从而降低T淋巴细胞向淋巴母细胞转化，并减轻原发免疫反应的扩展。还可降低免疫复合物通过基底膜，并能减少补体成分及免疫球蛋白的浓度。

（3）对碳水化合物及蛋白质代谢的作用：糖皮质激素具有分解蛋白质的作用，释出的氨基酸经糖异生过程在肝脏内转化为葡萄糖和糖原，同时外周组织对葡萄糖的吸收减少，从而导致血糖增高和葡萄糖尿（有糖尿病倾向的患者尤其明显）。

（4）对脂肪代谢的作用：糖皮质激素具有分解脂肪的作用，该作用主要影响四肢，此外糖皮质激素又具有脂肪合成的作用，该作用在胸部、颈部和头部尤为明显，最终导致了脂肪的重新分布。

2. 药动学　在肝内将11-酮基还原为11-羟基，转化为泼尼松龙后才有药理活性，体内分布以肝中含量最高，依次为血浆、脑脊液、胸腔积液、腹水、肾，在血中本药大部分与血浆蛋白结合，游离型和结合型的代谢物自尿中排出，部分以原形排出，小部分可随乳汁分泌。生物半衰期为60分钟。

【适应证】同氢化可的松。

【用法用量】口服。

1. 一般给药　一次5~10mg（1~2片），一日10~60mg。

2. 系统性红斑狼疮、肾病综合征、溃疡性结肠炎、自身免疫性溶血性贫血等自身免疫性疾病　每日40~60mg，病情稳定后逐渐减量。

3. 药物性皮炎、荨麻疹、支气管哮喘等过敏性疾病　每日20~40mg，症状减轻后减量，每隔1~2日减少5mg。

4. 急性白血病、恶性肿瘤　每日口服60~80mg，症状缓解后减量。

儿童肾上腺功能不全、常规治疗难治的严重过敏性疾病、内分泌系统紊乱、肌肉骨骼系统炎症性疾病、肿瘤疾病（急性白血病）、多肌炎、风湿性关节炎、由旋毛虫病引起的神经或心肌疾病、伴蛛网膜下腔阻滞（或即将阻滞的）脑膜结核参见成人给药。

【注意事项】

1. 因本药的盐皮质激素活性较弱，故不适用于原发性肾上腺皮质功能不全症。

2. 长期应用本药的患者，在手术时及术后3~4天内常需增加用量，以防皮质功能不足。

3. 长期用药后停药时应逐渐减量。

4. 外科患者应尽量避免使用本药，以免影响伤口的愈合。

5. 应尽量避免长期或大剂量使用皮质激素。若必须长期使用本类药物，应给予促皮质素以防肾上腺皮质功能减退，同时给予钾盐以防血钾过低，并限制钠盐的摄入。出现胃酸过多时,应加服胃酸药。长期大剂量用药还应增加蛋白饮食,以补偿蛋白质的分解,并适当加服钙剂及维生素 D,以防脱钙和抽搐。

【禁忌证】高血压、血栓症、胃与十二指肠溃疡、精神病、电解质代谢异常、心肌梗死、内脏手术、青光眼患者一般不宜使用,特殊情况下权衡利弊,注意病情恶化的可能。对本药及肾上腺皮质激素类药物有过敏史患者禁用,真菌和病毒感染者禁用。

【不良反应】

1. 代谢、内分泌系统

(1)大剂量使用本药易引起糖尿病和类库欣综合征症状,本药对下丘脑-垂体-肾上腺轴抑制作用较强。

(2)本药潴钠作用与可的松比相对较弱,一般不易引起电解质紊乱或水肿等不良反应。

2. 眼 长期使用本药眼膏可引起青光眼、白内障。其他同氢化可的松。

【药物相互作用】同氢化可的松。

【制剂与规格】片剂:5mg

(三)地塞米松 Dexamethasone

【药理作用】

1. 药效学 长效肾上腺皮质激素。其作用机制同泼尼松,抗炎作用及控制皮肤过敏的作用比泼尼松更显著,对水钠潴留和促进排钾作用较轻微,对垂体-肾上腺皮质轴的抑制作用较强。

2. 药动学 易自消化道吸收,也可经皮吸收。地塞米松磷酸钠或醋酸地塞米松肌内注射后,分别于 1 小时和 8 小时后达血药峰浓度。血浆蛋白结合率低于其他糖皮质激素类药物(约为 77%),易通过多种屏障。血浆半衰期约 190 分钟,组织半衰期约为 3 日。

【适应证】主要用于过敏性与自身免疫性炎症性疾病,如多发性硬化、重症肌无力、吉兰-巴雷综合征等。也可用于原发性或转移性脑瘤、开颅术或头部损伤引起的脑水肿,以及辅助用于细菌性、结核性脑膜炎。

【用法用量】

1. 成人 一般用法

(1)口服给药:开始为一次 0.75~3mg,每日 2~4 次,维持量约一日 0.75mg,视病情而定。

(2)静脉给药

1)地塞米松磷酸钠注射液或注射用地塞米松磷酸钠:静脉注射或滴注(需用 5%葡萄糖注射液稀释),一次 2~20mg,2~6 小时重复给药至病情稳定,但大剂量连续给药一般不超过 72 小时。

2）醋酸地塞米松注射液：静脉注射，一次 2~20mg。

（3）肌内注射：醋酸地塞米松注射液：一次 1~8mg，每日 1 次。

（4）皮内注射：醋酸地塞米松注射液：每一注射点 0.05~0.25mg，共注射 2.5mg，每周 1 次。

（5）鞘内注射

1）地塞米松磷酸钠注射液或注射用地塞米松磷酸钠：一次 5mg，间隔 1~3 周 1 次。

2）醋酸地塞米松注射液：一次 0.8~6mg，间隔 2 周 1 次。

缓解恶性肿瘤所致的脑水肿：给予地塞米松磷酸钠注射液或注射用地塞米松磷酸钠，首剂 10mg 静脉注射，随后每 6 小时肌内注射 4mg，一般 12~24 小时患者可有好转。于 2~4 日后逐渐减量，5~7 日停药。不宜手术的脑肿瘤，首剂可静脉注射 50mg，以后每 2 小时重复给予 8mg，数日后再减至一日 2mg，分 2~3 次静脉给药。

2. 儿童

（1）一般用法

1）口服给药：一日 0.02~0.3mg/kg 分 3~4 次给药，根据患者反应确定剂量。

2）静脉给药：一日 0.5~9mg，根据患者反应确定剂量。

3）肌内注射：一日 0.5~9mg，根据患者反应确定剂量。

（2）细菌性脑膜炎：静脉给药，2 月龄及 2 月龄以上怀疑或证实为流感嗜血杆菌和肺炎链球菌脑膜炎的儿童。

（3）原发性或转移性脑瘤、开颅术或头部损伤引起的脑水肿：口服给药负荷量 1~2mg/kg，随后一日 1~1.5mg/kg（最大剂量为 16mg），每 4~6 小时 1 次。

【注意事项】

1. 本药粘贴片不宜长期使用，连用 7 日后症状未缓解，应停药。使用时不能同时使用其他口腔用药。

2. 潴钠作用微弱，不宜用作肾上腺皮质功能不全的替代治疗。

3. 长期服用，易引起精神症状及精神病，有癔病史及精神病史者慎用。

4. 其他同泼尼松。

【禁忌证】同氢化可的松。

【不良反应】同氢化可的松。

【药物相互作用】同氢化可的松。

【制剂与规格】片剂：0.75mg；注射剂：2mg，5mg；地塞米松贴片：0.3mg

（四）甲泼尼龙 Methylprednisolone

【药理作用】

1. 药效学　甲泼尼龙为人工合成的中效糖皮质激素，为泼尼松龙 C_6 位引入一甲基的衍生物，其抗炎、抗过敏作用强于泼尼松龙，对钠潴留作用微弱。作用机制同泼尼松。

2. 药动学　口服起效较肌内注射快，甲泼尼龙琥珀酸钠为水溶性，甲泼尼龙醋酸酯则因分解缓慢，作用较持久。在血浆中主要与蛋白质可逆性结合（部分与皮质激素结合球蛋白结合，部分与白蛋白结合），结合率为 40%～90%。经肝脏代谢，也可经肾等组织代谢。主要代谢产物为 20-羟基甲泼尼龙和 20-羟基-6-甲泼尼龙。这些代谢产物以葡糖醛酸盐、硫酸盐和非结合型化合物的形式随尿液排出，其生物半衰期为 12～36 小时。

【适应证】

1. 用于抗炎治疗

（1）风湿性疾病：创伤后骨性关节炎、骨性关节炎引发的滑膜炎、类风湿关节炎（包括幼年型类风湿关节炎，个别患者可能需要低剂量维持治疗）、急性或亚急性滑囊炎、上踝炎、急性非特异性腱鞘炎、急性痛风性关节炎、银屑病关节炎、强直性脊柱炎。

（2）胶原疾病：用于下列疾病危重期或维持治疗：系统性红斑狼疮（和狼疮性肾炎）、急性风湿性心肌炎、全身性皮肌炎（多发性肌炎）、结节性多动脉炎、古德帕斯彻综合征。

（3）皮肤疾病：天疱疮、严重的多形红斑、剥脱性皮炎、大疱疱疹性皮炎、严重的脂溢性皮炎、严重的银屑病、蕈样真菌病、荨麻疹。

（4）过敏状态：用于控制如下以常规疗法难以处理的严重的或造成功能损伤的过敏性疾病：支气管哮喘、接触性皮炎、特应性皮炎、血清病、季节性或全年性过敏性鼻炎、药物过敏反应、荨麻疹样输血反应、急性非感染性喉头水肿（肾上腺素为首选药物）。

2. 其他

（1）神经系统：由原发性或转移性肿瘤和（或）手术及放疗引起的脑水肿、创伤性脑水肿、多发性硬化症急性危重期、急性脊髓损伤（治疗应在创伤后 8 小时内开始）。

（2）与适当的抗结核化疗法合用，用于伴有蛛网膜下腔阻塞或趋于阻塞的结核性脑膜炎。

（3）累及神经或心肌的旋毛虫病。

（4）预防癌症化疗引起的恶心、呕吐。

【用法用量】

1. 一般用法

（1）口服给药：初始剂量为一次 4～48mg，具体用量可根据病种和病情来确定。长期治疗后需停药时，建议逐量递减，不可突然撤药。当临床症状出现好转，应在适当的时段内逐渐递减初始剂量，直至最低有效维持剂量。

（2）静脉注射：初始剂量为 10～500mg。初始剂量小于或等于 250mg，应至少注射5分钟;初始剂量大于250mg,应至少注射30分钟。

2. 特殊疾病

(1)脑水肿:口服给药一日200~1000mg。

(2)多发性硬化症:口服给药一日200mg。

(3)急性脊髓损伤:静脉注射,初始剂量为30mg/kg,注射15分钟,损伤后8小时内使用。短时间内大剂量静脉注射(以少于10分钟的时间给予大于500mg的本药),可能引起心律失常、循环性虚脱、心脏停搏,大剂量注射后应暂停45分钟,随后以5.4mg/(kg·h)的速度持续静脉滴注23小时,且应选择与大剂量注射不同的注射部位安置输液泵。仅此适应证以此速度进行大量注射。

3. 儿童静脉注射　婴儿或儿童用药可减量,不仅根据年龄和体重大小,更应考虑疾病的严重程度及患者的反应来确定剂量,但一日剂量不可少于0.5mg/kg。

【注意事项】同氢化可的松。

【禁忌证】全身性霉菌感染。对甲泼尼龙过敏者。

【不良反应】

1. 心血管系统　可见充血性心力衰竭(某些敏感患者)、高血压、心脏停搏、低血压、心律不齐。有短时间内静脉注射大剂量本药(10分钟内使用剂量超过0.5g)引起心律不齐和(或)循环性虚脱和(或)心脏停搏的报道,也有大剂量使用本药引起心动过缓(与给药速度或滴注时间可能无关)的报道,另有大剂量糖皮质激素引起心动过速的报道。

2. 其他同氢化可的松。

【药物相互作用】

1. 非甾体抗炎药(如水杨酸盐)　合用可增加发生消化道并发症的风险。

2. 噻嗪类利尿药　合用可增加糖耐量异常的风险。

3. 环孢素　两种药物可互相抑制代谢,有合用引起惊厥的报道。

4. 他克莫司　合用可降低或升高他克莫司的血浆浓度。

5. 活性或减毒疫苗(包括牛痘)　合用有出现神经系统并发症和(或)缺乏抗体反应的风险,用药期间不可接种牛痘,也不可接受其他免疫措施,尤其是大剂量使用本药的患者。

6. 氯化吩噻嗪、甲氧氯普胺、丁酰苯类药物　以上药物与首剂本药(化疗前1小时)合用可增强疗效。

【制剂与规格】片剂:2mg,4mg;注射剂:20mg,40mg,125mg,500mg

(五)常见糖皮质激素类药物比较

根据常见糖皮质激素类代表药物药动、药效学比较表、不良反应比较表、特殊人群用药比较,可以了解药物使用的优势及缺点(表3-1-35,表3-1-36)。

表 3-1-35　常用糖皮质激素类药物比较

类别	药物	对糖皮质激素受体的亲和力	水盐代谢（比值）	糖代谢（比值）	抗炎作用（比值）	等效剂量（mg）	血浆半衰期（分钟）	作用持续时间（小时）
短效	氢化可的松	1.00	1.00	1.00	1.00	20.00	90	8~12
中效	泼尼松	0.05	0.80	4.00	3.50	5.00	60	12~36
	甲泼尼龙	11.9	0.50	5.00	5.00	4.00	180	12~36
长效	地塞米松	7.10	0	20.0~30.0	30.0	0.75	100~300	36~54

注：表中水盐代谢、糖代谢、抗炎作用的比值均以氢化可的松为1计。等效剂量以氢化可的松为标准计。

参考糖皮质激素类药物临床应用指导原则（2011版）

表 3-1-36　常见糖皮质激素类药物的不良反应

糖皮质激素常见的不良反应
代谢影响，如糖尿病、高甘油三酯血症
骨质疏松
心理障碍
皮肤萎缩
垂体肾上腺抑制
易于感染
免疫抑制
眼部影响，如白内障
发育迟缓
肌病
胃肠道影响，如消化不良、消化性溃疡、胃肠道出血

参考糖皮质激素类药物临床应用指导原则（2011版）

对于特殊人群的监护：

1. 儿童　儿童长期应用糖皮质激素更应严格掌握适应证和妥当选用治疗方法。应根据年龄、体重（体表面积更佳）、疾病严重程度和患儿对治疗的反应确定糖皮质激素治疗方案。更应注意密切观察不良反应，以避免或降低糖皮质激素对患儿生长和发育的影响。

2. 妊娠期妇女　大剂量使用糖皮质激素者不宜怀孕。孕妇慎用糖皮质激素。特殊情况下临床医师可根据情况决定糖皮质激素的使用，例如慢性肾上腺皮质功能减退症及先天性肾上腺皮质增生症患者妊娠期应坚持糖皮质激素的替代治疗，严重的妊娠疱疹、妊娠性类天疱疮也可考虑使用糖皮质激素。

3. 哺乳期妇女 哺乳期妇女应用生理剂量或维持剂量的糖皮质激素对婴儿一般无明显不良影响。但若哺乳期妇女接受中等剂量、中程治疗方案的糖皮质激素时不应哺乳，以避免经乳汁分泌的糖皮质激素对婴儿造成不良影响。

思考题：

1. 简述常见糖皮质激素类药物作用机制。
2. 简述常见糖皮质激素类药物的不良反应。
3. 简述糖皮质激素类药物对特殊人群监护需注意哪些内容。

十三、抗微生物药物

抗 生 素

学习要点：

1. 掌握各种抗生素的适应证、用法用量、相互作用、不良反应。
2. 熟悉各种抗生素的注意事项、禁忌证、特殊人群用药。
3. 了解各种抗生素的药效、药动学原理。

抗生素系指由细菌、真菌或其他微生物在生活过程中所产生的具有抗病原体或其他活性的一类物质。本教材仅根据神经内科细菌性脑膜炎的病原治疗介绍部分抗生素，其他抗菌药物的药学知识请参照抗感染专业教材的相关内容。

（一）氨苄西林 Ampicillin

【药理作用】

1. 药效学 为半合成的广谱青霉素，其游离酸含3分子结晶水，供口服用。其钠盐供注射用。对革兰阳性菌的作用与青霉素G近似，对草绿色链球菌和肠球菌的作用较优，对其他菌的作用则较差。对耐青霉素G的金黄色葡萄球菌无效。革兰阴性菌中淋球菌、脑膜炎球菌、流感杆菌、百日咳杆菌、大肠埃希菌、伤寒副伤寒杆菌、痢疾杆菌、奇异变形杆菌、布鲁菌等对该药敏感，但易产生耐药性。肺炎杆菌、吲哚阳性变形杆菌、铜绿假单胞菌对本药不敏感。

2. 药动学 正常人空腹口服0.5g或1g，血清浓度2小时达峰值，肌内注射0.5g，血清浓度于0.5~1小时达峰值。体内分布广，在主要脏器中均可达有效治疗浓度。透过正常脑膜能力低，但在脑膜发炎时则透膜量明显增加。进入体内的药物,有 80%以原形由尿排泄,$t_{1/2} \leq 1$ 小时。

【适应证】 氨苄西林通过抑制细菌细胞壁合成发挥杀菌作用。用于敏感菌所致的呼吸道感染、胃肠道感染、尿路感染、软组织感染、心内膜炎、脑膜炎、败血症等。

【用法用量】

1. 口服 一次 0. 25～0. 75g,每日 4 次。

2. 肌内注射 一日 2～4g,分 4 次给药。

3. 静脉滴注或注射 一日 4～8g,分 2～4 次给药。重症感染患者一日剂量可以增加至 12g,一日最高剂量为 14g。

4. 肾功能不全者 内生肌酐清除率为 10～50ml/min 或小于 10ml/min 时,给药间期应分别延长至 6～12 小时和 12～24 小时。

【注意事项】

1. 本药宜空腹口服。

2. 长期或大剂量应用本药者,应定期检查肝、肾、造血系统功能和检测血清钾、钠。对怀疑为淋病伴梅毒损害者,在用药前应进行暗视野检查,并至少在 4 个月内,每月接受血清试验 1 次。

【禁忌证】 传染性单核细胞增多症、巨细胞病毒感染、淋巴细胞白血病、淋巴瘤患者应用本药时易发生皮疹,宜避免使用。

【不良反应】 可致过敏性休克,皮疹发生率较其他青霉素为高,可达 10%或更多。有时也发生药物热。偶见血小板减少。抗生素相关性肠炎少见,少数出现血清氨基转移酶升高。大剂量静脉给药可发生抽搐等神经系统毒性症状。

【药物相互作用】

1. 与丙磺舒合用会延长本药的半衰期。

2. 氨苄西林与卡那霉素对大肠埃希菌、变形杆菌具有协同抗菌作用。

3. 本药宜单独滴注,不可与下列药物同瓶滴注:氨基糖苷类、磷酸克林霉素、盐酸林可霉素、多黏菌素 B、琥珀氯霉素、红霉素、肾上腺素、间羟胺、多巴胺、阿托品、葡萄糖酸钙、维生素 B 族、维生素 C、含有氨基酸的营养注射剂和琥珀酸氢化可的松等。

4. 别嘌醇可使氨苄西林皮疹反应发生率增加,尤其多见于高尿酸血症。

【制剂与规格】 胶囊剂:0. 25g,0. 5g;注射剂:0. 5g,1g,2g

(二) 头孢噻肟 Cefotaxime

【药理作用】

1. 药效学 为半合成的第三代头孢菌素。对革兰阳性菌的作用与第一代头孢菌素近似或较弱，对链球菌抗菌作用较强。对革兰阴性菌有较强的抗菌效能。奈瑟菌属、流感杆菌、大肠埃希菌、奇异变形杆菌、克雷伯菌、沙门杆菌等对本药甚敏感；枸橼酸杆菌对本药中度敏感；沙雷菌、吲哚阳性变形杆菌等对本药也有一定的敏感性。铜绿假单胞菌、阴沟杆菌、脆弱拟杆菌等对本药较不敏感。

2. 药动学　肠道中不吸收。肌内注射1g，0.5小时血药浓度达峰，$t_{1/2}$约为1小时，药物血浆蛋白结合率为30%～45%。体内分布面较广，胆汁中较高，不易透过正常脑膜，但脑膜有炎症时可增加透入量。在肝内代谢为活性较低的代谢物，连同一些原形物由尿排出，尿中有较高的有效浓度。

【适应证】用于敏感菌所致的呼吸道、泌尿道、骨和关节、皮肤和软组织、腹腔、胆道、消化道、五官、生殖器等部位的感染，对烧伤、外伤引起的感染以及败血症、中枢感染也有效。

【用法用量】临用前，加灭菌注射用水适量使溶解，溶解后立即使用。

1. 成人　肌内或静脉注射，1次0.5～1g，1日2～4次。一般感染用2g/d，分成两次肌内注射或静脉注射；中等或较重感染3～6g/d，分为3次肌内注射或静脉注射；败血症等6～8g/d，分为3～4次静脉给药；极重感染1日不超过12g，分为6次静脉给药；淋病用1g肌内注射(单次给药已足)。

2. 小儿　肌内注射或静脉注射1日量为50～100mg/kg，分成2～3次给予。婴幼儿不能肌内注射。

【注意事项】

1. 对青霉素过敏和过敏体质者、严重肾功能不全者慎用。

2. 溃疡性结肠炎、克罗恩病或假膜性肠炎者慎用。

【禁忌证】对头孢类抗生素过敏者禁用。

【不良反应】过敏反应可致皮疹、发热、瘙痒等。消化系统出现食欲缺乏、恶心、呕吐、腹泻等。肝功能异常，一过性血尿素氮和肌酐增高。偶见白细胞、中性粒细胞、血小板减少，嗜酸性粒细胞增多。长期用药可致二重感染，如念珠菌病、假膜性肠炎等。

【药物相互作用】

1. 与庆大霉素或妥布霉素合用，对铜绿假单胞菌有协同抗菌作用。

2. 与阿米卡星合用，对大肠埃希菌、肺炎克雷伯菌有协同作用。

3. 与氨基糖苷类、其他头孢菌素或强利尿剂同用，可能增加肾毒性。

4. 与丙磺舒合用，可抑制本药在肾脏的排泄，提高血药浓度及延长血浆半衰期。

【制剂与规格】注射剂：0.5g，1g，2g

（三）头孢他啶 Ceftazidime

【药理作用】

1. 药效学 为半合成的第三代头孢菌素。对革兰阳性菌的作用与第一代头孢菌素近似或较弱。葡萄球菌、链球菌A和B群、肺炎链球菌对本药敏感。对革兰阴性菌的作用突出，对大肠埃希菌、肠杆菌属、克雷伯菌、枸橼酸杆菌、奇异变形杆菌、普通变形杆菌、流感嗜血杆菌（包括耐氨苄西林菌株）、脑膜炎球菌等有良好的抗菌作用。对铜绿假单胞菌的作用强，超过其他β-内酰胺类和氨基糖苷类抗生素。对某些拟杆菌也有效。肠球菌、耐甲氧西林的葡萄球菌、李斯特菌、螺旋杆菌、难辨梭状芽孢杆菌和脆弱拟杆菌（大部分菌株）对本药耐药。

2. 药动学 口服不吸收，静脉注射 $t_{1/2}$ 为1.8~2小时。体内分布广，可进入胸腔积液、腹水、痰液、淋巴液、脑脊液（脑膜发炎时）中，在骨组织、胆汁、心肌中也有一定的浓度。本药在体内不代谢，由肾脏排泄。

【适应证】用于革兰阴性菌的敏感菌株所致的下呼吸道、皮肤和软组织、骨和关节、胸腔、腹腔、泌尿生殖系统以及中枢等部位感染，也用于败血症。

【用法用量】轻症一日剂量为1g，分2次肌内注射。中度感染1次1g，1日2~3次，肌内注射或静脉注射。重症1次可用2g，1日2~3次，静脉滴注或静脉注射。

【注意事项】

1. 对青霉素过敏或过敏体质者慎用。早产儿及2个月以内的新生儿慎用。

2. 遇碳酸氢钠不稳定，不可配伍。

【禁忌证】对头孢类抗生素过敏者禁用。

【不良反应】常见皮肤瘙痒、胃肠道反应、血红蛋白降低、转氨酶和血胆红素升高、肾功能改变等。肌内注射可致局部疼痛。长期用药可发生菌群失调和二重感染，可引起念珠菌病及维生素K、维生素B缺乏。

【药物相互作用】

1. 与美洛西林或哌拉西林联用，对大肠埃希菌、铜绿假单胞菌有协同或累加作用。

2. 与氨基糖苷类合用，有协同抗菌作用。

3. 与氨基糖苷类、抗肿瘤药或强利尿剂同用，可加重肾毒性。

4. 与氯霉素合用，有相互拮抗作用。

【制剂与规格】注射剂：1g，2g

（四）头孢曲松 Ceftriaxone

【药理作用】

1. 药效学 为半合成的第三代头孢菌素。抗菌谱与头孢噻肟近似，对革兰阳性菌有中度的抗菌作用，对革兰阴性菌的作用强。主要敏感菌有金黄色葡萄球菌、链球菌属、肺炎链球菌、嗜血杆菌属、奈瑟菌属、大肠埃希菌、肺炎克雷伯菌、沙雷菌、各型变形杆菌、枸橼酸杆菌、伤寒杆菌、痢疾杆菌、消化球菌、消化链球菌、梭状芽孢杆菌等。铜绿假单胞菌、肠杆菌属对本药也敏感。产酶金黄色葡萄球菌、耐氨苄西林的流感嗜血杆菌、耐第一代头孢菌素和庆大霉素的一些革兰阴性菌常可对本药敏感。但粪链球菌和耐甲氧西林的葡萄球菌对本药均耐药。

2. 药动学　在消化道不吸收。肌内注射1g，血药浓度2小时达峰值，静脉滴注$t_{1/2}$为6~8小时。体内分布广，可透过血脑屏障，并可进入羊水和骨组织。在体内不经生物转化，以原形排出体外，约2/3量通过肾脏，1/3通过胆道排泄，因此在尿液和胆汁中有很高的浓度。

【适应证】用于敏感菌所致下呼吸道、尿路、胆道感染，以及腹腔感染、盆腔感染、皮肤软组织感染、骨和关节感染、败血症、脑膜炎等及手术期感染预防。本药单剂可治疗单纯性淋病。

【用法用量】肌内注射或静脉给药。

1. 一般感染　一次1~2g，每日1次。疗程通常4~14日。

2. 危重患者或由中度敏感菌引起的感染　剂量可增至一次4g，每日1次。疗程通常4~14日，严重复杂感染可适当延长。

3. 淋病　推荐剂量为单次0.25g。

4. 预防污染或非污染手术之后感染　根据感染的危险程度，推荐在术前30~90分钟单次注射本药1~2g。

5. 对严重肾衰竭患者　一日用量不超过2g。

【注意事项】

1. 血清胆红素、碱性磷酸酶、丙氨酸氨基转移酶和天冬氨酸氨基转移酶皆可升高，应监测血生化。有严重肝肾功能不全者应用本药时应监测血药浓度。

2. 长期使用本药时，应监测血象。

3. 维生素K缺乏者，应监测凝血酶原时间。

【禁忌证】

1. 对本药或其他头孢菌素类过敏者禁用。

2. 对青霉素类抗生素药过敏的患者慎用。

3. 严重肝功能衰竭伴肾功能不全患者慎用。

4. 有胆道阻塞患者慎用。

5. 有胃肠道疾病，特别是结肠炎患者慎用。

6. 高度过敏性体质患者慎用。

【不良反应】不良反应与治疗的剂量、疗程有关。局部反应有静脉炎，此外可有皮疹、瘙痒、发热、支气管痉挛和血清病等变态反应，头痛或头晕，腹泻、恶心、呕吐、腹痛、结肠炎、黄疸、胀气、味觉障碍和消化不良等消化道反应。实验室检查异常约 19%，其中血液学检查异常占 14%，包括嗜酸性粒细胞增多，血小板增多或减少和白细胞减少。肝肾功能异常者为 5%和 1.4%。

【药物相互作用】

1. 与氨基糖苷类药物合用有协同抗菌作用，但合用时可能加重肾损害。

2. 与氯霉素合用体外实验发现会产生拮抗作用。

3. 因本药与含钙药物（包括钙溶液）合用有出现头孢曲松钠-钙盐沉淀而导致严重不良反应的风险，故不宜两者混合或同时使用，即使是不同部位使用不同给药方式，且在使用本药 48 小时内不宜使用含钙药物。

4. 应用本药期间饮酒或服含乙醇药物时在个别患者可出现双硫仑样反应，故在应用本药期间和以后数天内，应避免饮酒和服含乙醇的药物。

【制剂与规格】注射剂：0.25g，0.5g，0.75g，1g，1.5g，2g

（五）美罗培南 Meropenem

【药理作用】

1. 药效学　对大肠埃希菌和铜绿假单胞菌的青霉素结合蛋白（PBP）2、3、4和金黄色葡萄球菌的 PBP1、2、4 有强的亲和力。抗菌谱经临床证实的有效菌有肺炎链球菌（耐青霉株除外）、绿色链球菌、大肠埃希菌、流感嗜血杆菌（包括产β-内酰胺酶株）、肺炎克雷伯菌、脑膜炎奈瑟球菌、铜绿假单胞菌、脆弱拟杆菌、丙酸消化球菌等。此外，在体外对下列菌显示明显抗菌作用：金黄色葡萄球菌和表皮葡萄球菌（包括产酶株）、不动杆菌、气单胞菌、弯曲菌、枸橼酸杆菌、阴沟肠杆菌、流感嗜血杆菌（耐氨苄西林和非产酶株）、哈夫尼亚菌、卡他莫拉菌（包括产酶株）、摩根杆菌、巴斯德杆菌、奇异变形杆菌、普通变形杆菌、沙门菌属、沙雷菌、志贺菌属、结肠炎耶尔森菌、多种拟杆菌、难辨梭状芽孢杆菌、真杆菌、梭杆菌等。对多数的 β-内酰胺酶有良好的耐抗力（除金属 β-内酰胺酶外）。不用于耐甲氧西林的葡萄球菌（MRSA、MRSE）感染，对李斯特菌无效。与其他碳青霉烯类显示交叉耐药性。

2. 药动学　消除半衰期约为 1 小时，在 12 小时内约 65%药物以原形自尿排泄，在用药后 5 小时内尿药浓度>10μg/ml。本药的血浆蛋白结合率约 2%，药物易渗入各种组织及体液（包括脑脊液）达到有效浓度，肾功能不全者药物的尿排泄减少。

【适应证】用于敏感菌所致的呼吸道、尿路、肝胆、外科、骨科、妇科、五官科感染以及腹膜炎、皮肤化脓性疾病等。可适用于敏感菌所致脑膜炎。

【用法用量】成人每日 0.5～1g，分为 2～3 次，稀释后静脉滴注每次 30 分钟。

重症每日剂量可增至2g。连续应用不超过2周。

肾功能减退者的用药剂量

肌酐清除率(ml/min)	剂量(须依感染性质而定)	剂量间隔
26~50	1g	每12小时一次
10~25	0.5g	每12小时一次
<10	0.5g	每24小时一次

儿童(3月龄以上的)推荐用量:周围感染20mg/kg,每8小时1次。脑膜炎40mg/kg,每8小时1次。

【注意事项】

1. 对过敏体质可致过敏性休克,其他过敏反应者、曾有青霉素或头孢菌素过敏史者应慎用。

2. 严重肝肾功能不全、癫痫、潜在神经疾病者慎用。

3. 使用本药的第3日应考虑是否有必要继续用药、停药或换用其他药物。

4. 本药用生理盐水溶解者,可在室温4小时内或4℃ 24小时内应用;用5%葡萄糖液溶解者,在室温1小时内或4℃ 4小时内应用。

【禁忌证】对本药或其他碳青霉烯类抗生素过敏者禁用。

【不良反应】不良反应占用药者的<1%,其中腹泻(5%)、恶心和呕吐(3.9%)、头痛(2.8%)、皮疹(1.7%)、瘙痒(1.6%)、窒息(1.2%)和便秘(1.2%),其他尚有腹痛、药热、腹胀、背痛、肝功能异常、心脏症状、肺栓塞、低血压、晕厥、黄疸、贫血、外周水肿、缺氧、呼吸障碍、出汗、少尿、肾衰。还可致多种神经、精神症状,尤其是对有癫痫史、细菌性脑膜炎和肾衰患者。注射局部的刺激反应也有时发生。

【药物相互作用】

1. 与氨基糖苷类合用,对某些铜绿假单胞菌有协同抗菌作用。

2. 与丙磺舒合用,可抑制美罗培南肾脏排泄,导致血药浓度升高,半衰期延长。

3. 与丙戊酸合用,可致后者血药浓度降低而导致癫痫复发。

【制剂与规格】注射剂:0.5g,1g

(六)万古霉素 Vancomycin

【药理作用】

1. 药效学　糖肽类抗生素。对金黄色葡萄球菌、表皮葡萄球菌、化脓性链球菌、肺炎链球菌等有较强抗菌活性,对厌氧链球菌、难辨梭状芽孢杆菌、炭疽杆菌、放线菌、白喉杆菌、淋球菌、草绿色链球菌、粪链球菌等有一定的抗菌活性。

对革兰阳性菌有较强的杀菌作用，对多数革兰阴性菌、分枝杆菌属、立克次体属、衣原体属或真菌均无效。

2. 药动学　口服吸收不良，静脉给药分布较广，血清、心包、胸膜、腹膜、腹水和滑膜液中可达有效抗菌浓度。本药可透过胎盘，脑膜发炎时可渗入脑脊液并达有效抗菌浓度。蛋白结合率约55%，成人消除半衰期平均为6小时，严重肾功能不全者可延长至7.5日，小儿为2~3小时。药物经肝脏代谢，24小时内80%~90%以原形经肾排泄，少量通过胆汁和乳汁排出。

【适应证】临床用于革兰阳性菌严重感染，尤其是对其他抗菌药耐药的耐甲氧西林菌株。血液透析患者发生葡萄球菌属所致的动静脉分流感染。口服用于对甲硝唑无效的假膜性结肠炎或多重耐药葡萄球菌小肠结肠炎。

【用法用量】

1. 口服　每次125~500mg，每6小时1次，每日剂量不宜超过4g，疗程5~10天。小儿1次10mg/kg，每6小时1次，疗程5~10天。

2. 静脉滴注　全身感染，成人每6小时7.5mg/kg，或每12小时15mg/kg。严重感染，可1日3~4g短期应用。新生儿(0~7日)首次15mg/kg，以后10mg/kg，每12小时给药1次。婴儿(7天~1个月)首次15mg/kg，以后10mg/kg，每8小时给药1次。儿童每次10mg/kg，每6小时给药1次，或每次20mg/kg，每12小时1次。

【注意事项】

1. 新生儿、妊娠期妇女和哺乳期妇女用药应权衡利弊。
2. 输入药液过浓可致血栓性静脉炎，应适当控制药液浓度和滴速。
3. 不可肌内注射，因可致剧烈疼痛。

【禁忌证】对本药或万古霉素类抗生素过敏者禁用。肾功能不全者禁用。

【不良反应】可引起口麻、刺痛感、皮肤瘙痒、嗜酸性粒细胞增多、一过性白细胞减少、药物热、感冒样反应以及血压剧降、过敏性休克反应等。可致严重的耳中毒和肾中毒，大剂量和长时间应用时尤易发生。输入速度过快、剂量过大可产生红斑样或荨麻疹样反应，皮肤发红(称为红颈综合征)，尤以躯干上部为甚。

【药物相互作用】

1. 与氨基糖苷类药物合用对肠球菌有协同抗菌作用，但肾毒性、耳毒性可能增加。
2. 考来烯胺可使本药失活。
3. 与耳毒性、肾毒性药物联用可导致毒性增强。
4. 与许多药物可产生沉淀反应，含本药的输液中不得添加其他药物。

【制剂与规格】胶囊剂：20mg，250mg；注射剂：0.5g，1g

（七）神经内科常用抗菌药物比较

根据神经内科细菌性脑膜炎的病原治疗比较表，常用抗菌药物特殊人群使用比较表，可以直观了解药物使用的优势及缺点（表 3-1-37，表 3-1-38，表 3-1-39，表 3-1-40）。

表 3-1-37 细菌性脑膜炎的病原治疗

病原	宜选药物	可选药物
脑膜炎奈瑟菌		
青霉素敏感	青霉素或氨苄西林	氯霉素
青霉素不敏感	头孢曲松或头孢噻肟	
肺炎链球菌		
青霉素敏感	青霉素或氨苄西林	氯霉素
青霉素中度耐药	头孢曲松或头孢噻肟	美罗培南、头孢吡肟、万古霉素±利福平
青霉素高度耐药	万古霉素+头孢曲松或头孢噻肟±利福平	美罗培南、莫西沙星
B 组链球菌	氨苄西林或青霉素+氨基糖苷类	头孢噻肟或头孢曲松、万古霉素
葡萄球菌属		
甲氧西林敏感	苯唑西林或氯唑西林	万古霉素（青霉素过敏患者）
甲氧西林耐药	万古霉素+磷霉素	利奈唑胺、SMZ/TMP
单核细胞增多性李斯特菌	氨苄西林或青霉素+氨基糖苷类	SMZ/TMP（青霉素过敏患者）
流感嗜血杆菌		
非产酶株	氨苄西林	头孢曲松或头孢噻肟
产酶株	头孢曲松或头孢噻肟	氯霉素（青霉素过敏患者）、头孢吡肟
克雷伯菌属	头孢曲松或头孢噻肟	头孢吡肟、美罗培南
大肠埃希菌	头孢曲松或头孢噻肟	头孢吡肟、美罗培南
铜绿假单胞菌	头孢他啶+氨基糖苷类	环丙沙星+氨基糖苷类 美罗培南+氨基糖苷类

参考抗菌药物临床应用指导原则（2015 版）

表 3-1-38　肾功能减退患者抗菌药物的应用

肾功能减退时的应用	抗菌药物				
按原治疗剂量应用	阿奇霉素 多西环素 米诺环素 克林霉素 氯霉素 萘夫西林	头孢哌酮 头孢曲松 莫西沙星 利奈唑胺 替加环素	利福喷丁 利福布汀 利福昔明	卡泊芬净 米卡芬净 伏立康唑口服制剂 伊曲康唑口服液	替硝唑 乙胺嘧啶
轻、中度肾功能减退时按原治疗剂量，重度肾功能减退时减量应用	红霉素 克林霉素 苯唑西林 氨苄西林 阿莫西林	美洛西林 哌拉西林	氨苄西林/舒巴坦[1] 阿莫西林/克拉维酸[1] 哌拉西林/他唑巴坦[1] 头孢哌酮/舒巴坦[1]	环丙沙星 甲硝唑 达托霉素[1] 氟康唑[1]	利福平 乙胺丁醇 吡嗪酰胺 氟胞嘧啶[1]
轻中重肾功能减退时均需减量应用	青霉素 羧苄西林 替卡西林 阿洛西林 头孢噻吩 头孢唑啉	头孢氨苄 头孢拉定 头孢呋辛 头孢孟多 头孢西丁 头孢他啶	头孢唑肟 头孢噻肟 头孢吡肟 拉氧头孢 替卡西林/克拉维酸 氨曲南	亚胺培南 美罗培南 厄他培南 氧氟沙星 左氧氟沙星 加替沙星	磺胺甲噁唑 甲氧苄啶
避免应用，确有指征应用时需在治疗药物浓度监测下或按内生肌酐清除率调整给药剂量	庆大霉素 妥布霉素 奈替米星 阿米卡星 卡那霉素	链霉素 其他氨基糖苷类	万古霉素 去甲万古霉素 替考拉宁 多黏菌素 B 多黏菌素 E	两性霉素 B 去氧胆酸盐[2] 伊曲康唑静脉注射液[2,3] 伏立康唑静脉注射液[4]	
不宜应用	四环素	呋喃妥因	萘啶酸		

注：[1] 轻度肾功能减退时按原治疗量，只有严重肾功能减退者需减量。

[2] 该药有明显毒性，虽肾功能减退者不需调整剂量，但可加重肾损害。

[3] 非肾毒性药，因为静脉制剂中赋性剂（环糊精）蓄积，当 Ccr<30ml/min 时避免应用或改口服。

[4] 非肾毒性药，因为静脉制剂中赋性剂（环糊精）蓄积，当 Ccr <50ml/min 时避免应用或改口服。

参考抗菌药物临床应用指导原则（2015 版）

表 3-1-39 肝功能减退患者抗菌药物的应用

肝功能减退时的应用	抗菌药物				
按原治疗量应用	青霉素 G 头孢唑林 头孢他啶	庆大霉素 妥布霉素 阿米卡星 其他氨基糖苷类	万古霉素 去甲万古霉素 多黏菌素类 达托霉素[1]	氧氟沙星 左氧氟沙星 诺氟沙星 利奈唑胺[1]	米卡芬净
严重肝病时减量慎用	哌拉西林 阿洛西林 美洛西林 羧苄西林	头孢噻吩 头孢噻肟 头孢曲松 头孢哌酮	替加环素 甲硝唑	环丙沙星 氟罗沙星	伊曲康唑 伏立康唑[1] 卡泊芬净[1]
肝病时减量慎用	红霉素	培氟沙星	异烟肼[2]	克林霉素	林可霉素
肝病时避免应用	红霉素酯化物 酮康唑	两性霉素 B 咪康唑	磺胺药 利福平	四环素	氯霉素

注：[1] 在严重肝功能不全者中的应用目前尚无资料。

[2] 活动性肝病时避免应用。

表 3-1-40 新生儿应用抗菌药物后可能发生的不良反应

抗菌药物	不良反应	发生机制
氯霉素	灰婴综合征	肝酶不足，氯霉素与其结合减少，肾排泄功能差，使血游离氯霉素浓度升高
磺胺药	脑性核黄疸	磺胺药替代胆红素与蛋白的结合位置
喹诺酮类	软骨损害(动物)	不明
四环素类	齿及骨骼发育不良，牙齿黄染	药物与钙络合沉积在牙齿和骨骼中
氨基糖苷类	肾、耳毒性	肾清除能力差，药物浓度个体差异大，致血药浓度升高
万古霉素	肾、耳毒性	同氨基糖苷类
磺胺药及呋喃类	溶血性贫血	新生儿红细胞中缺乏葡萄糖-6-磷酸脱氢酶

参考抗菌药物临床应用指导原则(2015 版)

对于细菌性脑膜炎，应尽早开始抗菌药物的经验治疗。在获知细菌培养和药敏试验结果后，根据经验治疗疗效和药敏试验结果调整用药。选用易透过血脑屏障的抗菌药物。

思考题：

1. 可以穿透血脑屏障的抗生素有哪些？
2. 临床应用万古霉素的药学监护包括哪些内容？
3. 抗微生物药在妊娠期分类为 B 级的药物有哪些？

抗病毒药物

学习要点：

1. 掌握抗病毒药物的适应证、用法用量、相互作用、不良反应。
2. 熟悉常用抗病毒药物的注意事项、特殊人群用药等方面。
3. 了解抗病毒药物的药效、药动学原理。

抗病毒药物的作用在于抑制病毒的繁殖，使宿主免疫系统抵御病毒侵袭，修复被破坏的组织，或者缓和病情使之不出现临床症状。本教材仅介绍神经内科常用抗病毒药物，其他抗病毒药物的药学知识请参照抗感染专业教材的相关内容。

（一）阿昔洛韦 Acyclovir

【药理作用】

1. 药效学　本药为 2-脱氧鸟苷的无环类似物，系化学合成的核苷酸类抗病毒药，在组织培养中对单纯疱疹病毒（herpes simplex virus，HSV）具有高度的选择性抑制作用。本药进入被 HSV 感染的细胞后，与病毒编码的特异性胸苷激酶结合，迅速转化为无环鸟苷单磷酸，再通过细胞鸟苷激酶的作用转化为无环鸟苷二磷酸，又经其他细胞酶转化为无环鸟苷三磷酸而与鸟苷三磷酸竞争，干扰 HSV DNA 聚合酶，从而抑制病毒 DNA 的合成。本药还可在 DNA 聚合酶的作用下，与增长的 DNA 链结合，引起 DNA 链的延伸中断。由于对病毒的特殊亲和力，本药对宿主细胞毒性低。此外，本药不仅有高度抗病毒特性和低毒性，还具有良好的眼内穿透性。本药对 HSV Ⅰ型的活性比阿糖腺苷、阿糖胞苷强，对 HSV Ⅱ型、水痘 HZV、EB 病毒也有抑制作用，对巨细胞病毒（CMV）活性较差。

2. 药动学

（1）口服吸收差，15%～30%由胃肠道吸收。进食对血药浓度影响不明显。

健康成人给予5mg/kg和10mg/kg静脉滴注1小时后，平均稳态血药浓度分别为9.8μg/ml和20.7μg/ml。滴注7小时后，谷浓度分别为0.7μg/ml和2.3μg/ml。1岁以上儿童，用量为250mg/m² 者，其血药浓度改变与成人5mg/kg用量者相近。而用量为500mg/m² 者，其血药浓度与成人10mg/kg用量者相近。3个月以下儿童每8小时静脉滴注10mg/kg，一次滴注持续1小时，其稳态血药峰浓度为13.8μg/ml，谷浓度为2.3μg/ml。成人一次口服200mg或400mg，每4小时1次，给药5日。血药峰浓度分别为0.6mg/L和1.2mg/L。滴眼液滴眼30分钟后，角膜药物浓度为30.94μg/ml，房水药物浓度为6.39μg/ml。滴眼6小时后，角膜药物浓度为12.35μg/g，房水药物浓度为0.15μg/ml。使用眼膏后，房水浓度可达17μg/ml。

（2）广泛分布至各组织与体液中，包括脑、肾、肺、肝、小肠、肌肉、脾、乳汁、子宫、阴道黏膜与分泌物、脑脊液及疱疹液。在肾、肝和小肠中浓度高，脑脊液中浓度约为血药浓度的一半。药物可通过胎盘。血浆蛋白结合率低（9%~33%）。

（3）在肝内代谢，主要经肾排泄。口服时约14%以原形随尿液排泄，注射时45%~79%以原形随尿液排泄，随粪便排泄率低于2%，呼出气体中含微量药物。主要代谢产物占给药量的9%~14%，其半衰期约为2.5小时。肌酐清除率为50~80ml/min和15~50ml/min时，半衰期分别为3小时和3.5小时。无尿者的半衰期为19.5小时，血液透析时为5.7小时。血液透析6小时约清除血中60%的药物。腹膜透析清除量较少。

【适应证】

1. 单纯疱疹病毒（HSV）感染

（1）口服制剂用于生殖器疱疹病毒感染初发和复发患者，对反复发作患者可用作预防，也可用于免疫缺陷者皮肤黏膜单纯疱疹。

（2）静脉制剂用于免疫缺陷者初发和复发性皮肤黏膜HSV感染的治疗以及反复发作患者的预防，也用于单纯疱疹性脑炎的治疗。

（3）外用制剂用于HSV引起的感染，凝胶还可用于早期生殖器疱疹病毒感染。

2. 带状疱疹病毒（HZV）感染

（1）口服制剂用于免疫功能正常者带状疱疹和免疫缺陷者轻度带状疱疹的治疗。

（2）静脉制剂用于免疫缺陷者严重带状疱疹或免疫功能异常者弥散型带状疱疹的治疗。

（3）外用制剂用于HZV引起的感染。

3. 用于免疫缺陷者水痘的治疗。

4. 眼部疾病

(1)用于急性视网膜坏死的治疗。

(2)滴眼液或眼膏用于单纯疱疹性角膜炎。

【用法用量】

1. 单纯疱疹性脑炎　静脉滴注,一次 10mg/kg,每 8 小时 1 次,连用 10 日。滴注 1 小时以上,最大日剂量为 30mg/kg 或 1.5g/m^2。

2. 带状疱疹　口服给药。

(1)普通制剂:一次 800mg,一日 5 次,连用 7~10 日。

(2)缓释片:一次 1600mg,每 8 小时 1 次(一日 3 次),连用 7~10 日。

3. 单纯疱疹　局部给药。

(1)软膏:取适量涂于患处,每 3 小时 1 次,一日 4~6 次,连用 7 日。

(2)乳膏:每 2 小时 1 次,一日 4~6 次,连用 7 日。

(3)凝胶:取适量涂于患处并覆盖,每 3 小时 1 次,一日 6 次,连用 7 日。

【注意事项】

1. 静脉滴注后 2 小时,尿中药物浓度最高,此时应让患者补充足量的水,以防止药物在肾小管内沉积。

2. 肥胖患者的剂量应按标准体重计算。

3. 如出现神经系统、肾脏不良反应,应减量或终止给药,并给予适当处理。

4. 用药期间应监测尿常规、肾功能。

5. 外用时,如涂药部位出现灼热感、瘙痒、红肿等,应停止用药,并将涂药部位洗净。

6. 用药期间,一旦发现尿常规与肾功能异常,应立即停药,明确诊断,并及时给予对症治疗。

【禁忌证】对本药过敏者禁用。

【不良反应】

1. 心血管系统　少见低血压、心悸。也可见脉管炎。

2. 代谢/内分泌系统　少见胆固醇升高、甘油三酯升高。

3. 神经系统　常见轻度头痛。偶见惊厥、抽搐。罕见昏迷、意识模糊、癫痫、震颤、下肢抽搐、手足麻木感。

4. 肝脏　常见血清氨基转移酶升高、碱性磷酸酶升高、乳酸脱氢酶升高、总胆红素轻度升高。

5. 胃肠道　常见恶心、呕吐、腹泻。偶见胃部不适、食欲减退、口渴。

6. 血液　少见红细胞减少、白细胞减少、血红蛋白减少。也可见贫血、弥散性血管内凝血(DIC)、溶血症、血小板减少、中性粒细胞减少。

7. 泌尿生殖系统 常见蛋白尿升高、血尿素氮升高、血肌酐升高。

8. 过敏反应 可出现过敏性反应,如发热、头痛、外周红肿、血管神经性水肿、皮疹等。

【药物相互作用】

1. 与丙磺舒合用可使本药的排泄减慢,平均半衰期延长,*AUC* 增加,从而导致药物体内蓄积。

2. 与齐多夫定合用可引起肾毒性,表现为深度昏睡和疲劳。

3. 与肾毒性药物合用可加重肾毒性,特别对肾功能不全者更易发生。

4. 本药大剂量与哌替啶合用,可发生哌替啶中毒。

【制剂与规格】 胶囊剂:200mg;注射剂:500mg;阿昔洛韦乳膏 3%(10g:300mg)

(二)常用抗病毒药物的相互比较

抗病毒药作用机制为干预病毒 DNA、RNA、蛋白质的生物合成,抑制病毒装配,最终干扰病毒复制。根据神经内科常用抗病毒代表药物药理学特点以及抗微生物药物在妊娠期应用时的危险性分类比较表,可以直观了解药物使用的优势及缺点(表 3-1-41,表 3-1-42)。

表 3-1-41 阿昔洛韦与伐昔洛韦药理学特点

药物	剂量	妊娠危险	蛋白结合率(%)	分布容积(V_d)	平均血浆半衰期(小时)	血清峰浓度(μg/ml)
阿昔洛韦	200~400mg po 5/d	B	9~33	0.7L/kg	2.5~3.5	1.21(SS)
伐昔洛韦	1000mg po	B	13~18	0.7L/kg	3	5.6(SD)

注:妊娠分级:A:无风险;B:无危险,缺少研究;C:动物模型有风险,人类研究不足;D:人类有风险,但效益可能超过风险;X:胎儿异常,风险大于效益。SD:单剂量;SS:多剂量

参考(美)桑福德.热病:桑福德抗微生物治疗指南.第 44 版.范宏伟译.北京:中国协和医科大学出版社

表 3-1-42 抗微生物药物在妊娠期应用时的危险性分类

FDA 分类	抗微生物药				
A. 在孕妇中研究证实无危险性					
B. 动物中研究无危险性,但人类研究资料不充分,或对动物有	青霉素类 头孢菌素类 青霉素/β内酰胺酶抑	红霉素 阿奇霉素 克林霉素	两性霉素 B 特比萘芬 利福布汀	甲硝唑 呋喃妥因 吡喹酮	扎那米韦 阿昔洛韦 泛昔洛韦

续表

FDA 分类	抗微生物药					
毒性,但人类研究无危险性	制剂 氨曲南 美罗培南 厄他培南					
C. 动物研究显示毒性,人体研究资料不充分,但用药时可能患者的受益大于危险性	亚胺培南/西司他丁 氯霉素 克拉霉素 万古霉素 特拉万星 多黏菌素 E	氟康唑 伊曲康唑 泊沙康唑 氟胞嘧啶 卡泊芬净 阿尼芬净 米卡芬净	SMZ/TMP 替硝唑 氟喹诺酮类 利奈唑胺 利福平 利福昔明 异烟肼 吡嗪酰胺 卷曲霉素 氨苯砜	乙胺嘧啶 阿苯达唑 甲苯达唑 氯喹 甲氟喹 喷他脒 伊维菌素 阿托伐醌 氯胍	奈非那韦 替比夫定 替诺福韦 金刚烷胺 金刚乙胺 奥司他韦 更昔洛韦 膦甲酸 西米福韦 拉米夫定 阿德福韦	恩替卡韦 齐多夫定 扎西他滨 司他夫定 阿巴卡韦 奈韦拉平 地拉韦定 茚地那韦
D. 已证实对人类有危险性,但仍可能受益多	氨基糖苷类 四环素类 替加环素	伏立康唑				
X. 对人类致畸,危险性大于受益	奎宁 利巴韦林	沙利度胺				

参考抗菌药物临床应用指导原则(2015 版)

注:(1)妊娠期感染时用药可参考表中分类,以及用药后患者的受益程度及可能的风险,充分权衡后决定。A 类:妊娠期患者可安全使用;B 类:有明确指征时慎用;C 类:在确有应用指征时,充分权衡利弊决定是否选用;D 类:避免应用,但在确有应用指征、且患者受益大于可能的风险时严密观察下慎用;X 类:禁用。

(2)妊娠期患者接受氨基糖苷类、万古霉素、氯霉素、磺胺药、氟胞嘧啶时必须进行血药浓度监测,据以调整给药方案。

思考题:

1. 简述使用阿昔洛韦时,应该注意哪些方面的问题。
2. 简述阿昔洛韦抗病毒的药理作用。
3. 简述阿昔洛韦的药物相互作用有哪些。

抗结核药

学习要点:

1. 掌握抗结核药物的适应证、用法用量、相互作用、不良反应。
2. 熟悉抗结核药物间的相互比较(包括严重不良反应、作用机制、特殊人群用药等方面)。
3. 了解抗结核药物的药效、药动学原理。

抗结核药物系指对结核杆菌有杀灭或抑制作用的一类药物。本教材仅根据神经内科结核性脑膜炎的病原治疗介绍部分抗结核药物,其他抗结核药物的药学知识请参照抗感染专业教材的相关内容。

(一)异烟肼 Isoniazid

【药理作用】

1. 药效学 对结核杆菌有良好的抗菌作用,疗效较好,用量较小,毒性相对较低,易为患者所接受。

2. 药动学 口服吸收率为90%,服后1~2小时血清药物浓度可达峰,蛋白结合率甚低。本药在体内主要通过乙酰化,同时有部分水解而代谢。由于遗传差异,人群可分为快乙酰化者与慢乙酰化者。他们的半衰期有显著差异,快乙酰化者的平均$t_{1/2}$为1.1小时。慢乙酰化者则为3小时。本药易通过血脑屏障。

【适应证】单用或与其他抗结核药联合用于预防以下各型结核病:

1. 新近确诊为结核病患者的家庭成员或密切接触者。
2. 正在接受免疫抑制药或长期激素治疗的结核菌素试验阳性者。
3. 某些血液病或单核吞噬细胞系统疾病、糖尿病、硅沉着病或胃切除术等伴结核菌素试验阳性者。
4. 已知或怀疑为HIV感染,其结核菌素试验阳性者。
5. 对痢疾、百日咳、睑腺炎等也有一定疗效。

【用法用量】

1. 口服。结核病:预防,一日300mg,一次服。治疗,与其他抗结核药合用时,一日按体重5mg/kg,最高日剂量为300mg。或一次按体重15mg/kg,最高900mg,一周2~3次。急性粟粒型肺结核、结核性脑膜炎,适当增加剂量,一日400~600mg。间歇疗法,剂量为900mg或按体重15mg/kg,一周2次,用前亦可先用正规剂量1~3个月。百日咳:一日按体重10~15mg/kg,分3次服。睑腺炎:一日按体重10mg/kg,分3次服。

2. 如肾功能减退严重或患者系慢乙酰化者则可能需减量。

3. 肝功能不全时应减小剂量。

【注意事项】

1. 变态反应少见,对症处理即可。

2. 用药前后及用药时应当严格检查或监测中枢神经系统毒性及视野、视力、红绿鉴别力、肝功能、全血象等。

3. 用药时如出现胃肠道刺激症状,可与食物同服。亦可服用抗酸药,但本药应在口服抗酸药前至少 1 小时服用。大剂量用药时,可考虑每日同时口服维生素 B_6 50~100mg。

【禁忌证】

1. 对本药及乙硫异烟胺、吡嗪酰胺、烟酸及其他化学结构相关的药物过敏者、肝功能不良者、精神病患者、癫痫患者禁用。

2. 有精神病史、癫痫病史者,严重肾功能损害者、嗜酒者慎用。

【不良反应】

1. 可引起中枢神经症状和周围神经炎　中枢神经症状可见头痛、失眠、疲倦、记忆力减退、精神兴奋、易怒、欣快感、反射亢进、幻觉、抽搐、排尿困难、昏迷等。周围神经炎可见乏力、关节软弱、手脚疼痛、麻木针刺感或烧灼感、视神经炎和视神经萎缩。可见男子乳房女性化、泌乳、发热和库欣综合征等。可见月经不调、阳痿等。

2. 本药有一定肝毒性,表现为深色尿、巩膜或皮肤黄染等,可使血清胆红素、丙氨酸氨基转移酶及天冬氨酸氨基转移酶的测定值增高。可见食欲缺乏、恶心、呕吐、腹痛、便秘等。可引起贫血、白细胞减少、嗜酸性粒细胞增多等。临床可见血痰、咯血、鼻出血、眼底出血等症状。偶有药疹和皮疹。

3. 对乙硫异烟胺、吡嗪酰胺、烟酸或者其他化学结构相关的药物过敏者也可能对本药过敏。

【药物相互作用】

1. 与利福平合用时,对结核杆菌有协同抗菌作用,但能增加肝毒性,尤其是已有肝功能损害者或为异烟肼快乙酰化者,因此在疗程的头 3 个月应密切随访有无肝毒性征象出现。

2. 美沙拉嗪能减弱本药的乙酰化,使本药血药浓度增高。

3. 肼屈嗪类可使本药血药浓度升高,疗效增强但不良反应明显增多。另外,肼屈嗪与本药的化学结构相似,均可致体内维生素 B_6 减少而易诱发周围神经炎。

4. 与双硫仑合用可增强本药中枢神经系统作用,产生眩晕、共济失调、易激惹、失眠等不良反应。

5. 本药可加强某些抗癫痫药、降压药、抗胆碱药、三环类抗抑郁药的作用。

6. 与苯妥英钠合用时，可抑制后者在肝中的代谢，导致苯妥英钠血药浓度增高。

7. 与对乙酰氨基酚合用，发生肝毒性的危险增加。

8. 与乙硫异烟胺或其他抗结核药合用，可加重后者的不良反应。与其他肝毒性药合用可增加本药的肝毒性，因此宜尽量避免。

9. 本药可抑制细胞色素 P450 介导的苯二氮䓬类药物的代谢，增加该类药物的毒性。

10. 本药可增加长春新碱的神经毒性。

【制剂与规格】片剂：50mg，100mg，300mg

（二）利福平 Rifampicin

【药理作用】

1. 药效学　在宿主细胞内、外对结核杆菌和其他分枝杆菌（包括麻风杆菌等）均有明显的杀菌作用。对脑膜炎球菌、流感嗜血杆菌、金黄色葡萄球菌、表皮链球菌、肺炎军团菌等也有一定的抗菌作用。对某些病毒、衣原体也有效。

2. 药动学　口服吸收可达 90%～95%，于 1～2 小时血药浓度达峰。本药易渗入机体组织、体液（包括脑脊液）中。口服常用剂量后，有效浓度约可维持 6 小时。在肝中代谢，主要代谢物仍具有抗菌活性。体内药物多自胆汁中排泄，约 1/3 药物由尿排泄，尿中药物浓度可达治疗水平。$t_{1/2}$为 2～5 小时。本药有酶促作用，反复用药后，药物代谢（包括首关效应）加强，约在 2 星期后，$t_{1/2}$可缩短为 2 小时。

【适应证】与其他抗结核药联合用于结核病初治与复治，包括结核性脑膜炎的治疗。亦适用于无症状脑膜炎球菌带菌者，以消除鼻咽部奈瑟脑膜炎球菌。可与其他药物联合用于麻风、非结核分枝杆菌感染的治疗。也可用于耐甲氧西林金黄色葡萄球菌所致的感染。

【用法用量】

1. 口服。抗结核：与其他抗结核药合用，一日 450～600mg，早饭前一次服，疗程半年左右；或体重<50kg 者，一日 450mg，体重≥50kg 者，一日 600mg，一次服，疗程视病情而定。脑膜炎球菌带菌者（无症状）：一日 600mg，一次服，连续 4 日。其他感染：一日 0.6～1g，分 2 或 3 次，饭前 1 小时服用。

2. 肝功能不全时剂量　需减少剂量，一日按体重不超过 8mg/kg。严重肝功能不全者禁用。

3. 老年人剂量　口服，一日按体重 10mg/kg，一次服。

【注意事项】

1. 一般变态反应对症处理即可。

2. 用药期间定期检查肝功能。

3. 宜空腹时用水送服，以利吸收。如出现胃肠道刺激症状则可在睡前或进食时服用。

【禁忌证】

1. 对本药及其他利福霉素类过敏者、严重肝功能不全者、胆道阻塞者禁用。

2. 酒精中毒者、肝功能不全者慎用。

【不良反应】

1. 本药可引起心律失常。长期应用可引起低钙血症，少数成年患者可出现骨软化症。罕见蛋白尿、血尿、尿量或排尿次数显著减少，还可出现肾衰竭。可见食欲缺乏、恶心、呕吐、腹胀、腹泻、胃痛、胰腺炎。少见咽痛、口舌疼痛。本药有肝毒性，多发生在与其他抗结核药合并用药时。可见白细胞、血小板、血红蛋白减少，嗜酸性粒细胞增多，异常青肿或出血，甚至出现溶血性贫血。可见脱发、皮肤瘙痒、发红或皮疹，严重者可出现剥脱性皮炎。

2. 本药与其他利福霉素类可能存在交叉反应。

【药物相互作用】

1. 与四环素合用，对革兰阳性球菌、脑膜炎双球菌、耐药性金黄色葡萄球菌有协同抗菌作用。

2. 与卡那霉素、链霉素、紫霉素合用有协同抗结核作用。

3. 与异烟肼合用，对结核杆菌有协同抗菌作用，同时肝毒性也增加，尤其是原有肝功能损害者和异烟肼快乙酰化患者。

4. 丙磺舒可使本药血药浓度增高并产生毒性。

5. 本药可提高卡马西平血药浓度水平，并增加毒性。

6. 与乙胺丁醇合用有增加视力损害的可能。

7. 本药可增加左旋醋美沙朵的心脏毒性。

8. 与肾上腺皮质激素、抗凝血药、口服降血糖药、促皮质素、洋地黄苷类、钙通道阻滞药、咪唑类药、氨苯砜、丙吡胺、奎尼丁等合用时，由于本药有诱导肝微粒体酶活性的作用，可使上述药物的药效降低，因此除地高辛和氨苯砜外，在用本药前和疗程中上述药物需调整剂量。与抗凝血药合用时还应每日或定期测定凝血酶原时间。

9. 本药可诱导肝微粒体酶，增加抗肿瘤药达卡巴嗪、环磷酰胺的代谢，促使烷化代谢物的形成，使白细胞减少，因此需调整剂量。

10. 对氨基水杨酸钠、巴比妥类、氯氮䓬等药物，可降低本药的吸收和血浓度，合用时宜相隔 8 小时。

11. 本药可诱导氨普那韦、阿托喹酮、吗啡、利鲁唑、舍曲林、西罗莫司、三唑仑的代谢，使上述药物失效。

12. 本药可增加甲氧苄啶、地西泮、茶碱、特比萘芬等药物的消除。

【制剂与规格】胶囊剂：100mg，150mg，300mg，450mg，600mg；混悬液：1ml：20mg

（三）乙胺丁醇 Ethambutol

【药理作用】

1. 药效学　对结核杆菌和其他分枝杆菌有较强的抑制作用。与其他抗结核药间无交叉耐药性。但结核杆菌对本药也可缓慢产生耐药性。

2. 药动学　口服吸收约 80%，血药浓度达峰时间 2~4 小时，蛋白结合率约 40%，在体内仅有 10%左右的药物代谢成为非活性物，主要经肾排泄。

【适应证】与其他抗结核药联合治疗结核分枝杆菌所致的肺结核和肺外结核，尤其适用于不能耐受链霉素注射的患者。也可用于治疗结核性脑膜炎及非典型结核分枝杆菌感染。

【用法用量】口服给药，结核初治（与其他抗结核药合用）：一次按体重 0.015g/kg，每日 1 次。或一次按体重 0.025~0.03g/kg，最高 2.5g，一周 3 次。或一次按体重 0.05g/kg，最高 2.5g，每周 2 次。结核复治（与其他抗结核药合用）：一次按体重 0.025g/kg，每日 1 次，连续 60 日，继以一次按体重 0.015g/kg，每日 1 次。非结核分枝杆菌感染（与其他抗分枝杆菌药合用）：一日按体重 0.015~0.025g/kg，一次服。

【注意事项】

1. 皮疹、瘙痒、发热、头痛、关节痛等变态反应对症处理即可。

2. 用药前后及用药时应当严格检查或监测视野、视力、红绿鉴别力、肝功能、全血象、血清尿酸等。

3. 可与食物同服，以减少胃肠道刺激。本药每日剂量分次服用可能达不到有效血药浓度，因此每日剂量宜一次服。

【禁忌证】

1. 对本药过敏者、酒精中毒者禁用。

2. 肝肾功能减退患者、痛风患者、视神经炎患者、糖尿病已发生眼底病变者慎用。

【不良反应】

1. 常见视神经损害，如球后视神经炎、视神经中心纤维损害。其发生率随剂量的增加而增大，表现为视物模糊、眼痛、红绿色盲或视力减退、视野缩小。少见畏寒、关节肿痛、病变关节表面皮肤发热拉紧感。偶见肝功能损害、胃肠道不适、恶心、呕吐、腹泻。

2. 偶见皮疹、瘙痒、发热、头痛、关节痛等变态反应，严重时出现剥脱性皮炎、血小板减少性紫癜及过敏性休克。

【药物相互作用】

1. 与神经毒性药物合用可增加本药神经毒性,如视神经炎或周围神经炎。

2. 与乙硫异烟胺合用可增加不良反应,如黄疸、肝炎、神经炎、视力障碍、头痛、头晕、意识混乱或胃肠道不适等。

3. 与氢氧化铝同用可能减少本药的吸收。

4. 与维拉帕米合用可减少后者的吸收。

【制剂与规格】片剂:0.25g;胶囊剂:0.25g

(四)吡嗪酰胺 Pyrazinamide

【药理作用】

1. 药效学　只对结核杆菌有杀灭作用,对其他细菌无抗菌活性。其抗结核杆菌作用的强弱与环境的 pH 密切相关,pH 5~5.5 时,抗菌活性最强。pH 7 时抗菌作用明显减弱。本药与其他抗结核药物间无交叉耐药性,单独应用极易产生耐药性。作用机制可能是通过渗入到含结核杆菌的巨噬细胞内,转化为吡嗪酸而发挥抗菌作用。

2. 药动学　口服吸收迅速,顿服后的血药浓度较分次服用可维持较长时间。口服后广泛分布至全身组织中,易透过血脑屏障,在肝、肺、脑脊液中的药物浓度与同期血药浓度相近。主要在肝内代谢,服药后 24 小时内由尿排出 4%~14%的原形药。血浆蛋白结合率为 50%,半衰期约 9 小时。

【适应证】与其他抗结核药联合用于治疗结核病,也可用于结核性脑膜炎。

【用法用量】口服给药,与其他抗结核药联合,一日按体重 15~30mg/kg,一次服,或者一次按体重 50~70mg/kg,一周 2 或 3 次。一日服用者最大剂量为一日 2g,一周 3 次者最大剂量为一次 3g,一周服 2 次者最大剂量为一次 4g。

【注意事项】

1. 发现过敏即停药。

2. 长期大剂量应用可引起肝损害,用药期间要严格监护肝功能。

3. 用药期间常出现血尿酸浓度升高,可引起急性痛风发作,须定期进行血清尿酸测定。定期检查肾功能。

4. 环孢素与吡嗪酰胺同用时前者的血浓度可能减低,因此需监测血药浓度,以调整剂量。

【禁忌证】

1. 对本药及乙硫异烟胺、异烟肼、烟酸或其他与本药化学结构相似的药物过敏者、急性痛风患者、高尿酸血症患者禁用。

2. 糖尿病患者、痛风患者、血卟啉病患者、慢性肝病及严重肝功能减退者、肾功能不全患者慎用。

【不良反应】

1. 代谢/内分泌系统　可引起高尿酸血症，痛风性关节炎。

2. 可引起肝损害，肝损害与用药剂量和疗程有关，在常用量下较少发生肝损害。长期大剂量应用可发生中毒性肝炎，出现严重肝细胞坏死、巩膜或皮肤黄染和血浆蛋白减少。老年人、酗酒和营养不良者肝损害的发生率增加。

3. 可引起食欲缺乏、恶心、腹痛、严重呕吐，偶可引起溃疡病发作。

4. 偶可引起低色素性贫血与溶血反应。

5. 可见异常乏力或软弱、畏寒。还可引起变态反应，表现为药物热、皮疹、光敏反应等。

6. 对乙硫异烟胺、异烟肼、烟酸或其他与本药化学结构相似的药物过敏者，也可能对本药过敏。

【药物相互作用】

1. 本药与异烟肼、利福平合用有协同作用。与利福平合用时，因后者能抑制肾小管对尿酸的重吸收，可减少本药所致的关节痛。

2. 本药与乙硫异烟胺合用时可增强肝毒性等不良反应。

3. 本药可抑制磷苯妥英和苯妥英的代谢，使后者血药浓度保持在较高水平，增加苯妥英类药物的毒性，表现为共济失调、反射亢进、眼球震颤和肢体震颤。

4. 齐多夫定可降低本药的疗效。

5. 本药可诱导环孢素的代谢，使后者血药浓度降低，从而降低其疗效。

6. 与别嘌醇、秋水仙碱、丙磺舒、磺吡酮合用时，可影响上述药物治疗痛风的疗效。需联合应用时应调整剂量，以便控制高尿酸血症和痛风。

【制剂与规格】片剂：0.25g，0.5g

（五）常见抗结核药物比较

根据神经内科结核性脑膜炎主要的一线抗结核药物的用法用量、治疗方案、药物相关的不良反应和监护、药物相互作用列出比较表，可以直观了解药物使用的优势及缺点（表3-1-43，表3-1-44，表3-1-45，表3-1-46）。

表3-1-43　主要的一线抗结核药物的用法用量

药物	成人日常用量	儿童日用量	用药途径	用药时间
异烟肼	300mg qd	10~20mg/kg	静脉滴注及口服	1~2年
利福平	450mg~600mg qd	10~20mg/kg	口服	6~12个月
吡嗪酰胺	1500mg qd	20~30mg/kg	口服	2~3个月
乙胺丁醇	750mg qd	15~20mg/kg	口服	2~3个月
链霉素	750mg qd	20~30mg/kg	肌注	3~6个月

表 3-1-44　中枢神经系统结核病治疗方案

	治疗方案	用法
方案 1	INH,RFP,PZA,EMB/SM	每日用药,疗程 8 周,然后改为
	INH,RFP	每日给药或每周 2~3 次,疗程 16 周或更长
方案 2	INH,RFP,PZA,EMB/SM	每日给药,疗程 2 周,然后改为
	INH,RFP,PZA,EMB/SM	每周 2 次,疗程 6 周或更长,然后改为
	INH,RFP	每周 2 次,疗程 16 周或更长
方案 3	INH,RFP,PZA,EMB/SM	3 次/1 周,疗程 6 个月,儿童结核性脑膜炎患者必须治疗 12 个月

INH:异烟肼;RFP:利福喷丁;PZA:吡嗪酰胺;EMB/SM:乙胺丁醇/链霉素

表 3-1-45　治疗药物相关的不良反应和监护

药物	不良反应、毒性	监控
乙胺丁醇	视神经炎伴视力下降,中央盲点及丧失红绿色觉。周围神经病变及头痛(约 1%),皮疹(罕见),关节痛(罕见),过敏反应(罕见)	当剂量>15mg/(kg · d)时每月查视力及红绿色觉 1 次。丧失≥10%认为有意义。通常停药后可恢复
异烟肼	总体不良反应约 1%。肝脏:肝炎(10%儿童轻度 AST 升高,继续治疗可正常;年龄<20 岁罕见;20~34 岁 1.2%;≥50 岁 2.3%)可致命。有前驱症状、尿色加深者,做肝功能检查,若 ALT>正常值 3~5 倍时,应停药。周围神经病变[剂量 6mg/(kg · d)时发生率 17%,300mg 时较低,慢乙酰化者发生率上升]维生素 B_6 10mg qd 可减少发生率。其他神经后遗症、惊厥、视神经炎、中毒性脑病、头晕等均罕见。过敏性皮疹、发热、轻度双硫仑样反应	治疗前查肝功能。若有症状(疲乏、虚弱、不适、厌食、恶心或呕吐)超过 3 天需复查
吡嗪酰胺	关节痛、高尿酸血症、肝炎(若不超出推荐剂量,发生率不足 2%)、胃部不适、光过敏(罕见)	治疗前查肝功能。每月复查 AST、尿酸。若有痛风发作,测血清尿酸
利福平	胃肠不适,抗生素相关性结肠炎,药物热(1%),瘙痒伴或不伴皮疹(1%)HIV 阳性患者过敏样反应,意识模糊,血小板减少(1%),白细胞减少(1%),溶血性贫血,短暂肝功能异常。"流感样综合征"(发热、寒战、头疼、气短)。尿液、泪水、汗液变为橙黄色。可致药源性红斑狼疮	治疗前查肝功能。若有症状需复查,可有多种明显的药物间相互作用

参考卫生部合理用药专家委员会.中国医师药师临床用药指南.第 2 版.重庆:重庆出版社,2014

表 3-1-46 药物相互作用

药物	药物相互作用以及处理方法
乙胺丁醇	1. 神经毒性药物(氨基糖苷类抗生素) 结果:合用可增加本药的神经毒性,如视神经炎或周围神经炎。 2. 乙硫异烟胺 结果:合用可增加黄疸性肝炎、视神经炎等不良反应。 3. 维拉帕米 结果:合用可减少维拉帕米的吸收
异烟肼	1. 抗结核药(如乙硫异烟胺、吡嗪酰胺、利福平) 结果:合用可增加本药的肝毒性,尤其是已有肝功能损害者或异烟肼快乙酰化者。处理:两者应尽量避免合用,如合用应在疗程的前 3 个月密切监测有无肝毒性征象。 2. 艾司唑仑 结果:合用可升高艾司唑仑的血药浓度,增加中毒的风险。机制:本药可抑制细胞色素 CYP3A 介导的艾司唑仑的代谢。处理:合用时应监测苯二氮䓬类药物的中毒症状(如镇静、头晕、共济失调、软弱、认知能力和运动功能减退),如出现以上症状时,应减小艾司唑仑的剂量,并考虑换用劳拉西泮、奥沙西泮、替马西泮。 3. 维生素 B_6 结果:合用可增加维生素 B_6 经肾排出量,易致周围神经炎的发生。机制:本药为维生素 B_6 的拮抗药。处理:合用时,严重维生素 B_6 缺乏者或本药用量过大时,需增加维生素 B_6 的剂量。 4. 咪康唑 结果:合用可降低以上药物的血药浓度。处理:本药不宜与以上药物合用。伊曲康唑:结果:合用可使伊曲康唑失效。机制:本药可诱导 CYP3A4 介导的伊曲康唑的代谢。
吡嗪酰胺	1. 异烟肼、利福平 结果:合用有协同作用。与利福平合用时,因利福平可抑制肾小管对尿酸的重吸收,可减少本药所致的关节痛。 2. 齐多夫定 结果:齐多夫定可降低本药的疗效。 3. 环孢素 结果:合用可使环孢素血药浓度降低。处理:合用需监测血药浓度,据以调整剂量。 4. 别嘌醇、秋水仙碱、丙磺舒、磺吡酮 结果:合用增加血尿酸浓度而降低以上药物对痛风的疗效。处理:合用时应调整以上药物的剂量,以便控制高尿酸血症和痛风。
利福平	1. 阿托伐他汀、辛伐他汀 结果:合用可降低以上药物的血药浓度。机制:本药可诱导 CYP3A4 介导的以上药物的代谢。处理:合用时需调整以上药物的剂量,且阿托伐他汀应晚上服用。 2. 地西泮 结果:合用可降低地西泮的血药浓度。机制:合用可增加地西泮的消除。处理:合用时需调整地西泮的剂量。艾司唑仑:结果:合用可降低艾司唑仑的血药浓度,减弱其疗效。处理:合用需增加艾司唑仑的剂量,并监测艾司唑仑的临床疗效。

续表

药物	药物相互作用以及处理方法
	3. 氯沙坦　结果:合用可减弱氯沙坦的疗效。机制:本药可诱导 CYP 同工酶。处理:合用时应监测患者血压,据此调整氯沙坦的剂量。
	4. 拉莫三嗪、丙戊酸　结果:合用可减小拉莫三嗪的暴露量。机制:合用可增加拉莫三嗪的清除率。处理:合用时应监测拉莫三嗪的疗效,据此调整其剂量。

参考卫生部合理用药专家委员会.中国医师药师临床用药指南.第 2 版.重庆:重庆出版社,2014

WHO 建议应至少选择 3 种药联合治疗,常用异烟肼、利福平和吡嗪酰胺,轻症患者治疗 3 个月后停用吡嗪酰胺,继续用异烟肼和利福平 7 个月。耐药菌株可加用第 4 种药如链霉素或乙胺丁醇,利福平不耐药菌株的用药总疗程 9 个月已足够,利福平耐药菌株需连续治疗 18~24 个月。由于中国人为异烟肼快速代谢型,成年患者日剂量可加至 900~1200mg。联合(3 或 4 种)用药方案可参考表 3-1-44,剂量和疗程应视具体情况而定。药物副作用包括肝功能障碍(异烟肼、利福平和吡嗪酰胺)、多发性神经病(异烟肼)、视神经炎(乙胺丁醇)、癫痫发作(异烟肼)和耳毒性(链霉素)等。应注意保肝治疗,异烟肼可合用吡哆醇(维生素 B_6)每日 50mg。儿童因乙胺丁醇的视神经毒性作用、孕妇因链霉素的听神经毒性作用应尽量不用。

思考题:

1. 抗结核药的主要不良反应有哪些?
2. 抗结核药物是否可以单独使用,联合使用的依据有哪些?
3. 简述与利福平有相互作用的药物有哪些。

【推荐参阅指南/书籍】

1. 万学红,卢雪峰.诊断学.第 8 版.北京:人民卫生出版社.2013.
2. 贾建平,陈生弟.神经病学.第 7 版.北京:人民卫生出版社.2013.
3. 杨宝峰,陈建国.药理学.第 2 版.北京:人民卫生出版社.2015.
4. 王伟,卜碧涛,朱遂强.神经内科疾病诊疗指南.第 3 版.北京:科学出版社.2013.
5. 卫生部合理用药专家委员会.中国医师/药师临床用药指南.第 2 版.重庆:重庆出版社,2014.
6. 国家药典委员会.中华人民共和国·临床用药须知·化学和生物制品卷.2010 年版.北京.中国医药科技出版社,2011.

7. Core Committee, Institute for International Medical Education. Global minimum essential requirements in medical education. Medical Teacher, 2002(24): 130-135.

8. S.R.Swing. The ACGME outcome projecct: retrospective and prospective. Medical Teacher, 2007, 29(7): 648-654.

9. Koda-Kimble, Young. Applied Therapeutics-The Clinical Use of Drugs, 2013.

10. Melanie Snelling, Nicola Stoner. Oxford Handbook of Clinical Pharmacy. 2012.

11. Amecican College of Clinial Pharmacy. Standard of Practice for Clinical Pharmacists. Pharmacotherapy, 2014, 34(8): 794-797.

【参考文献】

[1] 黄如训.神经病学.北京:高等教育出版社,2010:153-156.

[2] 贾建平,陈生弟.神经病学.第7版.北京:人民卫生出版社,2013:27-92.

[3] 贾建平,陈生弟.神经病学.北京:人民卫生出版社,2016:4-30.

[4] 吴江.神经病学.第3版.北京:人民卫生出版社,2015:55-110.

[5] 刘文玲,胡大一,郭继鸿.晕厥诊断与治疗中国专家共识.中华内科杂志,2014,53(11):916-925.

[6] 卫生部合理用药专家委员会.中国医师/药师临床用药指南.第2版.重庆:重庆出版社,2014.

[7] 杨宝峰,陈建国.药理学.第3版.北京:人民卫生出版社,2015.

[8] 苏冠华.新编临床用药速查手册.第2版.北京:人民卫生出版社,2016.

[9] 国家食品药品监督管理总局执业药师资格认证中心.药学专业知识二.第7版.北京:中国医药科技出版社,2015.

[10] 文富强.糖皮质激素规范使用手册.北京:人民卫生出版社,2015.

[11]《抗菌药物临床应用指导原则》修订工作组.抗菌药物临床应用指导原则.2015版.北京:人民卫生出版社,2015.

[12] 桑福德.热病:桑福德抗微生物治疗指南.第44版.范宏伟译.北京:中国协和医科大学出版社,2016.

第二章

临床技能培训

第一节　神经系统疾病常见的实验室检查

学习要点：

1. 掌握脑脊液检查、血脂检查、血糖检查的正常范围及异常值的意义。
2. 熟悉肝肾功能、血电解质、凝血检查正常范围及异常值的意义。
3. 了解血液常规检查正常范围及异常值的意义。

一、常规检查

常规检查主要包括血液常规检查、肝肾功能、血电解质、血脂、血糖等的检查。

（一）血常规

血常规是最常见的临床实验室检查之一。血常规测定包括血红蛋白浓度、白细胞计数和分类及血小板计数。各项指标参考范围见表 3-2-1。

表 3-2-1　血常规化验各项指标

检验项目	正常值范围
红细胞计数（RBC）	男 $4.0\times10^{12}\sim5.5\times10^{12}$/L，女 $3.5\times10^{12}\sim5.5\times10^{12}$/L
血红蛋白（Hg 或 HGB）	男 120～160g/L，女 110～150g/L
血细胞比容（PCV 或 HCT）	35～50%
平均血细胞比容（MCV）	80～100fL
平均红细胞血红蛋白量（MCH）	27～34pg
平均红细胞血红蛋白浓度（MCHC）	320～360g/L
血小板计数（PLT）	$100\times10^{9}\sim300\times10^{9}$/L

续表

检验项目	正常值范围
白细胞计数(WBC)	$4.0\times10^9\sim10\times10^9$/L
中性粒细胞百分比(NEUT%)	50~70%
嗜酸性粒细胞百分比(EO%)	0.5~5%
嗜碱性粒细胞百分比(BASO%)	0~1%
淋巴细胞百分比(LYM%)	20~40%
单核细胞百分比(MONO%)	3~8%

临床意义：

外周血中单位体积内HGB、RBC和(或)HCT低于正常标准，即可诊为贫血。根据红细胞形态特点分类，主要根据患者的MCV及红细胞平均血红蛋白浓度(MCHC)，将贫血分为三类，包括巨细胞性贫血、小细胞低色素性贫血和正常细胞性贫血。如果HGB值低于正常值，说明可能有贫血，应该进一步检查，以确认属于贫血的类型；如果HGB值高于正常值，可能是由于患有血红蛋白增高症或者血液被浓缩的缘故。

PLT减少时，可能会有出血，如血小板减少性紫癜等；反之，其增高时，则说明血液呈高凝状态，易发生血栓。

当WBC稍增高($>10\times10^9$/L)时，大多数情况下，表明有炎症、感染存在，此时多数患者伴有发热症状。如果WBC总数远远大于正常值($>30\times10^9$，甚至$>50\times10^9$/L)，如果患者为少年儿童或年轻人，并伴有较严重的无法解释的贫血，应该加以重视，应进行进一步骨髓穿刺检查，排除白血病。如果WBC$<4\times10^9$/L，可能是由放射线照射、病毒感染或者药物及化学物质中毒等引起。

NEUT%增高多见于感染(特别是细菌感染)，LYM%增高多见于慢性疾病及长期接受放射线照射。EO%增高时，往往说明体内有过敏原存在引起过敏，如寄生虫(蛔虫多见)、过敏性炎症等。

(二)肝功能检查

血生化检查中能反映肝功能的酶学主要指标有天冬氨酸氨基转移酶(AST)、丙氨酸氨基转移酶(ALT)、碱性磷酸酶(ALP)、γ-谷氨酰转肽酶(GGT)；反映肝脏合成功能的指标有总蛋白、白蛋白、球蛋白、前白蛋白；反映胆红素代谢及胆汁淤积的指标有总胆红素、直接胆红素、间接胆红素。肝功能化验各项指标参考范围见表3-2-2。

表 3-2-2 肝功能化验各项指标及其异常解读

检验项目	正常值	肝功能检查项目的意义(偏高的意义)
丙氨酸氨基转移酶(ALT)	5~40U/L	偏高可能是肝脏受到损害造成的,如患慢性肝炎、肝硬化肝癌等
天冬氨酸氨基转移酶(AST)	8~40U/L	升高意味着肝脏损害严重
AST/ALT	1.15	比值偏高说明肝存在实质的损害
γ-谷氨酰转肽酶(GGT)	10~60U/L	当肝内合成亢进或胆汁排出受阻时,血清中GGT增高
碱性磷酸酶(ALP)	40~150U/L	常见于骨病、肝病
总胆红素(TBILI)	3.3~17.1μmol/L	肝脏发生炎症、坏死、中毒等损害时均可以引起胆红素偏高
直接胆红素(DBILI)	0~5.1μmol/L	肝内及肝外阻塞性黄疸、胰头癌、毛细胆管型肝炎及其他胆汁淤积综合征等
间接胆红素(IBILI)	5.0~12μmol/L	衰老红细胞被破坏后产生出来的血红蛋白衍化而成
总蛋白(TP)	60~80g/L	主要是血清中水分减少,使总蛋白浓度相对增高,如呕吐、大量出汗
白蛋白(ALB)	35~55g/L	主要由于血液浓缩而致相对性增高,如严重脱水和休克
球蛋白(GLB)	15~35g/L	球蛋白是机体免疫器官制造的,当体内存在病毒等抗原(敌人)时,球蛋白就会升高
白球比(ALB/GLB)	1.0~2.0	白球比值偏低、倒置,可能有慢性肝实质性损害,预后较差
总胆固醇(CHOL)	3.89~6.48mmol/L	见于高脂血症、动脉粥样硬化、糖尿病、肾病综合征、胆总管阻塞、高血压等
甘油三酯(TRIG)	0.56~1.70mmol/L	甲状腺功能亢进,肾上腺皮质功能减退,肝功能严重低下
尿酸(UA)	202~416mmol/L	常见于痛风、白血病、恶性肿瘤等

(三)肾功能

1. 血尿素氮

(1)参考范围:1.7~8.3mmol/L。

(2)临床意义:尿素是蛋白质分解代谢的含氮产物。高尿素血症或氮血症表现为血液中尿素水平升高。鉴别肾前和肾后氮血症时可以同时检测尿素和肌酐。因脱水、蛋白质代谢增加、皮质醇治疗或肾脏灌注减少等引起的肾前性氮血症,表现为尿素水平升高而肌酐水平正常。有泌尿管道阻塞引起的肾后氮血症,表现为尿素和肌酐水平都升高,但肌酐升高程度较小。发生肾病时,肾小球滤过作用明显下降或蛋白质摄入量大于 200mg 都会导致尿素浓度升高。尿素氮的检测用于诊断和治疗某些肾脏疾病和代谢紊乱。尿素氮大约占血液中非蛋白氮的 75%。它通过肝脏中的氨进行合成,是蛋白质脱氨作用的产物。通过肾小球从血液中过滤尿素到尿中,是消除体内多余氮的主要方法。血液尿素氮(BUN)水平是肾功能以及肾前状态的度量标准,肾前因素引起的 BUN 的升高包括心脏代偿失调,缺水或增加的蛋白质分解代谢。BUN 水平增加的肾脏因素有急性肾小球肾炎、慢性肾炎、多囊肾、肾纤维化和肾小管坏死。任何类型的泌尿道梗阻是 BUN 水平升高的肾后因素。肾小球清除尿素和肌酐,尿素随后部分被肾小管重吸收,肌酐却不会被重吸收,血清尿素氮和血清肌酐测定经常同时用于肾功能的不同诊断中。

2. 血肌酐

(1)参考范围:35~97μmol/L。

(2)临床意义:血清肌酐是正常人体肌肉组织代谢的产物,健康人血浆中肌酐的浓度相对稳定,与每天水的摄取量、活动和生成尿量有关,男性血清肌酐含量高于女性。血浆肌酐水平升高常指示排泄量的降低,即肾功能受损。肌酐经肾小球滤过后不被肾小管重吸收,在肾脏疾病初期,血清肌酐值通常不升高,直至肾脏实质性损害,血清肌酐值才增高。测定血清和尿液中的肌酐浓度可以检查肾小球的通透率。急性或慢性肾衰竭、尿路阻塞、肾血流减弱、休克、脱水、横纹肌炎可造成血清肌酐浓度上升。虚弱和肌肉量减少可造成肌酐浓度降低。

(四)电解质检查

1. 钾(K)

(1)正常参考值:3. 5~5. 5mmol/L。

(2)临床意义:增高见于摄入过多,如大量输入库存血,补钾过快过多,过度使用含钾药物。钾排泄障碍,见于肾功能衰竭、肾上腺皮质功能减退症、长期使用保钾利尿药物,长期低钠饮食。细胞内钾外移增加,如大面积烧伤、创伤、组织挤压伤、低醛固酮血症、重度溶血等。

减低见于肾上腺皮质功能亢进、严重呕吐、腹泻、服用利尿剂和胰岛素、钡盐中毒、代谢性碱中毒、低钾饮食等。

2. 钙(Ca)

(1)正常参考值:2. 25~2. 58mmol/L。

(2)临床意义:增高见于维生素 D 过多症、结节病、急性骨萎缩、甲状旁腺功能亢进、多发性骨肿瘤、血液中二氧化碳张力增加等。

3. 钠(Na)

(1)正常参考值:135~145mmol/L。

(2)临床意义:增高见于垂体前叶肿瘤、肾上腺皮质功能亢进、严重脱水、中枢性尿崩症、过多输入含钠盐溶液、脑外伤、脑血管意外等。

减低见于糖尿病、肾上腺皮质功能不全、消化液丢失过多、严重肾盂肾炎、肾小管严重损害、应用利尿剂大量出汗、大面积烧伤、尿毒症的多尿期等。

(五)血脂检查

血生化检查中血脂的检查指标有总胆固醇、低密度脂蛋白(LDL)、高密度脂蛋白(HDL)、甘油三酯。血脂检查各项指标及参考范围见表 3-2-3。

表 3-2-3　血脂检查各项指标

检验项目	正常值
甘油三酯(TG)	0. 56~1. 70mmol/L
总胆固醇(TC)	3. 89~6. 48mmol/L
低密度脂蛋白(LDL)	0~4. 14mmol/L
高密度脂蛋白(HDL)	0. 83~1. 96mmol/L

临床意义:

胆固醇增高:高胆固醇是冠心病的主要危险因素之一,有原发和继发两种。原发增高常由遗传因素引起,继发增高多见于肾病综合征、甲状腺功能减退、糖尿病、胆总管阻塞、黏液性水肿、妊娠等,长期服用抗精神病药物也可引起胆固醇升高。胆固醇减低:低胆固醇也有原发和继发两种,目前常是遗传因素引发的,后者如甲状腺功能亢进、营养不良、慢性消耗性疾病、恶性贫血、溶血性贫血等。

甘油三酯的检测用于对脂肪状态的过筛,以检出致动脉粥样硬化的危险,监视降脂治疗的效果。甘油三酯的增高同时伴有低密度脂蛋白(LDL)的升高,特别对发生冠心病具有高度危险。甘油三酯的升高也和肝、肾以及胰腺疾病有关。升高:继发见于糖尿病、糖原类疾病、甲状腺功能低下、肾病综合征、妊娠、口服避孕药、抗精神病药、酗酒等。低甘油三酯见于甲状腺功能亢进、肝功能严重衰竭。

高密度脂蛋白胆固醇(HDL-C)升高:多见于高 HDL 血症、慢性肝炎、原发性胆汁性肝硬化及某些药物所致。减低:见于急性感染、急性应激反应(如心肌梗死、外伤手术、损伤等)、糖尿病、慢性贫血等。一般认为 HDL-C 与心血管疾病的发病率和病变程度相关。

低密度脂蛋白胆固醇(LDL-C)作用于动脉内膜形成动脉粥样硬化斑块,与冠心病(CHD)以及相关的死亡率有着非常密切的关系。即使总胆固醇在正常范围内,LDL-C 浓度的升高也预示了高度危险。HDL-C 具有抵御斑块形成的作用,它与冠心病的发生呈负相关。LDL-C 值是独立的危险因子。进行个体总胆固醇的检测只是起过筛作用,如果要对危险做较好的评估,必须另外进行 HDL-C 和 LDL-C 检测。降低总胆固醇和 LDL-C 水平可极大地减少 CHD 的危险。

(六) 血糖检查

检查血糖的指标为空腹血糖。

1. 参考范围　空腹 3. 9~6. 1mmol/L。餐后 2 小时<7. 8mmol/L。

2. 临床意义　检测血清或血浆中葡萄糖主要用于糖尿病的诊断和治疗监测,还可用于检出新生儿低血糖症、排除胰岛细胞癌以及评估各种疾病碳水化合物代谢状况。血清葡萄糖水平可能会异常高(高血糖)或异常低(低血糖)。葡萄糖测量用于诊断和治疗碳水化合物代谢紊乱,包括糖尿病、新生儿低血糖、自发性低血糖等。

二、脑脊液检查

脑脊液(cerebrospinal fluid,CSF)是存在于脑室及蛛网膜下隙内的一种无色透明液体。大约 70%的脑脊液是在脑室的脉络丛通过主动分泌和超滤的联合过程形成的。约 30%的脑脊液是在大脑和脊髓的细胞间隙形成的间质液。形成的脑脊液经第三、第四脑室进入小脑延髓池,然后分布于蛛网膜下隙内。脑脊液吸收是通过蛛网膜绒毛而返回静脉。成人 CSF 总量为 110~200ml,平均 130ml,生成速度 0. 35ml/min,约生成 500ml/d,人体 CSF 更新 3~4 次/天。

(一) 常规检查

1. 压力检查　采取 CSF 前/后分别测定初压和终压,正常人侧卧位压力为 80~180mmH_2O。

颅内压增高(>200mmH_2O)一般见于:脑肿瘤、脑水肿、脑膜炎、脑炎、蛛网膜下腔出血、静脉窦血栓形成、良性颅内压增高症、心衰、肺功能不全或肝性脑病患者。

颅内压减低(<70mmH_2O)一般见于:椎管梗阻如脊髓压迫症、CSF 渗漏或脱水患者。

2. 性状　正常脑脊液是无色透明的液体。在病理情况下,脑脊液可呈不同颜色改变。

(1)红色:常由于各种出血引起,脑脊液中出现大量的红细胞,主要由于穿刺损伤出血、蛛网膜下腔或脑室出血引起。前者在留取三管标本时,第一管为血性,以后两管颜色逐渐变淡,红细胞计数结果也依次减少,经离心后上清液呈无色透明。当蛛网膜下腔或脑室出血时,三管均呈红色,离心后上清液显淡红色或黄色。

(2)黄色:可因出血、梗阻、淤滞、黄疸等引起。陈旧性蛛网膜下腔或脑室出血,由于红细胞缺乏蛋白质和脂类对膜稳定性的保护,很容易被破坏、溶解,出血4~8小时即可出现黄色。停止出血后,这种黄色仍可持续3周左右。椎管梗阻如髓外肿瘤,吉兰-巴雷综合征,当脑脊液蛋白质量超过1.5g/L时,颜色变黄,其黄色程度与蛋白质含量呈正比。化脓性脑膜炎、重症结核性脑膜炎时,因脑脊液蛋白质含量明显增加而呈淡黄色或黄色。重症黄疸如核黄疸、新生儿溶血病时脑脊液也呈黄染。

(3)白色或灰白色:多因白细胞增加所致常见于化脓性脑膜炎。

(4)褐色或黑色:常见于脑膜黑色素瘤。

3. 细胞数　正常为$0\sim5\times10^6$/L,多为单个核细胞(MNC)。细胞数增多常见于脑脊髓膜或脑实质炎症病变。如涂片检查发现致病菌、真菌或脱落瘤细胞等,可提供病原学诊断。

4. 蛋白定性试验(Pandy试验)　脑脊液中的球蛋白可与饱和苯酚形成不溶性蛋白盐,球蛋白含量愈高,反应愈明显。但该试验会出现假阳性反应。

(二)生化检查

1. 蛋白　正常脑脊液蛋白含量在蛛网膜下腔为150~450mg/L,新生儿为1g/L,早产儿可高达2g/L。蛋白增高多与细胞增多同时发生,见于各种中枢神经系统感染。也可仅有蛋白增高而白细胞计数正常或略多,称为“蛋白-细胞分离”,多见于颅内及脊髓肿瘤、椎管梗阻、急性感染性多发性神经炎、甲亢、糖尿病和铅、汞等金属中毒等。

2. 糖　正常含量为500~750mg/L,为血糖值的1/2~2/3。糖量降低见于细菌性或隐球菌性脑膜炎、恶性脑肿瘤等,这是由于糖的酵解加速的缘故。糖量增高见于血糖含量增高(故应同时查血糖量核对)以及中枢系统病毒感染、脑外伤、后颅凹及第三脑室底部肿瘤和高热等,以上均与血脑屏障通透性增高有关。

3. 氯化物　正常含量为120~130mmol/L(腰池)。结核性脑膜炎时脑脊液中氯化物明显减少,可降至102mmol/L以下。化脓性脑膜炎时减少不如结核性脑膜炎明显,多为102~116mmol/L;非中枢系统疾病如大量呕吐、腹泻、脱水等造成血氯降低时,脑脊液中氯化物亦可减少。脑脊液中氯化物含量增高主要见于慢性肾功能不全、肾炎、尿毒症等。

（三）特殊检查

1. 细菌及寄生虫检查 脑脊液中有细菌，可引起细菌性脑膜炎。如急性化脓性脑膜炎常由脑膜炎奈瑟菌、肺炎链球菌、溶血性链球菌、葡萄球菌等引起；病程较慢的脑膜炎常由结核杆菌、新型隐球菌等引起。脑脊液中若发现血吸虫卵或肺吸虫卵等，可诊断为脑型血吸虫病或脑型肺吸虫病等。

2. 细胞计数 细胞计数检查中红细胞：无或少量；淋巴及单核细胞：少量；间皮细胞：偶见；其他细胞：无。红细胞增多：常见于脑出血、蛛网膜下腔出血、脑血栓、硬膜下血肿等。淋巴细胞增多：见于结核性脑膜炎、霉菌性脑膜炎、病毒性脑膜炎、麻痹性痴呆、乙型脑炎后期、脊髓灰质炎、脑肿瘤、脑出血、多发性神经炎。嗜中性粒细胞增多：见于化脓性脑膜炎、流行性脑脊髓膜炎、流行性脑炎、脑出血、脑脓肿、结核性脑膜炎恶化期。嗜酸性粒细胞增多：见于寄生虫性脑病等。单核细胞增多：常见于浆液性脑膜炎。吞噬细胞：常见于麻痹性痴呆、脑膜炎。肿瘤细胞：见于脑、脊髓肿瘤。白血病细胞：见于中枢神经系统白血病。

3. 免疫球蛋白测定 正常参考值为 IgG：10～40mg/L；IgA：0～6mg/L；IgM：0～13mg/L；IgE：极少量。IgG 增高：常见于神经梅毒、化脓性脑膜炎、结核性脑膜炎、病毒性脑膜炎、小舞蹈病、神经系统肿瘤。IgA 增高：常见于化脓性脑膜炎、结核性脑膜炎、病毒性脑膜炎、肿瘤等。IgM 增高：常见于化脓性脑膜炎、病毒性脑膜炎、肿瘤、多发性硬化症等。IgE 增高：常见于脑寄生虫病等。

三、凝血检查

凝血检查各项指标及参考范围见表 3-2-4。

表 3-2-4 凝血检查各项指标

检查项目	正常值	临床意义
凝血酶原时间（PT）	11～14 秒	反映外源性凝血系统中凝血因子是否缺乏。延长：Ⅰ、Ⅱ、Ⅴ、Ⅶ和Ⅹ因子缺乏，肝病、维生素 K 缺乏、纤溶亢进等。缩短：口服避孕药、高凝状态和血栓性疾病
活化部分凝血活酶时间（APTT）	30～42 秒	反映内源性凝血系统中凝血因子是否缺乏。延长：Ⅷ、Ⅸ和Ⅺ因子缺乏，凝血酶原或纤维蛋白原严重减少，纤溶亢进使纤维蛋白原降解增加，应用肝素等抗凝药，循环抗凝物质增加。缩短：血液高凝血状态
纤维蛋白原（Fg）	2～4g/L	减低：纤溶亢进、DIC、重症肝病等。增高：糖尿病、急性感染、休克、大手术后、恶性肿瘤等以及血栓前状态
纤维蛋白降解产物（FDP）	1～6mg/L	增高见于原发或继发性纤溶亢进或溶栓治疗

续表

检查项目	正常值	临床意义
凝血酶时间(TT)	16~18秒	延长:纤维蛋白原显著减少或结构异常时;肝素和类肝素物质增多;纤维蛋白降解产物(FDP)增多及弥散性血管内凝血
凝血酶原激活时间(ACT)	70~130秒	反映体内肝素和类肝素物质。如未用肝素情况下ACT延长,表示体内类肝素物质增多,如严重肝病

思考题:

1. 中枢神经系统感染时脑脊液各项指标有哪些变化?
2. 凝血检查各项指标及参考范围是什么?
3. 如何及早识别电解质紊乱?电解质紊乱的防治措施是什么?

第二节　神经系统疾病治疗药物监测的应用

学习要点:

1. 掌握神经内科专科常用药物的中毒指标与临床结果分析能力。
2. 熟悉神经内科专科治疗药物监测的方法。
3. 了解治疗药物监测的注意事项。

为了给药物过量中毒的诊断和处理提供有价值的实验室依据,从而提高药物疗效,降低药物毒副作用,神经内科专科部分药物使用过程中通常要依赖血药浓度监测。若仅凭临床表现判断为剂量不足而加大剂量,将会产生严重后果。

一、治疗药物监测中的注意事项

1. 掌握好取血标本时间　治疗药物监测工作中取样时间对其测定结果的临床价值有较大影响,是开展治疗药物监测工作必须考虑的基本问题。确定理想的采样时间,主要取决于药物的给药形式和半衰期。应根据治疗药物监测的目的及患者的具体情况,按以下原则确定取样时间:一般情况下,测定血药浓度判断药物作用浓度,多需在药物数次给药后血药浓度达到稳态时取血,并且在药物的吸收相、分布相结束后取血。药物在治疗开始时取血测定,主要是估算分布容积,而达到稳态以后取血测定,才可以估算清除率。除氨基糖苷类抗菌药物外，怀疑监测药物中毒时，测定峰浓度和谷浓度；怀疑药物作用差或患者未按医嘱用药时，测谷浓度。

2. 某些药物的血清蛋白结合率高，而在一些疾病状态下，如尿毒症、肝硬化、严重烧伤时，由于血浆蛋白降低，药物呈结合状态者减少，游离部分增多。而后者才具有药理作用，如显著增高可致毒性反应发生。血药浓度测定结果为结合及游离部分之和，遇上述病情时需考虑游离血药浓度增高的影响，在调整给药方案时须综合考虑。

3. 采血试管应按规定使用，因为有些药物易被吸附，应使用带抗凝剂试管，最好不要用普通塑料试管，从而影响测定结果。

4. 血样采集后应立即送达检测部门，以免放置过程中出现分解和溶血，比如血样溶血后地高辛测定值会偏低。

5. 解释建议工作应该是临床药师的职责，对偏离靶值的血药浓度，以及疑难和危重患者必须做出合理解释。解释要注意药时关系、量效关系、剂量与血浓度关系及血浓度与疗效的关系。要注意生物利用度、给药途径、给药间隔、采血方法、采血部位及采血时间。还要注意年龄特点、合并用药情况、疾病所致的生理、病理及心理变化、患者的依从性、特殊患者群体有其特殊的药动学变化等。

6. 临床药师的建议也十分重要，包括调整给药方案、浓度预测、中毒处理方法等。应注意全面考虑患者的临床表现及检查结果，患者的病程，治疗目标等因素，药师在提出用药建议时要十分谨慎。

二、治疗药物监测操作流程

明确诊断后，临床药师帮助医师制定治疗药物监测决策→确定处方剂量→药师遵医嘱调剂→患者遵医嘱服药→临床医师根据患者用药后病情变化提出药物监测要求→护理人员在医师或临床药师指导下选择适当标本和采血时间→临床药师进行血药浓度监测→临床药师对血药浓度监测结果做出解释和建议（详细了解患者的临床资料，掌握药动学资料）→临床医师和临床药师共同参与调整给药方案。

三、神经内科常见的需要监测的治疗药物

1. 丙戊酸钠 Sodium Valproate　口服吸收率为85%~100%，口服后迅速吸收，饭后服用可延迟吸收。

达峰时间：胶囊剂与普通片剂，1~4 小时血药浓度达峰值，肠溶片则为 3~4 小时，饭后服用延迟吸收。缓释片在胃内可有少量释放，在肠道亦缓慢吸收，因此达峰时间较长，峰浓度较低。血浆蛋白结合率：80%~94%。分布容积为0.1~

0.4L/kg。$t_{1/2}$:成人 12~15 小时,老年人 14~17 小时,新生儿 30~40 小时。主要消除途径:主要在肝脏中代谢,经肾脏排泄,少量随粪便排出。达稳态时间:成人 2~2.5 日。总清除率:成人单独用药为 7~8ml/(kg·h),合并用药为 15ml/(kg·h);儿童单独用药为 15ml/(kg·h),合并用药为 25~30ml/(kg·h)。有效血药浓度范围:50~100μg/ml,潜在中毒浓度:未定。测定方法 :GLC、FPLA、EMIT。采血时间:达稳态后,下次给药前(谷浓度)。

【常用剂量】见癫痫的药物治疗。

【不良反应】见癫痫的药物治疗。

2. 卡马西平 Carbamazepine　口服吸收率:70%~80%,口服吸收缓慢,且个体差异较大。达峰时间:一般服药后 2~6 小时,口服本药 400mg 后 4~6 小时血药浓度达峰值。血浆蛋白结合率:76%,而代谢产物 10,11-环氧化卡马西平为 48%~53%。分布容积为 0.8~2.2L/kg。单次给药 $t_{1/2}$为 25~65 小时,成人长期服用由于自身诱导代谢 $t_{1/2}$平均为 10~20 小时,10,11-环氧化卡马西平为 5~24 小时。主要消除途径:经肝脏代谢,并能诱发自身代谢,主要代谢产物为 10,11-环氧化卡马西平,给药量的 72%经肾脏排出,28%随粪便排出。1~2 周达稳态血药浓度,有效血药浓度范围为 4~12μg/ml,潜在中毒浓度为大于 12μg/ml。测定方法:HPLC、FPIA。采血时间:再次给药前取血测谷浓度。

【常用剂量】见癫痫的药物治疗。

【不良反应】见癫痫的药物治疗。

3. 苯巴比妥 Phenobarbital　口服吸收率:80%~90%,口服易消化道吸收,服药后 0.5~1 小时起效,作用持续时间平均为 10~12 小时。达峰时间一般为 2~18 小时。血浆蛋白结合率为 45%~50%。成人分布容积为 0.7L/kg,儿童分布容积为 0.9(0.7~1.2)L/kg。成人 $t_{1/2}$为 50~144 小时,小儿 $t_{1/2}$为 40~70 小时,肝、肾功能不全时延长。主要消除途径:肝脏转化约 65%,转化为羟基苯巴比妥,大部分代谢物与葡糖醛酸或硫酸盐结合,而后经肾随尿排出,有 27%~50%以原形从尿中排出。成人达稳时间为 14~21 日;儿童达稳时间为 10~18 日。成人总清除率为 3.2(2.1~4.1)ml/(kg·h),儿童总清除率为 8.2(5.1~14.1)ml/(kg·h),新生儿总清除率为 6.4(2.7~17.0)ml/(kg·h),老人总清除率为 2.4(1.4~3.6)ml/(kg·h)。有效血药浓度范围为 10~40μg/ml,潜在中毒浓度>40μg/ml。测定方法:HPLC、FPIA、EMIT。采血时间:消除半衰期较长,可于达稳态后任何时间取血,为便于比较起见,每次取血时间最好相对固定(再次给药前取血测谷浓度)。

【常用剂量】口服:1 次 15~150mg,1 日 30~200mg;极量,1 次 250mg,1 日 500mg。小儿,用于镇静每次 2mg/kg,用于抗惊厥每次 3~5mg/kg。皮下、肌内注射或缓慢静脉注射:1 次 0.1~0.2g,1 日 1~2 次;极量,1 次 0.25g,1 日 0.5g。

【不良反应】

(1)用药后可出现头晕、困倦等后遗效应,久用可产生耐受性及依赖性。多次连用应警惕蓄积中毒。

(2)少数患者可出现皮疹、药热、剥脱性皮炎等过敏反应。

4. 苯妥英钠 Phenytoin Sodium　口服吸收率:口服吸收较慢,85%~90%由小肠吸收。服后4~12小时血药浓度达峰值。血浆蛋白结合率:88%~92%。分布容积为0.6~0.8L/kg。$t_{1/2}$为7~42小时,长期服用者,为15~95小时(甚至更长),儿童与单次用药者短。主要消除途径:主要在肝内代谢,代谢物无药理活性,其中主要为羟基衍生物(占50%~70%),经肾排泄,碱性尿时排泄较快。每日口服300mg,7~10日可达稳态血药浓度。有效血药浓度范围为10~20μg/ml,潜在中毒浓度大于20μg/ml。测定方法:HPLC、FPIA、EMIT、GLC、RIA。采血时间:给药后1小时静脉取血测峰浓度,口服:因消除半衰期较长,可于达稳态后任何时间取血,为便于比较,每次取血时间最好相对固定(再次给药前取血测谷浓度)。

【常用剂量】见癫痫的药物治疗。

【不良反应】见癫痫的药物治疗。

思考题:

1. 需监测血药浓度的药物一般具有哪些特点?

2. 哪些抗癫痫药物需要监测血药浓度?如何根据血药浓度结果调整临床用药?

3. 需要监测血药浓度的抗癫痫药物的注意事项有哪些?

第三节　神经系统疾病常用药物基因多态性监测的应用

学习要点:

1. 掌握神经内科常用药物基因多态性监测及其结果的分析。

2. 熟悉神经内科专科常用药物基因多态性监测的依据。

3. 了解神经内科专科常用药物基因多态性监测的运用。

一、神经内科常用的药物基因多态性

1. *CYP2C19*基因多态性与氯吡格雷抵抗　氯吡格雷是前体药物,其代谢产

物之一是血小板聚集抑制剂。氯吡格雷必须经过 CYP2C19 酶代谢，生成能抑制血小板聚集的活性代谢物。由于 CYP2C19 酶是多态性的，因此不是所有患者的血小板得到充分地抑制。在 *CYP2C19* 基因的多态性位点中，*CYP2C19 * 2(681G>A)* 和 *CYP2C19 * 3(636G>A)* 与氯吡格雷疗效的个体差异有密切关系，当服药者携带突变等位基因时，个体对氯吡格雷的反应大大减弱，部分临床患者可能出现氯吡格雷抵抗现象，不能达到预期的抗血小板作用。按照 *CYP2C19* 基因亚型的不同，将患者分为 *CYP2C19* 快代谢、中等代谢及慢性代谢 3 组，针对氯吡格雷治疗的 335 名患者经稳态下的 Meta 分析，结果显示：与快代谢者相比，中间代谢者活性代谢产物暴露降低 28%，慢代谢者降低 72%。有关循证医学的证据也已经证实，*CYP2C19* 基因变异与氯吡格雷的抗血小板活性相关。美国 FDA 推荐，使用氯吡格雷治疗的患者应该测定 CYP2C19 基因型。

2. *VKORC1*、*CYP2C9* 基因多态性与华法林抗凝　华法林为香豆素类中效抗凝剂，广泛应用于动静脉血栓性疾病、人工瓣膜置换、房颤等疾病的预防和治疗。它的治疗窗较窄，在使用相同抗凝剂量的华法林时，可导致不同个体发生出血或血栓等严重的并发症，需要根据患者的个体差异进行剂量调整。细胞色素 P450 代谢酶家族中 CYP2C9 是右旋华法林的主要代谢酶，维生素 K 环氧化物还原酶复合体亚单位 1(VKORC1)是华法林的作用靶点，这两个蛋白编码基因的突变是导致华法林个体差异的主要原因。患者使用华法林之前，应先测定基因型，根据基因型和其他生理病理指标确定初始剂量，然后再根据 INR 反复调整至合适剂量。美国 FDA 推荐，使用华法林的患者需要测定上述两个基因的基因型。

3. *HLA-B* 1502* 基因多态性与卡马西平不良反应　美国食品药品监督管理局(FDA)发布关于卡马西平的安全性信息，卡马西平会引起危险的甚至致命的皮肤反应(史蒂文斯-约翰逊综合征和中毒性表皮坏死溶解症，SJS/TEN)，尤其在含人白细胞抗原等位基因 *HLA-B* 1502* 的患者中更容易发生。卡马西平引起 SJS/TEN 几乎在所有人群中的发生概率都较低，在白种人国家开展整体评估研究结果显示，卡马西平引起 SJS/TEN 的发生率只有万分之一至万分之六。根据世界卫生组织(WHO)和卡马西平制药商收到的上市药品不良事件报告显示，在一些亚洲国家的人群中服用卡马西平出现 SJS/TEN 的概率大约要比白种人高出 10 倍。*HLA-B* 1502* 在不同人群中的基因频率不同，在东南亚人群中 *HLA-B* 1502* 的基因频率相对较高，而在白种人中则较低，这可能是东南亚国家中卡马西平引起 SJS/TEN 高发，而在白种人中显著减少的原因。*HLA-B* 1502* 在东南亚国家人群中存在的比例相对高于欧洲或东北亚人群(日本和朝鲜)，因此美国 FDA 建议汉族人群及东南亚裔在使用卡马西平前进行 *HLA-B* 1502* 筛选，对于 *HLA-B* 1502* 阳性患者应该慎用卡马西平，以减少 SJS/TEN 的发生。另外，研究表明，除了卡马西平,还有一些神经内科常用药物也会引起严重皮肤损害,如抗癫痫药物苯妥英钠、苯巴比妥和拉莫三嗪,这些都与 *HLA-B* 基因有一定的关联。

4. 亚甲基四氢叶酸还原酶(*MTHFR*)基因突变与同型半胱氨酸(Hcy)水平

亚甲基四氢叶酸还原酶(MTHFR)是叶酸和同型半胱氨酸(Hcy)代谢的一个关键酶。它的主要生化功能是催化还原型烟酰胺腺嘌呤二核苷酸磷酸(NADPH)介导的从5,10-亚甲基四氢叶酸到5-甲基四氢叶酸的还原反应。5-甲基四氢叶酸是组织和血清叶酸的主要形式,参与体内多种重要的生化反应。自1994年 Goyette 等首次将人类 *MTHFR* 基因成功克隆并定位以来,*MTHFR* 基因及其多态性的研究引起了人们的广泛关注。已有研究发现 *MTHFR* 基因存在多种突变类型。

二、基因检测结果的运用

1. *CYP2C19*(检测两个突变位点)　有权威文献报道,对于携带突变杂合子(GA 型)的患者,可增加氯吡格雷剂量至225mg/d 可达到临床使用目的。但对于突变纯合子(AA 型)的患者,需选择其他血小板受体拮抗剂,如普拉格雷、替格瑞洛等。

2. *CYP2C9* 和 *VKORC1*(检测两个突变位点)　见表3-2-5。

表3-2-5　*CYP2C9* 和 *VKORC1*(检测两个突变位点)

VKORC1 基因型(-1639)	*CYP2C9**1/*1*	*CYP2C9**1/*3*	*CYP2C9**3/*3*
CC	5~7	3~4	0.5~2
CT	5~7	3~4	0.5~2
TT	3~4	0.5~2	0.5~2

参考 Clinical Pharmacogenetics Implementation Consortium Guidelines for CYP2C9 and VKORC1 Genotypes AND Warfarin Dosing(2011)

另有软件,可以帮助临床医师和药师根据患者年龄、性别、身高、体重、基因型等预测华法林剂量。

3. *HLA-B**1502*(检测3个突变位点)　采用 RT-PCR 检测 *HLA-B**1502* 基因阳性者中 mRNA 表达水平。

思考题:

1. 如何通过基因多态性监测进行氯吡格雷抗血小板作用效果的评价?

2. 如何通过基因多态性监测进行华法林抗凝治疗效果的评价？

3. 查阅相关文献，试论述亚甲基四氢叶酸还原酶（*MTHFR*）基因突变如何影响同型半胱氨酸（Hcy）水平。

第四节　神经系统疾病常见治疗方法与技术

学习要点：

1. 掌握大剂量静脉滴注免疫球蛋白疗法临床应用情况及用法用量。
2. 熟悉静脉溶栓、动脉溶栓治疗的适应证、禁忌证。
3. 熟悉血浆交换疗法的适应证、禁忌证。
4. 熟悉大剂量静脉滴注免疫球蛋白疗法的适应证。
5. 熟悉脑动脉狭窄的血管内介入治疗的适应证、禁忌证。
6. 了解血浆交换疗法的基本原理。
7. 了解介入治疗手术的全过程及注意事项。

一、溶栓治疗

（一）急性缺血性卒中的静脉溶栓治疗

重组组织型纤溶酶原激活剂（recombinant tissue plasminogen activator，rt-PA）是目前治疗急性缺血性卒中最有效的药物，时间窗内静脉 rt-PA 溶栓是唯一被证实可以减少急性缺血性卒中生存患者残疾率的治疗方法。国内外最新指南推荐：对缺血性脑卒中发病 3 小时内（Ⅰ级推荐，A 级证据）和 3~4.5 小时（Ⅰ级推荐，B 级证据）的患者，应根据适应证严格筛选患者，尽快静脉给予重组组织型纤溶酶原激活剂（rt-PA）溶栓治疗。发病 6 小时内的缺血性脑卒中患者，如不能使用 rt-PA 可考虑静脉给予尿激酶，并根据适应证和禁忌证严格选择患者。可对其他溶栓药物进行研究，不推荐在研究以外使用（Ⅰ级推荐，C 级证据）。

1. 适应证

（1）发病后 3 小时内：①有缺血性卒中导致的神经功能缺损症状；②症状出现<3 小时；③年龄≥18 岁。

（2）发病后 3~4.5 小时内：①有缺血性卒中导致的神经功能缺损症状；②症状持续 3~4.5 小时；③年龄≥18 岁。

2. 禁忌证

（1）发病后 3 小时内：①近 3 个月内有明显的头部创伤或卒中；②可疑蛛网膜下腔出血；③近 1 周内在不易压迫止血部位进行过动脉穿刺；④有颅内出血

史;⑤颅内肿瘤、动静脉畸形、动脉瘤;⑥近期有颅内或脊髓内手术;⑦血压升高(收缩压>185mmHg 或舒张压>110mmHg);⑧活动性内出血;⑨急性出血倾向,包括血小板计数<100×10^9/L;⑩48 小时内接受过肝素治疗(APTT 高于正常范围的上限);⑪已口服抗凝剂,INR>1.7 或 PT>15 秒;⑫目前正在使用凝血酶抑制剂或Ⅹa 抑制剂,各种敏感的实验室指标异常[如 APTT、INR、血小板计数和蛇静脉酶凝结时间(ECT)、凝血酶时间(TT)或适当的因子Ⅹa 活性测定];⑬血糖浓度<50mg/dl(2.7mmol/L);⑭CT 提示多脑叶梗死(低密度范围>1/3 大脑半球)。

当存在下列相对禁忌证时,要仔细权衡静脉 rt-PA 的风险与获益:①轻微卒中或症状快速改善的卒中;②妊娠;③痫性发作后出现神经功能缺损症状;④近 2 周内有大型外科手术或严重外伤;⑤近 3 周内有胃肠道或泌尿系统出血;⑥近 3 个月内有心肌梗死史。

(2)发病后 3~4.5 小时内:同发病后 3 小时内的禁忌证。

当存在下列相对禁忌证时,要仔细权衡静脉 rt-PA 的风险与获益:①年龄>80 岁;②严重卒中(美国国立卫生院神经功能缺损评分 NIHSS 评分>25);③口服抗凝剂(不考虑 INR 水平);④有糖尿病史和缺血性卒中史。

3. 静脉溶栓流程

(1)rt-PA 使用剂量为 0.9mg/kg,最大剂量为 90mg。将总剂量的 10%在注射器内混匀,1 分钟内静脉推注。将剩余的 90%混匀后静脉滴注,持续 1 小时以上。记录输注开始和结束时间。输注结束后以 0.9%生理盐水冲管。

(2)监测生命体征及神经功能变化:①测血压;②测脉搏和呼吸;③神经功能评分;④24 小时后每天做神经系统检查。

(3)rt-PA 输注结束后严格卧床 24 小时。

(4)rt-PA 输注结束 24 小时后重复 CT/MR 检查。

(5)用药 45 分钟后检查口唇,判定有无血管源性水肿,如果发现血管源性水肿应立即停药,并给予抗组胺药物和糖皮质激素治疗。

4. 并发症处理

(1)静脉溶栓后,出血是溶栓治疗后最常见、最危险的并发症,所以医护人员一定要严密的观察患者出血的征象,比如:颅内、皮肤、黏膜、泌尿道、消化道、生殖道等有无出血现象。特别是要注意患者的意识、瞳孔和肢体活动的变化情况,一般每过 15~30 分钟就要观察一次。如果患者发生如下症状:①颅内压增高,这时会出现头痛、呕吐和视神经乳头水肿的“三主征”。②“两慢一高”,即:脉搏缓慢而洪大,呼吸慢且深,血压升高。③言语和肢体再次出现活动性障碍时,必须要警惕,因为有脑出血的可能。这时应该立即与医师取得联系,并尽快采取有效的处理措施。

(2)静脉溶栓后,有的患者还有可能会出现如头痛、呕吐以及肢体乏力再度加重的临床症状,需复查头颅CT是否颅内有出血。

(3)静脉溶栓后,再发性梗死征象:意识、言语和肌力等神经系统体征发生变化。如果出现恶化情况,除了要警惕颅内出血外,也要考虑是否再发梗死,这用CT即可鉴别。

(4)其他并发症:对症处理,比如:降颅压、抑酸、保护胃黏膜及抗感染等。

(二)急性缺血性卒中的动脉溶栓治疗

脑血管闭塞后,由于脑组织对缺血的耐受性较其他组织差,在短时间内即可发生不可逆性神经功能损伤。因此,必须在最短时间内(有效时间窗)开展治疗,以尽可能挽救缺血濒死组织。基于这一理论建立的脑梗死急性期介入治疗包括动脉内接触溶栓术、动脉内机械取栓术、动脉内机械碎栓术、超声动脉溶栓术、机械辅助的动脉溶栓术等。

1. 动脉溶栓的相对适应证

(1)年龄18~80岁。

(2)前循环患者不超过6小时,后循环不超过24小时。

(3)NIHSS评分4~24分。

(4)脑CT已排除颅内出血,且影像学检查提示组织无明显不可逆性改变。

(5)患者或家属签署知情同意书。

2. 动脉溶栓的相对禁忌证

(1)既往有颅内出血,包括可疑蛛网膜下腔出血。

(2)近3个月内有头颅外伤史。

(3)近3个月内有胃肠或泌尿系统出血。

(4)近2周内进行过大的外科手术。

(5)近1周内有在不易压迫止血部位的动脉穿刺。

(6)近3个月内有脑梗死或心肌梗死,但不包括陈旧性腔隙梗死而未遗留相关体征。

(7)严重心、肝、肾功能不全或严重糖尿病患者。

(8)体检发现有活动性出血或外伤(如骨折)的证据。

(9)已口服抗凝药,且INR>1.5。

(10)48小时内接受过肝素治疗(APTT超出正常范围)。

(11)血小板计数<100×10^9/L。

(12)血糖<2.7mmol/L。

(13)收缩压>180mmHg,或舒张压>100mmHg。

(14)妊娠。

(15)临床症状迅速好转。

(16)患者无法合作。

3. 动脉溶栓的围手术期处理和并发症防治 动脉溶栓 rt-PA 剂量一般为静脉溶栓的 1/3,一般不超过 22mg。在闭塞近端注射 1~2mg rt-PA,然后微导管越过闭塞处,在血栓远端注射 1~2mg rt-PA,再将微导管置入闭塞段,余量 rt-PA 通过微导管注射入闭塞段内,注射速度通常为 1mg/min,或采用脉冲注射的方法。动脉溶栓也可采用尿激酶,其最高剂量一般不超过 60 万 U。

动脉溶栓治疗后最常见的并发症就是颅内出血,怀疑颅内出血时,如患者病情许可,应尽快行头颅 CT 平扫检查。如证实存在颅内出血,应依据颅内出血的治疗原则进行处理,必要时请神经外科医师会诊,决定是否进行手术治疗。针对以上原因引起的颅内出血可以采取以下措施:

(1)控制术前、术中及术后的血压:溶栓前即应适当控制患者的血压,应将血压控制在 185/110mmHg 以内,并且在治疗过程中需密切监测血压,使血压保持在 185/95mmHg 以下。

(2)监测凝血指标:在溶栓过程中及术后也应密切监测患者的出、凝血时间等凝血指标,使其不超过正常值的 1.5~2.5 倍。

(3)对于溶栓药物的选择:目前临床上应用较为广泛的溶栓药物是 rt-PA 和尿激酶。在溶栓术后如果即可复查头颅 CT 会发现有相当的病例在梗死部位周围有高密度影,对于此类患者应注意鉴别是脑出血还是造影剂外渗。当不能鉴别是造影剂渗出还是出血时,应密切观察患者的病情,8~24 小时内及时复查头颅 CT,再根据影像学变化进行对症治疗。

无论是否实现血管再通,治疗完成后患者应进入重症监护病房或卒中单元进行规范化综合治疗。应密切观察患者生命体征及神经系统体征的变化,最初 3 小时内每 15 分钟观测 1 次生命体征,每半小时进行 1 次神经系统评估。一旦发现生命体征变化、神经系统新发阳性体征或原有症状加重,应进行相关检查,明确病因后进行相关治疗。一般术后 24 小时内不使用抗血小板聚集药物。如果是单纯使用机械辅助的方法实现再通的患者,在无禁忌证时可及早应用抗凝或抗血小板聚集药物。

二、血浆交换疗法

血浆交换疗法(plasma exchange,PE;plasmapheresis)是将患者血浆分离抽出,并同时补充健康人血浆、白蛋白和晶体溶液的一种治疗方法。应用此疗法抢救危重患者,取得了良好的效果,受到临床工作者的重视。

（一）血浆交换的基本原理

将患者全血抽出至体外分离，分离清除含致病物质（如抗原、抗体、免疫复合物或其他有害物质）的血浆，再将其他剩余血液成分回输给患者。该法把血浆中某些与发病有关的有害成分快速清除，从而使症状减轻或完全缓解，达到治疗的目的。PE本质上是一种对症治疗，因为它无法从来源上根本性消除致病物质，而且还取决于PE能否充分抗衡致病物质产生和进入血浆的速率。例如，PE迅速降低自身抗体水平，但这种迅速降低可能启动反馈机制（如致病的淋巴细胞克隆增生），使抗体水平反弹，从而使病情加重。因此，PE有时还需合用免疫抑制剂（如激素）或细胞毒类药物。

（二）治疗方法

1. 置换液目前多采用健康人新鲜冷冻血浆和20%人血白蛋白，为了维持血容量和体液渗透压平衡，输入适量的晶体溶液，如果没有出血倾向的患者，在血浆交换中更为安全。

2. 操作程序中一次体外循环血液的安全系数是按每千克体重70ml血液计算，每次循环抽出血液为血液量的10%～15%，基于中国人体质特点，偏向10%左右。用4%枸橼酸钠或ACD抗凝剂（枸橼酸钠、枸橼酸和葡萄糖）抗凝后，将患者血液抽入细胞分离机，进行细胞和血浆分离，随即将已被分离的血细胞回输给患者，按上述步骤反复5～10次，清除患者血浆1250～1500ml。

3. 交换间隔和治疗时间由于各种疾病的性质不同，症状轻重不一，血浆与发病机制有关的有害成分的多少也不相同，血浆交换后有害机制重新出现的速度各个患者也不相同。因此，对每次要替换多少血浆、多少时间替换一次、要替换血浆多少次，目前无统一规定。对急性药物中毒的患者，替换血浆1次，清除血浆1500～2000ml即可获得显著效果，吉兰-巴雷综合征一般3～5次，重症肌无力患者需要5～10次，最好1～2个月后巩固一次，以免发生抗体反跳。

（三）适应证和禁忌证

1. 适应证

（1）重症肌无力：对长期应用药物不能缓解的全身型重症肌无力、反复发作的肌无力危象，为缓解症状、创造条件接受胸腺瘤或胸腺增生的切除手术以及胸腺手术后发生危象的患者，均可获得比较肯定和快速的效果。特别是伴有胆碱能危象的肌无力患者，可同时清除致病的乙酰胆碱受体抗体（AChRab）和蓄积的胆碱酯酶抑制剂，所以效果更为满意。但需注意的是，重症肌无力患者行PE过程中有可能出现呼吸及吞咽困难加重，血氧饱和度下降，此时应立即肌内注射新斯的明并吸痰，必要时行气管插管、呼吸机辅助呼吸。

（2）急慢性吉兰-巴雷综合征：对应用激素等治疗后症状还继续加重，特别是出现呼吸肌麻痹的患者,及时应用血浆交换疗法,可以缩短危重阶段的病程,促进吞咽和呼吸功能的恢复。

(3)中枢神经系统急性炎症性脱髓鞘性疾病:应用激素等治疗后不能缓解症状的多发性硬化、视神经脊髓炎和急性播散性脑脊髓炎都可获效。Wrinshenker 等 1999 年的随机对照研究显示,PE 对于大剂量激素治疗无效的多发性硬化或其他中枢神经系统急性炎症性脱髓鞘性疾病有效,这提示 PE 应选择性用于大剂量激素治疗无效的重症患者。

(4)肌炎:如多发性肌炎、皮肌炎及包涵体肌炎等,不作为首选,证据尚不充分,可用于对激素及细胞毒性药物治疗无效的患者。

(5)Lambert-Eaton 综合征:多数由肿瘤引起,荟萃分析显示,PE 对 Lambert-Eaton 综合征患者肌无力症状的改善有效。

(6)多发性神经病:此类疾病多为体内产生了破坏神经轴索或髓鞘的抗体(如 anti-GM1-Ab)所导致,证据显示 PE 能迅速清除体内的相关抗体,使滴度下降,改善肌无力症状。

(7)其他:PE 对小舞蹈病治疗是有效的,但对于 POEMS 综合征、Rasmussen 脑炎、僵人综合征(stiff-man syndrome)的疗效尚不肯定,而对于 ALS、系统性淀粉样变性(systemic amyloidosis)治疗尚缺乏疗效。

(8)急性药物中毒:如镇静催眠药物中毒的昏迷,苯妥英钠或卡马西平中毒的眩晕、共济失调或昏迷。

2. 禁忌证　符合上述适应证的患者没有绝对的禁忌证,但要注意有心、肺、肾功能障碍以及血流动力学不稳定和严重感染的患者,必须采取相应措施纠正后再行 PE。

(四)不良反应和并发症

1. 枸橼酸中毒　血浆交换过程中,一般采用 ACD 抗凝剂或枸橼酸钠抗凝,去除 1000~1500ml 血浆需抗凝剂约 200ml,另外新鲜冷冻血浆中也有枸橼酸盐。枸橼酸盐与血液中钙结合,会引起低血钙症状。常伴有口周及肢体感觉异常、恶心、呕吐、震颤、胸闷、心动过速和手足抽搐等症状。因此,术前需要口服葡萄糖酸钙 2g,如果在术中发生上述不良反应,要立即静脉注射 10% 葡萄糖酸钙注射液 10ml。

2. 心血管系统并发症　短时间内抽血过多、过快,如果抽出量大于输出量,导致血容量减少,容易引起心血管并发症,常见的有低血压、心动过速和期前收缩,脑干缺血则会出现头晕、眩晕。如果输入过快,严重时可发生急性肺水肿和心力衰竭。为了避免发生心血管并发症,在换浆时要掌握抽血的速度,及时补充适当的有效循环血容量。考虑到我国人民体重一般较轻,特别是老年体弱患者,因此,体外循环量不宜过大,抽出与回输的速度不宜过快,操作时间不宜过长。一次体外循环的血液量不超过血液总量的 10%～15%。为了减少心血管并发症,控制在 10%左右。

3. 血液系统并发症　如果一次换浆量超过 4L,可使凝血酶原时间、部分凝血活酶时间延长,血小板计数降低 50%,但发生出血的并发症是少见的。在体外,如果抗凝剂与血液混合不均匀,可产生凝血块,患者血中抗凝血Ⅲ(AT-Ⅲ)的浓度可显著降低,以致血液呈高凝状态而出现血栓形成。

4. 过敏反应　新鲜冷冻血浆和其他替代液可引起轻重不同程度的过敏反应,因此,在输入血浆时,需同时应用适当的地塞米松,如果在换浆过程中发生过敏反应,可再静脉注射地塞米松和葡萄糖酸钙,非重症肌无力患者还可注射异丙嗪或氯苯那敏。

5. 感染　由于换浆或使用免疫抑制剂,可引起免疫球蛋白和补体减少。有报道,血浆交换疗法持续 5 天,免疫球蛋白和补体会减至正常人的 30%以下,持续 10 天则下降到正常人的 10%以下。因此,每次换浆至少要间隔 2 天以上。为防止免疫球蛋白及补体的减少,有学者主张补充丙种球蛋白,以预防发生严重感染并发症。

三、大剂量静脉滴注免疫球蛋白疗法

免疫球蛋白(immunoglobulin)指具有抗体活性的动物蛋白。主要存在于血浆中,也见于其他体液、组织和一些分泌液中。由两条相同的轻链和两条相同的重链所组成,是一类重要的免疫效应分子。由高等动物免疫系统淋巴细胞产生的蛋白质,经抗原的诱导可以转化为抗体。因结构不同可分为 IgG、IgA、IgM、IgD 和 IgE 5 种,多数为丙种球蛋白。可溶性免疫球蛋白存在于体液中,参与体液免疫。膜型免疫球蛋白是 B 淋巴细胞抗原受体。

近年来,国内外应用大剂量静脉滴注免疫球蛋白疗法(IVIG)治疗某些神经系统疾病,取得了比较好的效果,特别是对一些难治疗的自身免疫性疾病,本疗法又提供了一种新的治疗途径。

(一) 适应证

1. 吉兰-巴雷综合征、慢性炎症性脱髓鞘性多发性神经病、多灶性运动神经病等免疫性周围神经病。

2. 重症肌无力,对全身型和重症肌无力危象患者效果更好。

3. 结缔组织疾病的神经系统损害,包括系统性红斑狼疮、多发性肌炎和皮肌炎,不作为首选及单独治疗,常与激素联用。

4. 中枢神经系统脱髓鞘性疾病,常为二线治疗,对激素治疗无效的患者可能有效。

5. 副肿瘤性神经系统疾病及僵人综合征。

6. 癫痫,常用于儿童难治性癫痫(如 Rasmussen 脑炎)。

(二) 治疗机制

IVIG 治疗神经免疫性疾病的机制还不清楚,可能与免疫抑制和免疫调节双重作用有关。

1. 吉兰-巴雷综合征等免疫性周围神经病治疗机制

(1)通过增强 NK 细胞的非特异性效应和增强抑制性 T 细胞活性,产生免疫调节作用,从而降低病理性免疫反应。

(2)在抗独特型反应位点上发挥竞争性抑制抗髓鞘 IgM 抗体作用。

(3)大剂量免疫球蛋白固定补体,中和或封闭巨噬细胞膜上 Fc 段受体,抑制巨噬细胞在免疫发生过程中的活化调节作用。

(4)促进修复神经髓鞘功能。

2. 重症肌无力治疗机制

(1)在乙酰胆碱受体(AChR)的位点上竞争性取代 AChRab。

(2)阻止 Fc 受体阳性的炎症细胞附着在已经与运动终板都结合的 AChRab 上,从而减轻细胞毒作用。

(3)免疫球蛋白的 Fc 与 B 细胞的相应受体结合,抑制 B 细胞的克隆增生,从而减少 AChRab 合成。

(4)起到抗独特型抗体的作用。

(5)干扰补体的激活过程,从而阻止了 AChR 的破坏。

(6)加强 AChRab 的分解代谢或免疫消除作用,从而达到免疫抑制效果。

(7)非特异性增强抑制性 T 细胞的作用,从而间接抑制炎症因子的产生。

3. 对癫痫的抗痉挛作用机制

(1)大剂量免疫球蛋白对中枢神经系统有直接抗痉挛作用。

(2)抑制自身抗体的产生而起到抗痉挛作用。

(三) 用法用量

危急情况时,静脉滴注免疫球蛋白 0.4g/(kg · d),或成人每天 10~20g 静脉滴注,连用 5 天。以后可每次 5g,每天 1 次,连用 10 次。

(四) 不良反应

多与滴速过快有关,常见有头痛、恶心、心悸等反应,减慢或停止滴注后,通常无需特殊处理,即在 24 小时内自行恢复。其他不良反应有一过性急性肾衰竭、无菌性脑膜炎和血栓形成。过敏者和有 IgA 抗体的先天性 IgA 缺乏者禁用。

（五）临床应用情况

1. 吉兰-巴雷综合征、慢性炎症性脱髓鞘性多发性神经病、多灶性运动神经病等免疫性周围神经病　静脉滴注免疫球蛋白 0.4g/(kg·d)，连用 5 天，复发时重复应用，还可加用其他免疫抑制剂。国外大样本随机对照试验已证实此疗法治疗吉兰-巴雷综合征有效，IVIG 治疗慢性炎症性脱髓鞘性多发性神经病和多灶性运动神经病则有小样本随机对照试验显示有效。

2. 重症肌无力及 Lambert-Eaton 综合征　国外多个小样本随机对照试验显示 IVIG 治疗严重患者有效，但疗效持续时间较短，一般为数天至数周。此疗法主要应用于患者病情恶化或处于危象时，并不作为大多数重症肌无力患者的常规应用。另外，Bain 等（1996）小样本随机对照试验显示 IVIG 治疗 Lambert-Eaton 综合征有短期疗效。

3. 多发性肌炎和皮肌炎 小样本对照试验显示 IVIG 治疗皮肌炎有效，但缺乏大样本随机对照试验进一步证实。根据目前的经验，单独使用 IVIG 效果多不佳，应与皮质激素合用，并且多需间隔数周后重复应用以保持疗效。

4. 多发性硬化　急性发作期可选择静脉注射大剂量免疫球蛋白治疗，但疗效尚不明确。IVIG 用量为 0.4g/(kg·d)，连续用 5 天为 1 个疗程，五天后如果没有疗效，则不建议患者继续使用；如果有疗效且疗效显著时，可继续每周使用 1 天，连用 3~4 周。

5. 癫痫　不时有个案或小样本病案报道加用 IVIG 治疗各种难治性癫痫有效，如 West 综合征、Lennox-Gastsut 综合征，但尚无随机对照试验证实。学者一般认为，免疫球蛋白治疗癫痫可能是与中枢神经细胞呈特异性或非特异性的结合有关。而某些难治的癫痫，可能是一种自身免疫性疾病，免疫球蛋白可抑制其自身抗体生成，因而起到治疗作用。

四、缺血性脑血管病的介入治疗

目前引起患者死亡的三大主要原因有脑血管病、心血管病、恶性肿瘤，其中，脑血管病是致残率最高的疾病。2012 年，原卫生部调查结果显示，我国 40 岁以上的脑卒中人口超过 1000 万，并呈现年轻化趋势，其中，缺血性脑血管病约占 80%。缺血性脑血管病主要是由于脑供血动脉的狭窄所导致的血栓形成和栓子脱落引起的脑动脉栓塞与脑梗死，颅外段颈动脉狭窄是缺血性脑血管病的主要病因之一。据国内外报道，20%~30%的缺血性脑血管病的直接发病原因是颈动脉狭窄。因此，治疗颈动脉狭窄的主要目的之一是预防缺血性脑血管病的进一步发展即脑梗死的发生；其二是解除颈动脉狭窄所引起的一系列脑缺血症状。

1997 年首次实施颈动脉狭窄的球囊血管成形术。20 世纪 80 年代早期有球囊堵塞系统以减少栓塞并发症的报道。尽管在 1989 年首次在颈动脉中使用球囊扩张支架,但此类支架容易受外力压迫,术后 30 天,超过 10%的患者发生了主要不良事件。之后,自膨式 Wallstent 支架及更近的自膨式镍钛合金支架的使用解决了支架变形问题。随着颈动脉支架植入术(carotid artery stenting,CAS)设备和技术的改进与成熟,CAS 已成为替代颈动脉内膜剥脱术(carotid endarterectomy,CEA)的合理方法,尤其对于那些行 CEA 有高度危险的患者。

1. 适应证

(1)主要适应证:影像检查证实,颈动脉狭窄率达到 70%并伴有明确相关的症状和体征者;颈动脉狭窄率为 50%以上,且伴有明确的溃疡形成和(或)不稳定斑块者。

(2)次要适应证:无症状性单侧颈动脉狭窄,管腔狭窄率(直径)>80%者;无症状双侧颈动脉狭窄,狭窄直径均>70%者;无症状双侧颈动脉狭窄,狭窄直径在 50%~70%之间,但需要进行全麻的重大手术者,为预防发生术中脑缺血可在术前行单侧(优势侧)CAS。

(3)特殊适应证:影像检查证实,颈动脉完全闭塞,但闭塞段长度≤10mm,且远端流出道通畅并伴有明确相关的症状和体征者,在技术可行的情况下属特殊适应证。

根据最新 AHA/ASA 缺血性卒中二级预防指南(2014)中对症状性颅外颈动脉病变的治疗推荐意见:对于近期发生 TIA 或 6 个月内发生缺血性卒中合并同侧严重(70%~99%)颈动脉狭窄的患者,如果预计围手术期患病率和死亡率风险<6%,推荐进行 CEA(Ⅰ类,A 级证据);对于近期发生 TIA 或 6 个月内发生缺血性卒中合并同侧中度(50%~69%)颈动脉狭窄的患者,如果预计围手术期患病率和死亡率风险<6%,推荐进行 CEA,取决于患者特异因素,例如年龄、性别和并存疾病(Ⅰ类,B 级证据);当狭窄程度<50%时,无颈动脉再通指征(无论 CEA 或 CAS)(Ⅲ类,A 级证据);当 TIA 或卒中患者需要 CEA 时,如果无早期再通禁忌证,在 2 周内进行手术是合理的,而非延迟手术(Ⅱa 类,B 级证据);有症状患者,具有平均或较低的血管内操作并发症风险的,当颈内动脉腔直径狭窄程度非侵袭性影像检查为>70%或导管成像检查为>50%时,需要 CAS 作为 CEA 的替代方案(Ⅰ类,B 级证据);对于症状性严重狭窄(>70%)患者,当狭窄超出手术所能及、内科情况大大增加手术风险、或存在其他特殊情况,例如出现 CEA 后放射诱导的狭窄或再狭窄时,可以考虑进行 CAS(Ⅱb 类,B 级证据);当证实操作者的围操作期患病率和死亡率为 4%~6%,与其他 CEA 和 CAS 试验观察到的相似时,在上述情况下进行 CAS 是合理的(Ⅱa 类,B 级证据)。

2. 禁忌证

（1）严重的神经系统疾病，如病变侧脑功能完全丧失、瘫痪等。

（2）颈动脉完全闭塞，病变长度>10mm，伴有影像证实的血管内血栓和多段狭窄者。

（3）有出血倾向的同侧颅内动静脉畸形或动脉瘤，又不能提前或同时给予治疗者。

（4）3 个月内发生过颅内出血或 4 周内发生过大面积脑梗死者。

（5）严重心、肝、肾功能障碍，对比剂过敏等血管造影禁忌者。

3. 操作

（1）术前准备

1）明确诊断和制订治疗方案：术前必须进行影像学检查，准确评估颈动脉狭窄的病变性质、程度及病变范围，有条件者可行脑血流灌注成像，也需进行相关的临床实验室检查和神经系统体检。临床资料搜集完成后，由至少 1 名副主任医师组织术前讨论，以确认手术适应证和手术方案。

2）签订知情同意书：术前必须签署手术知情同意书。主要内容包括本手术的风险和可能的获益情况。要和患者及家属做好充分的谈话和沟通，尽可能回答他们提出的疑问。

3）患者准备：局部麻醉术前 6 小时、全身麻醉术前 12 小时禁饮食。腹股沟区备皮等同脑血管造影术前准备。术前应规范性给予抗血小板药物：术前口服肠溶阿司匹林每次 100mg，1 次/天，和（或）氯吡格雷每次 75mg，1 次/天，至少 3~5天。需急诊手术者，应在术前 6 小时将上述药物 3 天的总量一次性口服。除一般性术前准备外，必须建立有效的静脉通道。

4）器械准备：根据术前制定的手术方案，做好充分的器材准备。

（2）术中操作

1）消毒：刷手及穿刺部位消毒。

2）铺无菌单、穿手术衣、戴无菌手套。

3）造影准备：核对器械、材料及药品；建立足够的静脉通道；完成各种器械的术前准备（由器械护士完成）。

4）确定穿刺点及麻醉：在腹股沟韧带处触及股动脉搏动最强处后，穿刺点一般定于搏动最强点偏下方 1cm 处。2%利多卡因逐层浸润麻醉皮下组织、股动脉的两侧及上方。

5）股动脉穿刺。

6）建立动脉通道。

7）造影：全脑血管造影的起点是从主动脉弓开始。造影过程要包括完整的动脉期、实质期和静脉期。要动态、全面地观察各血管的起始情况、走行、变异，大脑前、中、后动脉的一级分支有无狭窄（需多角度投照，充分展示病变的长度、程度与周围血管的解剖关系、成角情况、前向血流情况），侧支代偿情况，Willis环的完整情况等。

8）介入治疗：动脉粥样硬化性颈动脉狭窄直接选择支架植入术，不推荐做单纯球囊扩张治疗。纤维肌肉结构不良（fibromuscular dysplasia，FMD）和大动脉炎引起的颈动脉狭窄首选球囊扩张成形术（PTA），扩张术中发生夹层等并发症时可植入支架治疗。动脉粥样硬化性颈动脉狭窄行支架植入术中推荐使用脑保护装置（EPD）。

9）支架植入后即刻检查：支架植入术后即刻进行颈动脉血管造影，观察颈动脉内是否有充盈缺损（栓子），确认没有后再回收EPD，并在体外进行冲洗，以确认是否捕捉到红白栓子。若造影发现颈动脉有栓子存在，应即刻采取导管取栓和药物溶栓治疗。确认栓子取出或溶解消失后，再取出EPD。

10）完成手术后检查：再次进行治疗侧颈动脉和颅内血管造影评价，达到形态学疗效满意和查体没有脑缺血等并发症则手术操作完成。

（3）注意事项

1）术中血压的控制：如患者基础血压不正常，在开通颈动脉狭窄前应给予适度降压。推荐收缩压降至正常或比基础血压降低20~30mmHg。

2）颈动脉窦压力反射的处理：在颈动脉狭窄球囊扩张和植入支架前，准备好阿托品1mg，一旦出现严重心率过缓（<40次/分）和血压降低（收缩压<90mmHg），可静脉推注阿托品0.5~1.0mg。若收缩压难以维持在90mmHg，可给予多巴胺类升压药物。将心率和血压控制在正常范围或收缩压低于正常20~30mmHg。术后要动态监测血压至少24小时，或至稳定为止。如出现心搏骤停或心率持续<40次/分，置入临时起搏器。

3）抗凝药物的使用：术前即刻静脉推注肝素50U/kg，术中持续经导引管加压灌注肝素等渗盐水[肝素量20U/(kg·h)，浓度2000U/L]。

4）球囊扩张：对于颈动脉近闭塞性狭窄，预计远端EPD通过有一定难度时可先行小球囊（直径2~3mm）预扩张后再放置EPD，或使用近端保护装置。对于重度狭窄（>70%），植入支架前推荐采用等大球囊（直径5~6mm）预扩张。

（4）并发症预防及处理

1）严重并发症

A. 脑梗死：脑梗死是CAS术中最主要的并发症，发生率在2%~5%。目前认为在术中使用EPD可以减少脑栓塞事件的发生概率。另外，术前和围手术期有效的抗栓治疗是公认的预防手段。术中一旦发生严重栓塞事件应立即进行动脉溶栓和取栓治疗。

B. 脑过度灌注损伤：脑过度灌注是指严重的颈动脉狭窄解除后，同侧脑血流量显著增加，从而导致脑水肿甚至颅内出血发生。有报道脑出血发生率在0.5%左右。围手术期有效的血压控制是预防过度灌注损伤的最有效手段，癫痫发作及颅内出血被认为是严重过度灌注损伤的表现，一旦出现，应立即停止抗凝治疗。严重者可考虑脑室引流或外科治疗。

C. 颈动脉并发症：血管痉挛多可自行恢复，也可采用血管扩张药物，如硝酸甘油、尼莫地平动脉推注可取得即刻疗效。颈动脉和颈动脉支架内急性血栓形成应在积极抗凝和溶栓治疗的基础上，考虑动脉导管取栓治疗。

D. 心血管系统并发症：主要表现为心动过缓、心搏骤停及低血压，是由于颈动脉球内感受器对机械压迫导致的迷走神经反射引起，常出现在颈动脉分叉部位的球囊扩张时，也可在支架置入后发生。球囊扩张和支架置入前要准备阿托品，一旦发生迷走反射立即静脉推注0.5~1.0mg，能有效防止心动过缓的发生。必要时使用临时起搏器。发生持续低血压时，可使用稳定血压药物，如多巴胺等。

2）一般并发症：如穿刺点损伤，局部血肿形成，对比剂过敏、对比剂肾病等。处理原则参照动脉血管造影等有关治疗方案。

（5）术后处置及随访

1）严密观察病情变化，心电、血压监护至少持续24小时，或监护至心电、血压平稳。

2）术后经静脉滴注肝素或皮下注射低分子肝素抗凝治疗至少24小时。

3）术后继续服用术前使用过的抗血小板药物（如阿司匹林和氯吡格雷等）治疗，持续至术后6~12个月。

4）随访：建议分别于术后第1、3、6和12个月定期对患者进行神经系统全面复查，并进行颈动脉彩色超声检查。当怀疑颈动脉支架后再狭窄时，同时进行CTA或直接行血管造影检查。1年后建议每6个月复查1次。

思考题：

1. 对比动、静脉溶栓治疗急性缺血性卒中适应证和禁忌证的异同。
2. 简述动脉溶栓的围手术期处理和并发症防治。
3. 简述血浆交换疗法的治疗方法。
4. 大剂量静脉滴注免疫球蛋白疗法的临床应用情况？
5. 简述介入治疗过程中药物的应用时机、并发症预防及术后处置。

第五节 针对特殊人群的药物选择与应用

学习要点：

1. 掌握特殊人群(肝功能不全患者、肾功能不全患者、儿童、老年人、妊娠和哺乳期妇女)的用药注意事项。

2. 熟悉特殊人群(肝功能不全患者、肾功能不全患者、儿童、老年人、妊娠和哺乳期妇女)的药动学特点。

3. 了解特殊人群(肝功能不全患者、肾功能不全患者、儿童、老年人、妊娠和哺乳期妇女)的药动学特点的成因。

一、肝功能不全患者

肝功能不全(hepatic insufficiency)是各种致病因素使肝实质细胞和库普弗(Kupffer)细胞发生严重损害,引起明显代谢、分泌、合成、生物转化和免疫功能障碍,机体发生水肿、黄疸、出血、感染、肾功能障碍及肝性脑病等症状的临床综合征。

(一)肝功能不全患者的药动学特点

1. 吸收 有些药物的首关效应大,如普萘洛尔的口服吸收率为90%,但首关消除达60%~70%,其生物利用度为30%。当肝功能不全时,首关效应会降低,药物通过肝脏代谢受阻,从而增加了它们的生物利用度,血浆中的药物浓度升高。

2. 分布 肝胆疾病可以引起血浆蛋白结合率的改变。当肝功能不全时,肝脏制造清蛋白的能力下降,造成结合型药物减少,游离型药物含量增多,易出现不良反应。

3. 代谢 一般认为,急性肝功能不全主要影响肝药酶活性,慢性肝功能不全可能对肝血流及肝药酶活性均产生影响。

肝药酶绝对量的减少会导致患者体内药物的血浆消除半衰期显著延长。一些药物的首关效应会降低,血药浓度可能会升高。由于药物代谢的结果是不同的,因此,肝对药物代谢的影响有可能增加药物毒性,也有可能降低药物疗效。

肝血流量的减少可以直接影响药物的肝清除率。肝功能障碍时易被肝摄取并代谢的药物,清除率减少约50%,血浆半衰期明显延长。

4. 排泄 肝的胆汁排泄是肾外排泄中最主要的途径,某些药物及其代谢产物可以迅速地经过主动转运系统从胆汁排出。当肝功能不全时,由于进入肝细胞的药物减少,或由于肝细胞储存或代谢药物的功能降低,还可能由于从肝细胞到胆汁的主动转运过程发生障碍,都会部分地或完全地阻断某些药物从胆汁排泄,造成药物蓄积,导致药物的不良反应发生。

（二）肝功能不全患者用药的注意事项

1. 合理选药，熟悉所选药物对肝脏的毒性，以免加重患者肝脏负担。
2. 定期检查肝功能，以便决定用药时间的长短，及时调整治疗方案。
3. 注意药物相互作用，特别应避免肝毒性药物合用。
4. 肝功能不全而肾功能正常的患者可选用对肝毒性小，可通过肾脏排泄的药物。
5. 初始用药宜小剂量，必要时进行血药浓度监测，实施个体化给药方案。

二、肾功能不全患者

肾功能不全(renal insufficiency)是由多种原因引起的，肾小球严重破坏，使身体在排泄代谢废物和调节水电解质、酸碱平衡等方面出现紊乱的临床综合征。当肾功能不全时，药物及其代谢产物的药理效应强度和持续时间将随之改变。因此，重视肾功能不全时临床用药的调整，最大限度地保证药物的治疗效果和减少不良反应的发生具有重要意义。

（一）肾功能不全患者的药动学特点

1. 吸收　肾功能不全时，药物的吸收虽未受到直接的影响，但由于水、电解质平衡失调可影响给药部位的血液灌注，有可能减少药物的吸收速率，从而影响药物的峰浓度。

2. 分布　肾功能不全会引起酸中毒，导致酸碱平衡发生变化，进而影响药物解离型的比例，间接地影响药物的分布。

肾功能不全时，由于血清蛋白浓度下降，药物与血浆蛋白的结合力也下降，所以会导致游离型药物增加，产生中毒症状。然而，并非肾功能不全患者一定会出现药物及其代谢产物的积累，因为它可能通过胆道排泄。

3. 代谢　疾病状态对药物代谢的影响应受到重视。疾病状态下人肝细胞色素P450活性和基因表达可有显著性改变，多数情况下呈下调状态，能引起药物清除减慢和不良反应的发生，少数情况下呈上调状态。

4. 排泄　肾功能不全时，药物的肾排泄速率减慢或者清除量降低，主要经肾排泄的药物及其活性代谢产物易在体内蓄积，致使药物的血浆半衰期延长，药效提高，甚至发生毒性反应。

（二）肾功能不全患者用药的注意事项

1. 明确诊断，合理选药。
2. 避免或减少使用对肾脏毒性大的药物。
3. 注意药物相互作用，特别避免与有肾毒性的药物合用。
4. 肾功能不全而肝功能正常者可选用具有双通道排泄的药物。
5. 必要时进行血药浓度监测，设计个体化给药方案。

6. 定期检查肾功能，依据肾小球滤过率，肌酐清除率及时调整治疗方案和药物剂量。

三、儿童患者

儿童是人生的基础阶段，它包括新生儿期、婴儿期、幼儿期、学龄前期、学龄期、青春期（也称少年期）等生长阶段。儿童时期的特点是全身组织和器官逐步成长，体格和神经系统均在不断发育，遗传性先天疾患最为多见，感染性及其他后天性疾病容易发生，因此，儿童用药机会较多，用药特点也与成人有异，大多数药物的药动学和药效学在儿童各年龄组中有较大差异，与成人差异更为显著。

（一）儿童药动学的特点

1. 吸收　由于新生儿和婴幼儿的胃排空时间长，肠蠕动也不规则，又因其肠黏膜通透性较强，故对药物的吸收增多。新生儿皮下脂肪少，皮下注射给药吸收不良，故不适用。婴幼儿肌肉未充分发育，会影响药物的吸收，故应以静脉给药途径为首选。

2. 分布

（1）血脑屏障发育未全：新生儿血脑屏障发育不完善，使多种药物容易穿过血脑屏障，作用增强。另外，儿童的各种病理状况也可影响血脑屏障功能，使药物较易进入脑组织。

（2）机体构成变化：新生儿和婴幼儿体液含量大，脂肪含量低而影响药物分布。体液含量大使水溶性药物的分布容积增大，峰浓度降低，消除减慢，作用时间延长，而脂肪含量低则使脂溶性药物的分布容积降低，血浆中药物浓度升高，易产生毒性反应。

（3）血浆蛋白结合率低：新生儿和婴幼儿血浆蛋白浓度低，蛋白与药物的亲和力也低，加上血浆中胆红素等物质的竞争性抑制和血 pH 较低等因素的影响，这些都会导致新生儿和婴幼儿的血浆蛋白结合率低，使血浆及组织中游离型药物浓度升高，作用增强，甚至引发中毒。

3. 代谢　新生儿肝微粒体酶和葡萄糖醛酸转移酶的不足，使药物在新生儿体内代谢率低，半衰期延长，若不调整剂量，可造成药物蓄积中毒。

4. 排泄　由于新生儿的肾功能发育不全，肾小球滤过率为成人的 20%～40%，肾小管分泌和重吸收的作用也较成人低，所以降低了药物的肾脏清除率，导致药物的排泄减少，具有药理作用的代谢物易在体内蓄积。

（二）儿童用药的注意事项

1. 明确诊断，合理选择药物，避免不良反应。

2. 儿童给药剂量进行仔细的计算。

3. 根据患儿不同的病情采用不同的给药途径。

4. 必要时应进行血药浓度监测，达到个体化用药。
5. 提高儿童用药的依从性，确保药物的有效治疗作用。

四、老年患者

老年人一般系指年龄超过65岁的人。随着人类社会经济、科技和医疗卫生事业的发展，我国人口的平均寿命已由新中国成立前的35岁延长至现在的70岁。老年人占总人口的比例不断增加，人口老龄化成为当今社会的重要问题，老年人用药也日益受到重视。

（一）老年人药动学的特点

1. 吸收　老年人胃酸分泌减少、胃液的pH升高、胃排空速度减慢（肠蠕动也相对减慢）、小肠吸收面积减少、肠道及肝血流量减少均可影响口服药物的吸收。其中，胃酸分泌减少、胃液的pH升高对弱酸性药物的影响较大，使其排泄加快，血药浓度降低而影响其功效。

尽管影响药物口服吸收的因素很多，但对大多数通过肠道被动转运吸收的药物影响不大，而对通过主动转运吸收的药物则吸收量明显减少。

2. 分布　老年人对药物分布的影响主要是通过机体成分的变化和与血浆蛋白结合能力的改变。

随着年龄的增长，老年人的体内脂肪增加，非脂肪组织逐渐减少，这样导致了各种药物因在机体脂肪和水中溶解度的不同而影响其组织分布的差异性。因此，老年人服用水溶性药物后分布容积较小，血药浓度较高。相反，脂溶性较大的药物在老年人组织中分布较多。

老年人血浆白蛋白减少，因而使与蛋白结合率高的药物游离型增加，表观分布容积增加，药物作用增强，甚至可出现毒性反应。

3. 代谢　肝脏是药物代谢的主要场所，肝脏的变化可对某些经肝代谢的药物产生影响。老年人体内肝脏的主要变化有：①重量减轻；②功能性肝细胞数量减少，肝合成蛋白质的能力降低，肝微粒体药物代谢酶的活性降低；③肝脏血流量减少，肝容积缩小，这些都可以导致一些药物的代谢和清除减慢，半衰期延长，可产生蓄积中毒，引起药物不良反应。由于老年人的肝脏血流量低，肠道的血流量也减少，所以老年人使用具有首关效应的药物时，应调整用量及给药间隔，否则可发生药物不良反应。

老年人药物的肝代谢较为复杂，很多因素（如营养不良、环境因素、病理状态、遗风易俗、联合用药等）都可以影响肝代谢，有些药物在肝内受多种酶系统代谢而产生不同的影响。

4. 排泄　大多数药物以原形及代谢物的形式由肾脏排出体外。老年人肾血流量减少,肾小球滤过率下降,肾脏对药物的排泄能力下降,这些因素致使药物血药浓度升高或减缓药物的机体消除。因此,随着年龄增加,即使无肾疾病,主要经肾排泄的药物排除也逐渐减少,肾清除率降低,半衰期延长。故老年人应用肾排泄药物时,必须相应减少用量或延长给药间隔。

(二)老年人用药的注意事项

1. 明确诊断,合理选择药物。
2. 恰当选择药物及剂型。
3. 给药方案应个体化,必要时应进行血药浓度监测。
4. 严重反应暂时停药,间隔一段时间再用小剂量给药。
5. 恰当联合用药,减少和控制应用滋补药。
6. 疗程不易过长,长期用药应定期随访。

五、妊娠和哺乳期妇女

妊娠和哺乳期妇女不仅由于自身生理和生化功能的改变使药物的吸收、分布和消除发生变化,而且某些药物对胎儿和新生儿也产生一定的影响。因此,为保证对胚胎、胎儿、新生儿无损害而又对妊娠与哺乳期妇女所患疾病有效,应该正确选择药物,并且适时适量地用药。

(一)妊娠和哺乳期妇女药动学的特点

1. 母体药动学的特点

(1)吸收:妊娠期妇女胃酸分泌减少,胃排空时间延长,肠蠕动减弱减慢,口服药物吸收峰值常偏低。另外,妊娠早期,呕吐频繁的孕妇其口服药物的效果更受影响。

(2)分布:妊娠期妇女血容量明显扩张,血浆流量增加35%~50%,血液稀释,心排出量增加,故妊娠期妇女的药物分布容积明显增加。

(3)代谢:妊娠期妇女肝血流量的变化可能不大,但是肝微粒体酶活性却有较大的改变。妊娠期由于高雌激素水平的影响,使胆汁淤积,药物排出减慢,从而肝清除速度减慢。

(4)排泄:妊娠期妇女肾血流量几乎增加一倍,肾小球滤过率增加约50%,肾的排出过程可能加快,尤其是那些主要经肾排出的药物,也会导致血药浓度降低,药物半衰期可能会缩短。

2. 胎盘药动学的特点

(1)胎盘的药物转运:多数药物都能穿透胎盘屏障到达胎儿循环。胎盘具有生物膜的一般特征,通过单纯扩散、易化扩散、主动运输和特殊转运四种方式将药物输送至胎儿。一般来说,小分子药物比大分子药物扩散速度快。多数相对分子量为250~500的药物容易通过胎盘,相对分子量为700~1000的药物很少能穿过胎盘。

药物与血浆蛋白结合率的高低与通过胎盘的量成反比,药物与血浆蛋白结合后分子质量变大,不容易通过胎盘。

胎盘血流量的改变也会明显地影响药物经胎盘的转运。比如说,一些患有全身性疾病(包括合并先兆子痫、糖尿病等)的孕妇,胎盘可能发生病理组织变化,使胎盘的转运及渗透减少。脐带受压迫、孕妇体位不当等,也可引起胎盘的血流量改变,使药物的转运速度减慢。

(2)胎盘对药物的生物转化:胎盘有众多酶系统,具有生物合成和降解药物的功能。有些药物经过胎盘代谢后活性降低,有些药物则活性增加甚至产生胎儿毒性。

3. 胎儿药动学的特点

(1)吸收:大多数药物能够经胎盘进入胎儿体内,脂溶性大、解离度低、蛋白结合率低的药物更易经胎盘转运进入胎儿体内,还可以通过胎儿吞噬羊水,自胃肠道重吸收少量部分代谢产物,进入胎儿血循环。

(2)分布:胎儿肝、脑等器官体积相对较大,血流量多,60%~80%的血流进入肝脏,故肝内药物分布量较其他器官多。由于胎儿的血脑屏障较差,药物较易进入中枢神经系统。

(3)代谢:妊娠早期胎儿肝中缺乏催化药物结合反应的酶,特别是葡糖醛酸转移酶,故对一些药物解毒能力差,易达到中毒浓度。

(4)排泄:药物的代谢产物具有极性大,脂溶性低的特点,使得其不易通过胎盘屏障,致使代谢产物在胎儿体内蓄积,引起毒性反应。

(二)妊娠和哺乳期妇女用药的注意事项

1. 妊娠期妇女的合理用药

(1)尽量减少和避免药物引起胎儿不良反应。

(2)注意孕妇用药的有效性和安全性。

(3)给药方案应个体化,必要时应进行血药浓度监测。

2. 哺乳期妇女的合理用药

(1)必须了解药物经乳汁的排出情况。

(2)明确掌握药物对母乳喂养儿的影响。

思考题:

1. 肝功能不全患者用药时应该注意的事项是什么?

2. 肾功能不全患者的药动学特点是什么?用药时应该注意的事项是什么?

3. 老年人的药动学特点是什么？选择药物时应重点考虑哪些注意事项？

4. 妊娠期妇女使用药物的危害主要有哪些？必须使用药物时需兼顾哪些方面？

【推荐参阅指南/书籍】

1. 国家卫生计生委脑卒中防治工程委员会.中国急性缺血性脑卒中静脉溶栓指导规范(2016).
2. 美国AHA/ASA致医疗卫生专业人员的声明:急性缺血性卒中静脉应用阿替普酶纳入及排除标准的科学声明(2015).
3. 中国颅内静脉系统血栓形成诊断和治疗指南(2015).
4. 中国缺血性脑卒中风险评估量表使用专家共识(2016).
5. 中国缺血性脑血管病血管内介入诊疗指南(2015).
6. AHA/ASA指南:急性缺血性卒中患者早期血管内治疗(2015更新版).
7. 姜远英,文爱东.临床药物治疗学.第4版.北京:人民卫生出版社.2016.
8. 蒋学华.临床药动学.第1版.北京:高等教育出版社,2007.

【参考文献】

[1] 万雪红,卢雪峰.诊断学.第8版.北京:人民卫生出版社,2016:382-283.

[2] 吴江.神经病学.第3版.北京:人民卫生出版社,2015:55-110.

[3] 中华医学会.临床诊疗指南·神经病学分册.北京:人民卫生出版社,2006.

[4] 郑文芝.临床基础检验学.北京:人民军医出版社,2006:345.

[5] Langley CA, Belcher D. Applied Pharmaceutical Practice. London: Chicago Pharmaceutical Press, 2009.

[6] Galt KA. Developing clinical practice skills for pharmacists, 2007.

[7] Galt KA. Developing Clinical Practice Skills for Pharmacists. Bangkok: iGroup Press, 2006: 143-155.

[8] 印晓星.治疗药物监测.北京:人民军医出版社,2011:93.

[9] Ikeda H, Takahashi Y, Yamazaki E, et al. HLA class I markers in Japanese patients with carbamazepine-induced cutaneous adverse reactions. Epilepsia, 2010, 51(2): 297-300.

[10] Liao WP, Shi YW, Min FL. HLA-B*1502 screening and toxic effects of Carbamazepine. N Engl J Med, 2011, 365(7): 672-673.

[11] 田雪梅,马田甜,王彦娥,等.HLA基因多态性与严重药品不良反应相关性研究进展.中国新药与临床杂志,2016,35(7):458-463.

[12] 陆彬.药物新剂型与新技术.第2版.北京:人民卫生出版社,2005.

[13] 中华医学会神经病学分会脑血管病学组卒中诊治指南编写组.中国颅内静脉系统血栓形成诊断和治疗指南.中华神经科杂志,2012,45(11):818-823.

[14] 重组组织型纤溶酶原激活剂治疗缺血性卒中共识专家组.重组组织型纤溶酶原激活剂

静脉溶栓治疗缺血性卒中中国专家共识(2012 版).中华内科杂志,2012,51(12):1006.
[15] 国家卫生计生委脑卒中防治工程委员会.中国急性缺血性脑卒中静脉溶栓指导规范. 2016-05.
[16] 刘艳艳.动脉溶栓的常见并发症及处理.临床医学,2013,33(9):117-119.
[17] Urrutia VC, Wityk RJ. Blood pressure management in acute stroke. Neurol Clin, 2008, 26(2):565-583.
[18] 赵星辉,贺茂林.动脉溶栓后造影剂渗出的诊断和治疗研究.山东医药,2010,50(28):97-98.
[19] Mary Anne Koda-Kimble, Lloyd Yee Young, Wayne A.Kradjan 等,临床药物治疗学·神经疾病.王秀兰,张健,张淑文等译.北京:人民卫生出版社,2007.
[20] 中华医学会神经病学分会神经肌肉病学组,中华医学会神经病学分会肌电图及临床神经电生理学组,中华医学会神经病学分会神经免疫学组.中国吉兰-巴雷综合征诊治指南.中华神经科杂志,2010,43(8):583-586.
[21] 中华医学会神经病学分会神经肌肉病学组,中华医学会神经病学分会肌电图及临床神经电生理学组,中华医学会神经病学分会神经免疫学组.中国慢性炎性脱髓鞘性多发性神经根神经病诊疗指南.中华神经科杂志,2010,43(8):586.
[22] 戈德曼.西氏内科学·神经系统疾病.第 21 版.第 8 分册.王贤才译.西安:世界图书出版西安公司,2002.
[23] 黄齐慧,薛建文,黄文珍,等.肝功能不全患者的药学监护研究.现代医院,2013,10(13):46-48.
[24] 许景峰,黄祥.实用临床药学.北京:人民军医出版社,2008:107-109.
[25] 陈海平.肾功能不全对药动学的影响及临床用药原则.药物不良反应杂志,2005,4:267-271.
[26] 黄原原,张浩,易斌,等.慢性肾功能不全对药动学影响研究进展.中国临床药理学与治疗学,2012,17(6):715-720.
[27] 宋保法,梁翠红.儿童生理及药代动力学特点.中国药业,1998,7(12):41.
[28] 蒋学华.临床药动学.北京:高等教育出版社,2007:143-146.
[29] 刘莉,黄洁,章冉冉,等.儿科人群的药代动力学研究.中国临床药理学杂志,2014,30(3):238-241.
[30] 屈统友.老年人药代动力学特征与合理用药.实用药物与临床,2006,9(4):248-249.
[31] 黄洁,万茜,华烨,等.老年人药代动力学研究进展.中国临床药理学杂志,2014,30(4):277-280.
[32] 易洁梅,曾毅,谢伟乾,等.妊娠妇女用药安全性研究进展.实用药物与临床,2008,11(4):249-252.
[33] 马玉燕,马丽娟,高凌雪.妊娠及哺乳期药物代谢特点.中国实用妇科与产科杂志,2008,24(6):462-464.
[34] 蒋学华.临床药动学.北京:高等教育出版社,2007:164.

第三章

神经系统常见疾病实践技能

第一节　脑血管疾病

学习要求：

1. 掌握脑血管病（短暂性脑缺血发作、脑血栓形成、脑栓塞、脑出血）的不同治疗原则、相关的治疗策略及监护要点。

2. 熟悉脑血管病（短暂性脑缺血发作、脑血栓形成、脑栓塞、脑出血）的病因及发病机制、临床表现。

3. 了解脑血管病（短暂性脑缺血发作、脑血栓形成、脑栓塞、脑出血）的诊断要点。

脑血管疾病（cerebrovascular disease，CVD）是指各种原因导致的脑血管性疾病的总称，卒中为脑血管病的主要临床表现类型，包括缺血性卒中和出血性卒中，以突然发病、迅速出现局限性或弥散性脑功能缺损为共同临床特征，为一组器质性脑损伤导致的脑血管病。

脑血管疾病是危害中老年身体健康和生命的主要疾病之一。本病高发生率、高死亡率、高致残率给社会、家庭带来沉重的负担和痛苦。流行病学研究表明，脑血管疾病的危险因素可分为可干预性的危险因素和不可干预性的危险因素，可干预性的危险因素是一级预防的主要针对目标，包括高血压、心脏病、糖尿病、血脂异常、高同型半胱氨酸血症、吸烟、酗酒、肥胖、无症状性颈动脉狭窄、口服避孕药、肺炎衣原体感染、情绪应激和抗凝治疗等，其中控制高血压是预防脑血管疾病发生的最重要的环节。不可干预的危险因素包括年龄、性别、种族和遗传因素等。脑血管疾病的预防分为一级预防和二级预防。

一级预防指发病前的预防，即通过早期改变不健康的生活方式，积极主动地控制各种危险因素，从而达到使脑血管疾病不发生或者推迟发生的目的。包括防治高血压、心脏病、高同型半胱氨酸血症、糖尿病和血脂异常，治疗颈动脉狭窄、降低纤维蛋白原水平、戒烟、戒酒、控制体重、适度的体育活动和合理膳食。二级预防是针对发生过一次或多次脑血管病的患者，通过寻找发生的原因，纠正所有可干预的危险因素，达到降低复发危险性的目的。包括病因预防（治疗高血压、心房纤颤和糖尿病等）、服用抗血小板聚集药物、戒烟戒酒、合理膳食（食用低能量，低脂肪，富含优质蛋白质、碳水化合物、维生素和微量元素的食物、新鲜蔬菜和水果），适当运动，以及定期体检，增加对用药的依从性。脑血管病的治疗应以循证医学的证据为基础，但目前临床上采用许多脑血管病的治疗方法尚缺少足够的循证医学证据。临床药师、临床医师应重视临床指南的指导作用，将个人经验与循证医学证据相结合，为患者制定安全、有效、合理、经济的个体化给药方案。

一、短暂性脑缺血发作

短暂性脑缺血发作（transient ischemic attack，TIA）是局部脑或视网膜缺血引起的短暂性神经功能缺损，典型的临床症状持续不超过 1 小时，最长不超过 24 小时，且在影像学上无急性脑梗死的证据。凡神经影像学检查有神经功能缺损对应的明确的病灶者不宜称为 TIA。TIA 患者处于发生脑梗死、心肌梗死和其他血管意外的高度危险中，应予积极处理，以减少发生脑梗死的概率。于 TIA 后发生脑梗死的概率很高，发作后第 1 个月为 4%~8%，第 1 年为 12%~13%，5 年内为 24%~29%。频发性 TIA 的定义为 24 小时内发作 2 次或 2 次以上者，应予急诊处理。本病可自行缓解，治疗着重于预防复发。

（一）病因和发病机制

发病机制有多种学说：

1. 血流动力学改变　基本病因可能是由多种原因（颈内动脉系统或椎-基底动脉系统的动脉严重狭窄），导致血压急剧波动，出现血压下降导致原来靠侧支循环维持的脑区发生一过性缺血。此类型 TIA 临床发作频率较高，每天或每周可有数次发作，发作持续时间多不超过 10 分钟。

2. 微栓子形成　微栓子主要来源于动脉粥样硬化的不稳定斑块或附壁血栓的破碎脱落，心源性栓子等，其进入脑中形成微栓塞，导致阻塞的小动脉供血区域脑组织缺血，当栓子破碎或溶解移向远端时，血流恢复，症状迅速改善。此类型 TIA 临床发作频率不高，发作持续时间就较长，可达 10 分钟至 2 小时，如果持续时间超过 30 分钟，提示微栓子较大，可能来源于心脏。

3. 其他原因　如锁骨下动脉盗血综合征，各种原因引起的严重贫血或高凝状态等也可以引起 TIA 发作。

（二）临床表现

TIA 的临床表现随受累的血管不同而表现不同。

1. 好发于中老年人，男性多于女性，患者多伴有高血压、动脉粥样硬化、糖尿病或高血脂等脑血管病危险因素。发病突然，历时短暂。局灶性脑或视网膜功能障碍，出现短暂的单眼失明症状（颈内动脉分支眼动脉缺血），恢复完全，不留后遗症。TIA 常反复发作，每次发作表现相似。

2. 颈动脉系统 TIA　临床表现与受累血管分布有关。一侧肢体或单肢的发作性轻瘫最常见，通常以上肢和面部较重。主侧半球的颈动脉系统缺血可表现为失语、偏瘫、偏身感觉障碍和偏盲。

3. 椎-基底动脉系统 TIA　常见症状有眩晕、平衡障碍、复视和眼球运动异常、构音障碍、吞咽困难、交叉性或双侧肢体瘫痪，或感觉障碍、皮质性盲和视野缺损。椎-基底动脉系统 TIA 很少孤立出现眩晕、耳鸣、晕厥、头痛等症状，往往合并其他脑干或大脑后动脉供血区缺血的症状。

（三）诊断和鉴别诊断

1. 诊断　TIA 患者就医时多发作已过，因此，诊断只能依靠病史，同时对患者进行神经影像学检查，以避免其他导致短暂性神经功能缺损的非血液循环障碍性疾病的发生。影像学检查如无急性梗死证据，在排除其他疾病后，可以诊断 TIA。临床上常用 ABCD 评分系统对 TIA 危险进行评价，以预测 TIA 患者短期卒中的风险。PWI/DWI、CTP 和 SPECT 有助于 TIA 的诊断。

2. 鉴别诊断　需与可导致短暂性神经功能障碍发作的疾病相鉴别。如癫痫的部分性发作、梅尼埃病、晕厥、偏头痛等疾病。

（四）治疗原则

1. 积极地消除病因、减少和预防复发、保护脑功能。

2. TIA 和脑梗死是缺血性脑损伤这一动态过程的不同阶段。TIA 发病后 2~7 天内为卒中的高风险期，对患者进行紧急评估与干预可以减少卒中的发生。常用的 TIA 危险分层工具为 $ABCD^2$ 评分，见表 3-3-1。

表 3-3-1　TIA 的 $ABCD^2$ 评分

	TIA 的临床特征	得分
年龄（A）	>60 岁	1
血压（B）	收缩压>140 或舒张压>90mmHg	1
临床症状（C）	单侧无力	2
	不伴无力的言语障碍	1
症状持续时间（D）	>60 分钟	2
	10~59 分钟	1
糖尿病（D）	有	1

3. 对于有明确病因的患者应尽可能地针对病因治疗，如高血压患者应控制高血压（脑低灌注引起者除外），糖尿病伴高血压患者的血压宜控制在更低水平，有效地控制糖尿病、高脂血症、血液系统疾病和心律失常等均很重要。

4. 对颈动脉有明显动脉粥样硬化斑、狭窄>70%或血栓形成，影响脑内供血并有反复 TIA 者，经血小板聚集治疗或抗凝治疗不佳，或病情有加重趋势者，可选择血管内介入术、颈动脉内膜剥离术或颅内外动脉吻合术治疗等。

（五）治疗策略

1. 抗血小板治疗　非心源性栓塞性 TIA 推荐抗血小板治疗，减少 TIA 复发。一般使用阿司匹林（50~325mg/d）单药治疗，氯吡格雷（75mg/d）单药治疗，小剂量阿司匹林和缓释的双嘧达莫（分别为 25mg 和 200mg、每日 2 次）均是初始治疗的可选方案。无溃疡病或出血性疾病者常用阿司匹林治疗，剂量有争论，国际上多数推荐使用剂量为 325mg/d，国内多数认为较小剂量为宜。如患者不宜使用阿司匹林或使用阿司匹林效果不佳者，亦可用盐酸噻氯吡啶。使用盐酸噻氯吡啶时，应定期检测血常规。奥扎格雷是静脉抗血小板药物，目前缺乏大规模临床观察，疗效尚不确定。

2 抗凝治疗　目前尚无有利临床试验证据支持抗凝治疗作为 TIA 的常规治疗。但临床伴有房颤，频繁发作的 TIA 患者可以考虑应用。

3. 对于高纤维蛋白原血症的 TIA 患者，可选用降纤酶治疗。

4. 钙拮抗剂治疗　可阻止细胞内钙超载，防止动脉痉挛，扩张血管。尼莫地平 20~40mg，每日 3 次或氟桂利嗪（更有利于椎-基底动脉系统的症状改善）5mg，每晚一次。

5. 脑血管扩张剂及扩容剂治疗　国际上未推荐使用此类药物，国内使用较普遍。如可使用口服血管扩张剂，亦可用倍他司汀 20mg 加入 5%葡萄糖溶液 500ml 中静脉滴注。

6. 控制血压以降低脑卒中和其他血管事件复发风险。参考基础血压、平时用药、可耐受性的情况下，TIA 患者在发病数日内血压控制在≤140/90mmHg，建议选用单药或联合用药进行抗高血压治疗。

7. 对于有明确的粥样硬化病因以及伴或不伴其他动脉粥样硬化性心血管病但 LDL-C≥100mg/dl 的 TIA 患者，为降低卒中和心血管事件风险，推荐尽早启动他汀类强化治疗。

8. 糖尿病血糖控制的靶目标为糖化血红蛋白<6.5%。糖尿病患者血压控制目标为<140/90mmHg，患者较年轻、伴蛋白尿，除高血压与糖尿病外尚存在一项或多项其他心血管病危险因素的患者，可考虑将血压控制在<130/80mmHg。糖尿病合并高血压时，降压方案应包括血管紧张素转化酶抑制剂或血管紧张素

Ⅱ受体拮抗剂。

（六）监护要点

1. 控制高血压危险因素，对于既往未接受降压治疗的TIA患者，及时监测血压变化，必要时启动降压治疗。降压药物种类和剂量的选择以及降压目标值应个体化。

2. TIA患者发病后均应监测空腹血糖、糖化血红蛋白。对于糖尿病或糖尿病前期患者药师要进行生活方式和药物干预，降糖方案应充分考虑患者的临床特点，警惕低血糖带来的危害。

3. 患者长期应用抗血小板聚集药物应定期检测血细胞比容、凝血指标、肝功能。

4. 服用抗血小板聚集药物时如出现胃肠道出血或溃疡、皮疹或过敏反应其他症状时应停药。

5. 如服用氯吡格雷时不推荐同时使用华法林。奥扎格雷避免与含钙输液（林格溶液等）混合使用，以免出现白色混浊。

6. 他汀类（阿托伐他汀、辛伐他汀、洛伐他汀）与主要经CYP450 3A4代谢的药物相互作用，与CYP450 3A4抑制剂联合应用时可增加不良反应的发生风险，如与环孢素、大环内酯类抗生素、胺碘酮、华法林、利福平合用时，发生肌病的危险性增加，需监护药物相互作用。

7. 他汀类药物的肝脏毒性和肌肉毒性临床报道较多，在用药过程中需检测肝功能、肌酸磷酸激酶等相关指标。出现指标异常或相应的临床表现，应及时减药或停药。老年人或合并重要脏器功能不全的患者，初始剂量不宜过大。

二、脑血栓形成

脑血栓形成（cerebral thrombosis）是指在颅内、外脑动脉管壁上发生病理改变的基础上，由于血流缓慢、血液成分异常或血液黏度增加等情况的作用下所形成的血栓，导致血管发生闭塞的一种脑血管病。

（一）病因和发病机制

1. 动脉粥样硬化　主要发生在管径500μm以上的动脉，其斑块导致管腔狭窄或血栓形成，可见于颈动脉和椎底动脉系统任何部位，以动脉分叉处多见，如颈动脉与颈内、外动脉分叉处，大脑前、中动脉起始段，椎动脉在锁骨下动脉的起始部，椎动脉进入颅内段，基底动脉起始段及分叉部。脑动脉粥样硬化常伴高血压，两者互为因果，糖尿病和高脂血症也可加速动脉粥样硬化的进程。

2. 动脉炎　如结缔组织病、细菌、病毒、螺旋体感染等均可导致动脉炎症，使管腔狭窄或闭塞。

3. 其他少见原因　包括药源性（如可卡因、苯丙胺）、血液系统疾病（如红细胞增多症、血小板增多症、血栓栓塞性血小板减少性紫癜、弥散性血管内凝血、镰状细胞贫血、纤溶酶原激活物不全释放伴发的高凝状态等）、遗传性高凝状态（如抗凝血酶Ⅲ缺乏、蛋白 C 缺乏和蛋白 S 缺乏）、抗磷脂抗体（如抗心磷脂抗体、狼疮抗凝物）、脑淀粉样血管病、烟雾病、肌纤维发育不良和颅内外（颈动脉和椎动脉）夹层动脉瘤等。此外，尚有极少数不明原因者。

（二）临床表现

1. 一般特点　中老年患者多见，病前有脑梗死的危险因素，如高血压、糖尿病、冠心病及血脂异常等。部分病例在发病前可有 TIA 发作。临床表现取决于梗死灶的大小和部位，主要为局灶性神经功能缺损的症状和体征，如偏瘫、偏身感觉障碍、失语、共济失调等，部分可有头痛、呕吐、昏迷等全脑症状。患者一般意识清楚，在发生基底动脉闭塞或大面积脑梗死时，病情严重，出现意识障碍，甚至有脑疝形成，最终导致死亡。

2. 不同脑血管闭塞的临床特点

（1）颈动脉系统血栓形成

1）颈内动脉闭塞：颈内动脉闭塞的临床表现取决于侧支循环代偿的状况和发病前颈内动脉的狭窄程度。如果侧支循环代偿良好，可以全无症状。若侧支循环不良，可引起 TIA，也可表现为大脑中动脉和（或）大脑前动脉缺血症状，或分水岭梗死（位于大脑前、中动脉或大脑中、后动脉之间）。临床表现可有同侧 Horner 征，对侧偏瘫、偏身感觉障碍、双眼对侧同向性偏盲，优势半球受累可出现失语，非优势半球受累可有体象障碍。当眼动脉受累时，可有单眼一过性失明，偶尔造成永久性视力丧失。颈部触诊发现颈内动脉搏动减弱或消失，听诊可闻及血管杂音。

2）大脑中动脉闭塞：大脑中动脉闭塞的临床表现可以很轻微，也可以致命，主要取决于闭塞的部位及侧支循环的状况。大脑中动脉主干闭塞可出现对侧偏瘫、偏身感觉障碍和同向性偏盲，可伴有双眼向病灶侧凝视，优势半球受累可出现失语，非优势半球病变可有体象障碍。由于主干闭塞引起大面积的脑梗死，患者多有不同程度的意识障碍，脑水肿严重时可导致脑疝形成，甚至死亡。皮层支闭塞引起的偏瘫及偏身感觉障碍，以面部和上肢为重，下肢和足受累较轻，累及优势半球可有失语，意识水平不受影响。深穿支闭塞更为常见，表现为对侧偏瘫，肢体、面和舌的受累程度均等，对侧偏身感觉障碍，可伴有偏盲、失语等。

3）大脑前动脉闭塞：如果前交通动脉开放，一侧大脑前动脉近段闭塞可以完全没有症状。非近段闭塞时，出现对侧偏瘫，下肢重于上肢，有轻度感觉障碍，优势半球病变可有 Broca 失语，可伴有尿失禁（旁中央小叶受损）及对侧强握反射等。深穿支闭塞,出现对侧面、舌瘫及上肢轻瘫(内囊膝部及部分内囊前肢)。双侧大脑前动脉闭塞时,可出现淡漠、欣快等精神症状,双下肢瘫痪,尿潴留或尿失禁,及强握等原始反射。

(2) 椎-基底动脉血栓形成

1)大脑后动脉闭塞:大脑后动脉闭塞引起的临床症状变异很大,动脉的闭塞位置和 Willis 环的代偿功能在很大程度上决定了脑梗死的范围和严重程度。

主干闭塞表现为对侧偏盲、偏瘫及偏身感觉障碍,丘脑综合征,优势半球受累可伴有失读。

皮质支闭塞出现双眼对侧视野同向偏盲(但有黄斑回避),偶为象限盲,可伴有视幻觉、视物变形和视觉失认等,优势半球受累可表现为失读及命名性失语等症状,非优势半球受累可有体象障碍。基底动脉上端闭塞,尤其是双侧后交通动脉异常细小时,会引起双侧大脑后动脉皮层支闭塞,表现为双眼全盲,光反射存在,有时可伴有不成形的幻视发作。累及颞叶的下内侧时,会出现严重的记忆力损害。

深穿支闭塞的表现:①丘脑膝状体动脉闭塞出现丘脑综合征:表现为对侧偏身感觉障碍(以深感觉障碍为主),自发性疼痛,感觉过度,轻偏瘫,共济失调,舞蹈-手足徐动。②丘脑穿动脉闭塞出现红核丘脑综合征:表现为病灶侧舞蹈样不自主运动、意向性震颤、小脑性共济失调,对侧偏身感觉障碍。③中脑脚间支闭塞出现 Weber 综合征:表现为同侧动眼神经麻痹,对侧偏瘫;或 Benedikt 综合征:表现为同侧动眼神经麻痹,对侧不自主运动。

2)椎动脉闭塞:若两侧椎动脉的粗细差别不大,当一侧闭塞时,通过对侧椎动脉的代偿作用,可以无明显的症状。约 10%的患者一侧椎动脉细小,脑干仅由另一侧椎动脉供血,此时供血动脉闭塞引起的病变范围等同于基底动脉或双侧椎动脉阻塞后的梗死区域,症状较为严重。

延髓背外侧综合征(Wallenberg syndrome):在小脑后下动脉,或椎动脉供应延髓外侧的分支闭塞时发生。临床表现为眩晕、恶心、呕吐和眼球震颤(前庭神经核受损)、声音嘶哑、吞咽困难及饮水呛咳(疑核及舌咽、迷走神经受损)。病灶侧小脑性共济失调(绳状体或小脑损伤)。交叉性感觉障碍,即病灶同侧面部痛、温觉减退或消失(三叉神经脊束核受损),病灶对侧偏身痛、温觉减退或消失(对侧交叉的脊髓丘脑束受损)。病灶同侧 Horner 征(交感神经下行纤维损伤)。由于小脑后下动脉的解剖变异很大,除上述症状外,还可能有一些不典型的临床表现,需仔细识别。

3)基底动脉闭塞:基底动脉主干闭塞,表现为眩晕、恶心及呕吐、眼球震颤、复视、构音障碍、吞咽困难及共济失调等,病情进展迅速可出现延髓性麻痹、四肢瘫、昏迷、中枢性高热、应激性溃疡，常导致死亡。

基底动脉分支的闭塞会引起脑干和小脑的梗死，表现为各种临床综合征：①桥前下部综合征：Millard-Gubler综合征是基底动脉的短旋支闭塞，表现为同侧面神经和展神经麻痹，对侧偏瘫。Foville综合征是基底动脉的旁正中支闭塞，表现为两眼不能向病灶侧同向运动，病灶侧面神经和展神经麻痹，对侧偏瘫。②闭锁综合征（locked-in syndrome）：脑桥基底部双侧梗死，表现为双侧面瘫、延髓性麻痹、四肢瘫、不能讲话，但因脑干网状结构未受累，患者意识清楚，能随意睁闭眼，可通过睁闭眼或眼球垂直运动来表达自己的意愿。③基底动脉尖综合征（top of the basilar syndrome，TOBS）：基底动脉尖端分出两对动脉，大脑后动脉和小脑上动脉。供血区域包括中脑、丘脑、小脑上部、颞叶内侧和枕叶。临床表现为眼球运动障碍、瞳孔异常、觉醒和行为障碍，可伴有记忆力丧失，病灶对侧偏盲或皮质盲，少数患者可出现大脑脚幻觉。

（三）诊断和鉴别诊断

1. 诊断　中、老年患者，有动脉粥样硬化及高血压等脑卒中的危险因素，安静状态下或活动中起病，病前可有反复的TIA发作，症状常在数小时或数天内达高峰，出现局灶性的神经功能缺损，梗死的范围与某一脑动脉的供应区域相一致。头部CT在早期多正常，24～48小时内出现低密度病灶。DWI和PWI有助于早期诊断，血管造影可发现狭窄或闭塞的动脉。

2. 鉴别诊断　主要需与以下疾病相鉴别：脑出血、蛛网膜下腔出血、硬膜下血肿或硬膜外血肿、颅内占位性病变。

（四）治疗原则

1. 超早期治疗　力争发病后尽早选用最佳治疗方案。

2. 个体化治疗　根据患者年龄、缺血性卒中类型、病情严重程度和基础疾病等采取最适当的治疗。

3. 整体化治疗　采取针对性治疗的同时，进行支持疗法、对症治疗和早期康复治疗，对卒中危险因素及时采取预防性干预。

（五）治疗策略

1. 一般治疗

（1）气道功能严重障碍：气道功能严重障碍者应给予气道支持（气管插管或切开）及辅助呼吸，合并低氧血症患者（SPO_2 低于95%或血气分析提示缺氧）应给予吸氧。

（2）血压：①高血压：约70%的缺血性卒中患者急性期血压升高，关于调控血压的推荐意见：准备溶栓者，血压应控制在收缩压＜185mmHg、舒张压＜110mmHg。血压持续升高收缩压≥200mmHg或舒张压≥110mmHg，或伴有严重心功能不全、主动脉夹层、高血压脑病者,可予缓慢降压治疗,并严密观察血压变化。有高血压病史且正在服用降压药者,如病情平稳,可在卒中 24 小时后开始恢复使用降压药物。②低血压:卒中患者低血压可能的原因有主动脉夹层、血容量减少以及心排出量减少等,应积极查明原因,给予相应处理,必要时采用扩容升压措施。

(3)血糖:当患者血糖增高并超过 11. 1mmol/L 时,应给予胰岛素治疗,将血糖控制在 7. 8~10. 0mmol/L。当发生低血糖时,可给予葡萄糖口服或注射治疗。严重低血糖时应首先给予 50%葡萄糖 20~40ml 静脉注射。

(4)脑水肿和颅内压增高:严重脑水肿和颅内压增高是急性重症脑梗死的常见并发症,是造成死亡的主要原因之一。常用的降颅压药物为甘露醇、呋塞米和甘油果糖。20%甘露醇的常用剂量为 125~250ml,每 4~6 小时使用一次。呋塞米(10~20mg,每 2~8 小时 1 次)有助于维持渗透压梯度。其他可用白蛋白佐治,但价格昂贵。甘油果糖也是一种高渗溶液,常用 250~500ml 静脉滴注,每日 1~2 次。

(5)吞咽困难:治疗吞咽困难的目的是预防吸入性肺炎,避免因饮食摄取不足导致的液体缺失和营养不良,以及重建吞咽功能。吞咽困难短期内不能恢复者早期可通过鼻饲管进食,持续时间长者经本人或家属同意可行胃造口(PEG)管饲补充营养。

(6)发热、感染:发热主要源于下丘脑体温调节中枢受损或并发感染。中枢性高热的患者,应以物理降温为主(冰帽、冰毯或酒精擦浴)。脑卒中患者急性期容易发生呼吸道、泌尿系感染,是导致病情加重的重要原因。约 5. 6%卒中患者合并肺炎,早期识别和处理吞咽问题和误吸,对预防吸入性肺炎作用显著。患者平卧位时头应偏向一侧,以防止舌后坠和分泌物阻塞呼吸道,经常变换体位,定时翻身和拍背,加强康复活动,是防治肺炎的重要措施。尿路感染主要继发于因尿失禁或尿潴留留置导尿管的患者,其中约 5%出现败血症,与卒中预后不良有关。疑有肺炎、泌尿系感染的发热患者应给予抗生素治疗,但不推荐预防性使用抗生素。

(7)上消化道出血:是由于胃、十二指肠黏膜出血性糜烂和急性溃疡所致。上消化道出血的处理包括:①胃内灌洗:冰生理盐水 100~200ml,其中 50~100ml 加入去甲肾上腺素 1~2mg 口服。仍不能止血者,将另外的 50~100ml 冰生理盐水加入凝血酶 1000~2000U 口服。对有意识障碍或吞咽困难患者,可给予鼻饲导管内注入。②静脉应用生长抑素及质子泵抑制剂。③防治休克:如有循环衰竭表现,应给予补液,必要时可输血液制品。上述多种治疗无效情况下,仍有顽固性大量出血,可在胃镜下进行高频电凝止血或考虑手术止血。

（8）水电解质紊乱：脑卒中患者应常规进行水电解质检测，对有意识障碍和进行脱水治疗的患者，尤其应注意水盐平衡，出现水电解质紊乱时应积极纠正。对低钠血症的患者应根据病因分别治疗，注意纠正低钠血症的速度不宜过快，以免引起脑桥中央髓鞘溶解症。对高钠血症的患者应限制钠的摄入，严重的可给予5%的葡萄糖溶液静脉滴注，纠正高钠血症不宜过快，以免引起脑水肿。

（9）心脏损伤：脑卒中合并的心脏损伤包括急性心肌缺血、心肌梗死、心律失常及心力衰竭等，也是急性脑血管病的主要死亡原因之一。发病早期应密切观察心脏情况，必要时进行动态心电监测及心肌酶谱检查，及时发现心脏损伤，给予治疗。

（10）癫痫：缺血性脑卒中后癫痫的早期发生率为2%～33%，晚期发生率为3%～67%。有癫痫发作时给予抗癫痫治疗。孤立发作一次或急性期痫性发作控制后，不建议长期使用抗癫痫药，卒中后2～3个月再发的癫痫，建议按癫痫常规治疗进行长期药物治疗。

（11）深静脉血栓形成和肺栓塞：深静脉血栓形成（deep vein thrombosis，DVT）的危险因素包括静脉血流淤滞、静脉系统内皮损伤和血液高凝状态。严重瘫痪者及年老者发生DVT的比例更高，症状性DVT发生率为2%。DVT最重要的并发症为肺栓塞（pulmonary embolism，PE）。为减少DVT和PE发生，卒中后应鼓励患者尽早活动、抬高下肢。尽量避免下肢（尤其是瘫痪侧）静脉输液。对于发生DVT及PE风险高且无禁忌者，可给予皮下注射低分子肝素治疗，有抗凝禁忌者给予阿司匹林治疗。

2. 特殊治疗

（1）溶栓治疗：梗死组织周边存在半暗带是缺血性卒中现代治疗的基础。即使是脑梗死早期，病变中心部位已经是不可逆性损害，但是及时恢复血流和改善组织代谢就可以抢救梗死周围仅有功能改变的半暗带组织，避免形成坏死。溶栓治疗是目前最重要的恢复血流措施，重组组织型纤溶酶原激活剂（recombinant tissue type plasminogen activator，rt-PA）和尿激酶（urokinase，UK）是我国目前使用的主要溶栓药物。目前认为有效抢救半暗带组织的时间窗为：使用rt-PA溶栓应是在4.5小时内或使用尿激酶溶栓应在6小时内。

（2）抗血小板聚集治疗：不符合溶栓适应证且无禁忌证的缺血性脑卒中患者应在发病后尽早给予口服阿司匹林。对于发病24小时内且无禁忌证的非心源性轻型脑梗死患者（NIHSS评分≤3分），可尽早给予阿司匹林联合氯吡格雷的双重抗血小板治疗，双抗治疗持续时间不超过3周。对于存在颅内大动脉粥样硬化性严重狭窄（70%～99%）的非心源性脑梗死患者，如果无出血风险高等禁忌，可考虑给予阿司匹林联合氯吡格雷的双重抗血小板治疗，双抗治疗持续时间不超过 3 个月。溶栓治疗者,阿司匹林等抗血小板药物应在溶栓 24 小时后开始使用。对不能耐受阿司匹林者,可考虑选用氯吡格雷、西洛他唑等抗血小板药物。

(3)抗凝治疗:①普通肝素,100mg 加入 5%葡萄糖或 0.9%生理盐水 500ml 中,以每分钟 10~20 滴的速度静脉滴注。②低分子肝素(LMW),4000~5000IU,腹壁皮下注射,每日 2 次。③华法林(warfarin)1~3mg,每日 1 次,口服,3~5 天后改为 2.5~5mg 维持,并参考国际标准化比值(international normalized ratio, INR)调整剂量,使 INR 控制在 2.0~3.0。因华法林起效缓慢,如需快速达到抗凝效果,可同时应用普通肝素或低分子肝索,待华法林充分发挥抗凝效果后停用肝素。

研究表明,卒中后早期应用普通肝素或低分子肝素并不能降低脑梗死患者早期神经功能恶化风险或卒中再发风险,反而增加出血风险。因此,不推荐一般急性脑梗死患者立即应用抗凝药物。对于少数特殊情况,如存在心脏内附壁血栓或动脉夹层等,可在谨慎评估风险和获益后慎重选择抗凝治疗。对于发生 DVT 及 PE 风险高且无禁忌者,可给予皮下注射低分子肝素治疗。溶栓后 24 小时内禁止应用抗凝药物。使用抗凝治疗时应该密切监测凝血功能。

(4)降纤治疗:很多研究显示脑梗死急性期血浆纤维蛋白原水平和血液黏度增高,蛇毒酶制剂可显著降低血浆纤维蛋白原水平,并有轻度溶栓和抑制血栓形成作用。对不适合溶栓并经过严格筛选的脑梗死患者,特别是高纤维蛋白血症者可选用降纤治疗。常用的药物包括巴曲酶(batroxobin)、降纤酶(defibrase)及安克洛酶(ancrod)等。

(5)神经保护治疗:理论上,针对急性缺血或再灌注后细胞损伤的药物(神经保护剂)可保护脑细胞,提高对缺血缺氧的耐受性,但缺乏有说服力的大样本临床观察资料。①依达拉奉:是一种抗氧化剂和自由基清除剂,国内外多个随机双盲安慰剂对照试验提示依达拉奉能改善急性脑梗死的功能结局且比较安全。②胞磷胆碱:Meta 分析提示卒中后 24 小时内口服胞磷胆碱的患者 3 个月全面功能恢复的可能性显著高于安慰剂组,安全性与安慰剂组相似。③Cerebrolysin:是一种有神经营养和神经保护作用的药物,国外随机双盲安慰剂对照试验提示其安全并可改善预后。④其他:钙拮抗剂、兴奋性氨基酸拮抗剂、神经节苷脂、NXY-059、镁剂、吡拉西坦等在动物实验中的疗效都未得到临床试验证实。⑤高压氧和亚低温的疗效和安全性还需开展高质量的随机对照试验证实。

(6)其他疗法

1)丁基苯酞:丁基苯酞是近年国内开发的 I 类新药。几项评价急性脑梗死患者应用丁基苯酞的多中心随机、双盲、安慰剂对照试验显示:丁基苯酞治疗组神经功能缺损和生活能力评分均较对照组显著改善，安全性好。

2）人尿激肽原酶：人尿激肽原酶也是近年国内开发的另一个Ⅰ类新药。评价急性脑梗死患者静脉使用人尿激肽原酶的多中心随机、双盲、安慰剂对照试验显示：人尿激肽原酶治疗组的功能结局均较安慰剂组明显改善且安全性好。

3）扩容治疗：对一般缺血性脑卒中患者，目前尚无充分随机对照试验支持扩容升压可改善预后。对于低血压或脑血流低灌注所致的急性脑梗死如分水岭梗死可考虑扩容治疗，但应注意可能加重脑水肿、心功能衰竭等并发症。

（7）中医中药治疗：多种药物如三七、丹参、红花、水蛭、地龙、银杏叶制剂等国内常有应用。中成药和针刺治疗急性脑梗死的疗效尚需更多高质量随机对照试验进一步证实，可根据具体情况结合患者意愿决定是否选用。

（8）出血转化的治疗：脑梗死出血转化发生率为8.5%~30%，其中有症状的约为1.5%~5%。心源性脑栓塞、大面积脑梗死、占位效应、早期低密度征、年龄大于70岁、伴有糖尿病的患者，应用抗栓药物（尤其是抗凝药物）或溶栓药物等会增加出血转化的风险。症状性出血转化时停用抗栓治疗。

（9）外科或介入治疗：对大脑半球的大面积脑梗死，可施行开颅减压术和（或）部分脑组织切除术。较大的小脑梗死，尤其是影响到脑干功能或引起脑脊液循环阻塞的，可行后颅窝开颅减压和（或）直接切除部分梗死的小脑，以解除脑干压迫，伴有脑积水或具有脑积水危险的患者进行脑室引流。脑梗死后出血量大时如无禁忌证可手术治疗。颈动脉狭窄超过50%的患者根据具体情况考虑颈动脉内膜切除术。介入性治疗包括颅内外血管经皮腔内血管成形术及血管内支架置入等，其与溶栓治疗的结合已经越来越受到重视。

（10）康复治疗：康复对脑血管病整体治疗的效果和重要性已被国际公认。病情稳定后应尽早进行，康复的目标是减轻脑卒中引起的功能缺损，提高患者的生活质量。在急性期，康复运动主要是抑制异常的原始反射活动，重建正常运动模式，其次才是加强肌肉力量的训练。除运动康复治疗外，还应注意语言、认知、心理、职业与社会康复等。

（六）监护要点

1. 缺血性脑卒中后24小时内血压升高的患者应谨慎处理，应先处理紧张焦虑、疼痛、恶心呕吐及颅内压增高等情况，控制高血压危险因素，及时监测血压变化。降压药物种类和剂量的选择以及降压目标值应个体化。

2. 监测空腹血糖、糖化血红蛋白。对于糖尿病或糖尿病前期患者药师要进行生活方式和药物干预，降糖方案应充分考虑患者的临床特点，警惕低血糖带来的危害。

3. 监测血脂情况，对血脂异常患者针对个体化情况给予降脂治疗。

4. 患者长期应用抗血小板聚集药物应定期检测血细胞比容、凝血指标、肝功能。服用抗血小板聚集药物时如出现胃肠道出血或溃疡、皮疹或过敏反应其他症状时应停药。

5. 如服用氯吡格雷时不推荐同时使用华法林。奥扎格雷避免与含钙输液(林格溶液等)混合使用,以免出现白色混浊。

6. 他汀类(阿托伐他汀、辛伐他汀、洛伐他汀)与主要经 CYP450 3A4 代谢的药物相互作用,与 CYP450 3A4 抑制剂联合应用时可增加不良反应的发生风险,如与环孢素、大环内酯类抗菌药物、胺碘酮、华法林、利福平合用时,发生肌病的危险性增加,监护药物相互作用。

7. 他汀类药物的肝脏毒性和肌肉毒性临床报道较多,在用药过程中需检测肝功能、肌酸磷酸激酶等相关指标。出现指标异常或相应的临床表现,应及时减药或停药。老年人或合并重要脏器功能不全的患者,初始剂量不宜过大。

三、脑栓塞

脑栓塞(cerebral embolism)是指血液中各种栓子(如心脏内的附壁血栓、动脉粥样硬化的斑块、脂肪、肿瘤细胞、纤维软骨或空气等)随血流进入脑动脉而阻塞血管,当侧支循环不能代偿时,引起该动脉供血区脑组织缺血性坏死,出现局灶性神经功能缺损。脑栓塞占脑卒中的15%~20%。脑栓塞的病因按栓子来源的不同,可分为心源性、非心源性及来源不明的栓子三类,临床上以心源性栓子为多。脑血管被栓子栓塞后,随即其受损的各动脉相应供血区发生缺血、软化、坏死、液化或囊变等演变过程,并出现相应的脑功能障碍。栓子可因分裂成碎块或因使用扩血管药而前移,再堵住远端血管小分支。也可因被堵血管破裂出血而形成出血性脑梗死。

(一)病因和发病机制

根据栓子的来源,可以分为心源性、非心源性和来源不明性三种。

1. 心源性　占脑栓塞的60%~75%,栓子产生于心内膜和瓣膜,经脱落入脑而致病。主要见于以下心脏疾病:心房颤动(最常见)、心脏瓣膜病、心肌梗死、心房黏液瘤、二尖瓣脱垂、心内膜纤维变性、先天性心脏病或瓣膜手术等。

2. 非心源性　心脏以外来源的栓子随血流进入脑内,造成脑栓塞。常见的原因有以下几种:①动脉粥样硬化斑块脱落性血栓栓塞;②脂肪栓塞;③空气栓塞;④恶性肿瘤栓塞;⑤其他,像感染性脓栓、寄生虫栓和异物栓等。

3. 来源不明性　有少数病例不能明确栓子来源。

(二)临床表现

1. 症状常因栓子性质、数目、大小、栓塞部位、病因不同而症状各异。起病急骤，数秒或数分钟内症状即达到高峰。一般发病无明显诱因，病前数小时可有先兆症状，如头痛、头晕。起病时症状多见短暂性意识障碍，部分有癫痫发作。

2. 颈动脉系统症状，以偏瘫、失语、单眼黑矇、大脑中动脉阻塞综合征为多，约占 80%。椎-基底动脉系统症状，以眩晕、复视、眼震、共济失调、皮质盲、吞咽困难、构音障碍为多，约占 20%。多发性或大面积脑梗死患者常因脑水肿引发急性脑疝而快速死亡。

（三）诊断和鉴别诊断

1. 诊断　本病任何年龄均可发病，多有风湿性心脏病、心房颤动及大动脉粥样硬化等病史。起病急，在数秒或数分钟内到达高峰。表现为偏瘫、失语等局灶性神经功能缺损。大面积栓塞时可伴有患侧头痛、恶心和呕吐，偶有局部癫痫样表现，并伴有颈动脉系统症状或椎-基底动脉系统症状。腰椎穿刺脑脊液检查正常或血性。若有红细胞，可考虑出血性脑梗死。头部 CT 或 MRI 检查有助于明确诊断。

2. 鉴别诊断　应注意与血栓性脑梗死、脑出血鉴别。

（四）治疗原则

1. 病因治疗　治疗原发病以防再发，如积极治疗各种心脏病。

2. 梗死灶的处理

（1）急性期治疗：要重视超早期和急性期的处理，注意对患者进行整体化治疗和个体化治疗相结合。针对不同病情、不同发病时间和不同病因，采取有针对性的措施。急性期治疗主要是通过两个途径实现，即溶解血栓和脑保护治疗。

（2）恢复期治疗：康复治疗应尽早进行，只要患者意识清楚，生命体征平稳，病情不再进展，48 小时后即可进行。积极进行脑血管病的二级预防。

3. 对栓子的处理　抗血栓治疗如抗凝、抗血小板、溶栓等。

（五）治疗策略

1. 病因治疗　针对病因进行原发病的治疗有利于控制病情和防止复发。

（1）感染性栓塞：合理选用抗生素，禁用溶栓和抗凝治疗，防止感染扩散。

（2）脂肪栓塞：可给予肝素、5%碳酸氢钠及脂溶剂，有助于脂肪颗粒的溶解。

（3）心律失常：视情况给予纠正。

（4）空气栓塞：可行高压氧治疗。

2. 抗栓治疗　由于本病易并发出血，溶栓治疗应严格掌握适应证。心源性脑栓塞急性期一般不推荐抗凝治疗。房颤或有再栓塞高度风险的心源性疾病、动脉夹层或高度狭窄的患者推荐抗凝治疗预防再栓塞或栓塞继发血栓形成。对于心源性脑栓塞低度风险的患者，如来自下肢深静脉血栓形成的栓子，经未闭卵圆孔直接进入颅内动脉引起的脑栓塞，一般推荐抗血小板治疗。有抗凝指征但不适合使用抗凝药物时，可给予小剂量阿司匹林（50～150mg/d）联合氯吡格雷（75mg/d）抗血小板治疗。

3. 对症治疗 如脱水、抗癫痫、支持疗法，依病情而定。

（六）监护要点

1. 注意观察患者病情变化，有新的情况出现及时停药复查。

2. 药物的选择需个体化。

3. 患者长期应用抗血小板聚集药物应定期检测血细胞比容、凝血指标、肝功能。

4. 服用抗血小板聚集药物时如出现胃肠道出血或溃疡、皮疹或过敏反应其他症状时应停药。

5. 如服用氯吡格雷时不推荐同时使用华法林。奥扎格雷避免与含钙输液（林格溶液等）混合使用，以免出现白色混浊。

四、脑出血

脑出血（intracerebral hemorrhage，ICH）是指原发性非外伤性脑实质内出血，也称自发性脑出血，其发病率占急性脑血管病的20%～30%。急性期的病死率为30%～40%，是急性脑血管病中最高的。脑出血中，大脑半球出血约占80%，脑干和小脑出血约占20%。脑水肿、颅内压增高和脑疝形成是致死的主要原因。预后与出血量、出血部位及有无并发症有关。脑干、丘脑和大量脑室出血预后较差。

（一）病因和发病机制

最常见的病因是高血压合并细小动脉硬化，脑内细小动脉在长期高血压作用下发生慢性病变破裂导致出血。颅内动脉中层肌细胞和外层结缔组织少、外弹力层缺失，长期高血压可使脑细小动脉发生玻璃样变性、纤维蛋白样坏死，甚至形成微动脉瘤或夹层动脉瘤，在此基础上血压骤然升高时易导致血管破裂出血。豆纹动脉和旁正中动脉等深穿支动脉自脑底部的动脉直角发出，承受压力较高的血流冲击，易导致血管破裂出血，故又称出血动脉。其他病因包括静脉血管畸形、脑淀粉样血管病变、血液病（如白血病、再生障碍性贫血、血小板减少性紫癜、血友病、红细胞增多症和镰状细胞病等）、抗凝或溶栓治疗等。非高血压性脑出血，由于病因不明，发病机制各异。

（二）临床表现

1. 急性起病并出现局限性神经症状，与出血的部位、出血量和出血灶的多少有关，同一部位的出血又因组织受压程度、移位、软化、坏死涉及的范围不同而异。

2. 意识障碍的程度是判断病情轻重和预后的重要指标。轻者躁动不安，意识模糊不清。严重者多在半小时内进入昏迷状态。面色潮红或苍白，鼾声大作，尿失禁或尿潴留等。

3. 头痛和呕吐是脑出血最常见的症状，它可单独或合并出现。神志清醒或轻度意识障碍者可有头痛，以病灶侧为重，脑叶和小脑出血头痛最重。呕吐多见，且多为喷射性。头痛和呕吐同时出现是颅内压增高的指征之一。

4. 去大脑皮质性强直、去大脑强直与抽搐　癫痫发作多为局灶性和继发性全身发作。以脑叶出血和深部出血最多见。

5. 脑出血者可出现呼吸与血压异常　呼吸浅快，病情严重者则深而慢。出血早期的血压多突然升高和不稳定，如逐渐下降为循环中枢受损征象。

6. 瞳孔与眼底异常 早期双侧瞳孔可时大时小。若病灶侧瞳孔散大、光反应迟钝或消失，是小脑幕切迹疝形成的征象。若双侧瞳孔逐渐散大，对光反应消失是双侧小脑幕切迹疝、脑中心疝或深昏迷的征象。若双侧瞳孔缩小或呈针尖样，提示桥脑出血的可能。

7. 脑膜刺激征　见于脑出血已破入脑室、脑蛛网膜下腔出血以及脑室原发性出血时，可有颈项强直或强迫头位，Kernig 征阳性。

（三）诊断和鉴别诊断

1. 诊断　根据突然发病、剧烈头痛、呕吐、出现神经功能障碍等临床症状体征，结合 CT 等影像学检查，一般不难诊断。

但原发性脑出血、特别是高血压性脑出血的诊断并无金标准，一定要排除继发性脑出血疾病，避免误诊。作出最后诊断需要达到以下全部标准：

（1）有确切的高血压病史。

（2）典型的出血部位：基底节、脑室、丘脑、脑干、小脑半球。

（3）DSA/CTA/MRA 排除继发性脑血管病。

（4）早期（发病 72 小时内）或晚期（血肿消失 3 周后）增强 MRI 检查排除脑肿瘤或海绵状血管畸形（CM）等疾病。

（5）排除各种凝血功能障碍性疾病。

2. 鉴别诊断　首先应与其他类型的脑血管疾病如急性脑梗死、蛛网膜下腔出血鉴别。对发病突然、迅速昏迷且局灶体征不明显者，应注意与全身性疾病如中毒（酒精中毒、镇静催眠药物中毒、一氧化碳中毒）及代谢性疾病如低血糖、肝性脑病、肺性脑病和尿毒症等鉴别。对于有头部外伤史的情况，应注意与外伤性颅内血肿相鉴别。

（四）治疗原则

治疗原则为保持安静，稳定血压，防止继续出血。根据情况，适当降低颅内压,防治脑水肿,维持水电解质、血糖、体温平衡。同时加强呼吸道管理及护理,预防及防止各种颅内及全身并发症。

(五)治疗策略

1. 内科治疗

(1)一般治疗:一般应卧床休息2~4周,保持安静,避免情绪激动和血压升高。保持呼吸道通畅,清理呼吸道分泌物或吸入物。保持水、电解质平衡和营养。

(2)降低颅内压:脑出血后脑水肿约在48小时达到高峰,维持3~5天逐渐消退。积极控制脑水肿、降低颅内压是脑出血急性期治疗的重要环节。可选用:甘露醇:通常125~250ml,每6~8小时一次,疗程7~10天。甘油果糖:500ml静脉滴注,每日1~2次,3~6小时滴完。甘油果糖的脱水、降颅压作用较甘露醇缓和,用于轻症患者、重症患者好转期和肾功能不全者。

(3)重视降压治疗:脑出血急性期的血压多增高,对血压高的处理应个体化,应依据患者原来有无高血压、有无颅内压高、年龄、发病时间、原发疾病与合并疾病的情况具体而定。血压≥200/110mmHg时,在降颅压的同时可进行慎重平稳降血压治疗,使血压维持在略高于发病前水平或180/105mmHg左右;收缩压在170~200mmHg或舒张压在100~110mmHg,暂时可不必使用降压药,先脱水降颅内压,并密切观察血压情况,必要时再用降压药。血压过低者应升压治疗,以保持脑灌注压。

(4)视情况给予止血治疗:若有凝血功能障碍,可针对性给予止血药物治疗,如肝素治疗并发的脑出血可用鱼精蛋白中和,华法林治疗并发的脑出血可用维生素K_1拮抗。止血药物如6-氨基己酸、氨甲苯酸、巴曲酶等对高血压动脉硬化性脑出血的作用不大。

2. 外科治疗　外科治疗ICH在国际上尚无公认的结论,我国目前外科治疗的目标在于及时清除血肿、解除脑压迫、缓解严重颅内高压及脑疝、挽救患者生命,并尽可能降低由血肿压迫导致的继发性脑损伤和残疾。

对于外科手术的适应证、方法和时机选择尚无一致性意见,主要应根据出血部位、病因、出血量及患者年龄、意识状态、全身状况决定。一般手术宜在早期(发病后6~24小时内)进行。

通常下列情况需要考虑手术治疗:①基底核区中等量以上出血(壳核出血≥30ml,丘脑出血≥15ml)。②小脑出血≥10ml或直径≥3cm,或合并明显脑积水。③重症脑室出血(脑室铸型)。④合并脑血管畸形、动脉瘤等血管病变。

(六)监护要点

1. ICH患者发病的最初数天病情往往不稳定,应常规持续生命体征(包括血压、心电和氧饱和度）监测和定时神经系统评估。

2. 定时复查头部CT，尤其是发病3小时内首次行CT检查者，应于发病后8小时、最迟24小时内再次复查头部CT。

3. ICH患者早期降压治疗的研究结果显示，将收缩压控制在140mmHg以下可以降低血肿扩大的发生率而不增加不良反应事件，但对3个月的病死率和致残率没有明显改善。脑出血早期以及血肿清除术后应立即使用药物迅速控制血压，但也要避免长期严重高血压患者血压下降过快、过低可能产生的脑血流量下降。

4. 重复使用甘露醇需要监测患者24小时出入量，液体的丢失应用生理盐水补充，输注时避免外漏。用药期间随访检查血压、肾功能、电解质（尤其是Na^+和K^+）、尿量。

思考题：

1. 短暂性脑缺血发作与缺血性脑卒中的抗血小板药物治疗原则有何异同点？
2. 脑栓塞常见的病因有哪些？
3. 脑血栓与脑出血患者急性期的监护有何异同点？

第二节　帕金森病

学习要点：

1. 掌握帕金森病的治疗原则、治疗策略及监护要点。
2. 熟悉帕金森病的病因及发病机制、临床表现。
3. 了解帕金森病疾病的诊断要点。

帕金森病（Parkinson disease，PD）又称震颤麻痹，是一种常见的锥体外系疾病，是发生于中老年人群的进展性神经系统变性疾病。其主要病理改变为以黑质部位为主的多巴胺能神经元的进行性丢失，以及残存神经元内路易小体的形成。主要临床特征为静止性震颤、肌强直、运动迟缓和姿势反射障碍。帕金森病是一种缓慢进展的神经系统变性疾病，生存期5~20年。目前尚无根本的治疗方法。至疾病晚期，由于全身僵硬、活动困难，终至不能起床，最后常死于肺炎等各种并发症。

一、病因和发病机制

主要病理改变为黑质多巴胺(DA)能神经元变性死亡,但为何会引起黑质多巴胺能神经元变性死亡尚未完全明确。

1. 环境因素 20 世纪 80 年代初发现一种嗜神经毒 1-甲基 4-苯基 1,2,3,6-四氢吡啶(MPTP)在人和灵长类动物均可诱发典型的帕金森综合征,其临床、病理、生化及对多巴替代治疗的反应等特点均与人类帕金森病甚为相似。MPTP 在脑内经单胺氧化酶 B(MAO-B)催化转变为强毒性的 1-甲基-4-苯基-吡啶离子(MPP^+),后者被多巴胺转运体(DAT)选择性地摄入黑质多巴胺能神经元内,抑制线粒体呼吸链复合物 Ⅰ 活性,使 ATP 生成减少,并促进自由基产生引起氧化应激反应,导致多巴胺能神经元变性、丢失。MPTP 在化学结构上与某些杀虫剂和除草剂相似,有学者认为环境中与该神经毒结构类似的化学物质可能是帕金森病的病因之一,并且通过类似的机制造成多巴胺能神经元变性死亡。机体内的物质包括多巴胺代谢也会产生某些氧自由基,而体内的抗氧化功能(如还原型谷胱甘肽、谷胱甘肽过氧化物酶等)可以有效地清除这些氧自由基等有害物质。可是在帕金森病患者的黑质中存在复合物 Ⅰ 活性和还原型谷胱甘肽含量明显降低,以及氧化应激增强,提示抗氧化功能障碍及氧化应激可能与帕金森病的发病和病情进展有关。

2. 遗传因素 20 世纪 90 年代后期发现在意大利、希腊和德国的个别家族性帕金森病患者中有的 α-突触核蛋白(α-synuclein)基因突变,呈常染色体显性遗传,其表达产物是路易小体的主成分。到目前至少发现有 10 个单基因(Park1~10)与家族性帕金森病连锁的基因位点,其中 6 个致病基因已被克隆,即 *α-synuclein*(Park1,4q21-23)、*Parkin*(Park2,6q25.2-27)、*UCH-L1*(Park5,4p14)、*PINK1*(Park6,1p35-36)、*DJ-1*(Park7,1p36)和 *LRRK2*(Park8,12p11.2-q13.1)基因。*α-synuclein*、*LRRK2* 和 *UCH-L1* 基因突变常呈染色体显性遗传,*Parkin*、*PINK1* 和 *DJ-1* 基因突变常呈染色体隐性遗传。绝大多数上述基因突变未在散发性病例中发现,只有 *LRRK2* 基因突变见于少数(1.5%~6.1%)散发性帕金森病。基因易感性如细胞色素 P450 2D6 基因等可能是帕金森病发病的易感因素之一。目前认为约 10%的患者有家族史,绝大多数患者为散发性。

3. 神经系统老化 帕金森病主要发生于中老年人,40 岁以前发病少见,提示神经系统老化与发病有关。有资料显示 30 岁以后,随年龄增长,黑质多巴胺能神经元呈退行性变,多巴胺能神经元渐进性减少。尽管如此,其程度并不足以导致发病,老年人群中患病者也只是少数,所以神经系统老化只是帕金森病的促发因素。

4. 多因素交互作用 目前认为帕金森病并非单因素所致,而是多因素交互作用下发病。除基因突变导致少数患者发病外,基因易感性可使患病概率增加,但并不一定发病,只有在环境因素、神经系统老化等因素的共同作用下,通过氧化应激、线粒体功能紊乱、蛋白酶体功能障碍、炎性和(或)免疫反应、钙稳态失衡、兴奋性毒性、细胞凋亡等机制导致黑质多巴胺能神经元大量变性、丢失,才会导致发病。

二、临床表现

最常见的症状和体征为:

1. 震颤(tremor) 典型者为静止性震颤,特点是缓慢的(4~6Hz)、中等幅度的或粗大的震颤。静止时存在,情绪激动、疲劳、紧张、焦虑时加重;入睡时停止;意向性动作时减轻。震颤多由一侧上肢远端开始,下颌、口唇、舌及头部受累较少。

2. 强直(rigidity) 这与锥体系病损的肌张力增高不同,其特点是被动运动的弹性阻力增高,主动肌和拮抗肌皆受累,且在被动运动的整个过程中阻力始终保持不变。强直主要影响躯干和肢体近端的肌肉,在病变过程早期即可出现。因为伴发的震颤可引起周期性肌张力的改变,所以在被动运动肢体时,可观察到齿轮样强直(cogwheel rigidity)。

3. 运动迟缓(bradykinesia) 包括自发性运动、联合运动和自主运动障碍;随意运动减少,动作缓慢、笨拙。早期以手指精细动作如解或扣纽扣、系鞋带等动作缓慢,逐渐发展成全面性随意运动减少、迟钝,晚期因合并肌张力增高,导致起床、翻身均有困难。这些运动障碍单独或结合,再与肌强直一起造成多种特征性运动障碍,是影响患者生活能力和致残的最主要的临床表现。自发性运动减少,如面部表情缺乏和瞬目动作减少,造成"面具脸"。联合运动减少,如行走时上肢摆动减少或消失。

4. 姿势反射丧失和平衡障碍 姿势反射的丧失使患者失去在运动中调节平衡的自发能力,故常常摔倒,最终患者独自站立不能。从站位坐下时,整个身体摔砸到椅子上,患者的前冲小步、追赶重心是在保持平衡和避免摔倒。姿势固定异常可影响头、躯干、肢体或整个身体,导致头前倾、躯干前倾或后倾的不稳定位,在被轻推时难以保持直立且易摔倒。

5. 其他症状 反复轻敲眉弓上缘可诱发频繁眨眼(Myerson 征)。此外,还可有快速动眼期睡眠行为障碍、抑郁、认知功能障碍、痴呆、睡眠异常、疼痛、便秘、尿意迟缓、体位性低血压、脂溢、多汗、睑痉挛、流涎,动眼危象少见。晚期患者可出现视幻觉。

三、诊断和鉴别诊断

1. 诊断

（1）支持标准：①患者对多巴胺能药物的治疗明确且显著有效。在初始治疗期间，患者的功能可恢复或接近至正常水平；②出现左旋多巴诱导的异动症；③临床体检观察到单个肢体的静止性震颤（既往或本次检查）；④以下辅助检测阳性有助于鉴别帕金森病与非典型性帕金森综合征：存在嗅觉减退或丧失，或头颅超声显示黑质异常高回声，或心脏间碘苄胍闪烁显像法显示心脏去交感神经支配。

（2）绝对排除标准：出现以下任何 1 项即可排除帕金森病的诊断（但不应将有明确其他原因引起的症状算入其中，如外伤等）。①存在明确的小脑性共济失调，或者小脑性眼动异常（持续的凝视诱发的眼震、巨大方波跳动、超节律扫视）；②出现向下的垂直性核上性凝视麻痹，或者向下的垂直性扫视选择性减慢；③在发病后 5 年内，患者被诊断为高度怀疑的行为变异型额颞叶痴呆或原发性进行性失语；④发病 3 年后仍局限于下肢的帕金森样症状；⑤多巴胺受体拮抗剂或多巴胺耗竭剂治疗诱导的帕金森综合征，其剂量和时程与药物性帕金森综合征相一致；⑥尽管病情为中等严重程度但患者对高剂量（不少于 600mg/d）左旋多巴治疗缺乏显著的治疗应答；⑦存在明确的皮质复合感觉丧失（如在主要感觉器官完整的情况下出现皮肤书写觉和实体辨别觉损害），以及存在明确的肢体观念运动性失用或进行性失语；⑧分子神经影像学检查突触前多巴胺能系统功能正常；⑨存在明确可导致帕金森综合征或疑似与患者症状相关的其他疾病，或者基于全面诊断评估，由专业医师判断其可能为其他综合征，而非帕金森病。

（3）警示征象：①发病后 5 年内出现快速进展的步态障碍，以至于需要经常使用轮椅；②运动症状或体征在发病后 5 年内或 5 年以上完全不进展，除非这种病情的稳定是与治疗相关的；③发病后 5 年内出现延髓性麻痹症状，表现为严重的发音困难、构音障碍或吞咽困难（需进食较软的食物，或通过鼻胃管、胃造瘘进食）；④发病后 5 年内出现吸气性呼吸功能障碍，即在白天或夜间出现吸气性喘鸣或者频繁的吸气性叹息；⑤发病后 5 年内出现严重的自主神经功能障碍；⑥发病后 3 年内由于平衡障碍导致反复（>1 年）跌倒；⑦发病后 10 年内出现不成比例的颈部前倾或手足挛缩；⑧发病后 5 年内不出现任何一种常见的非运动症状；⑨出现其他不能解释的锥体束征；⑩起病或病程中表现为双侧对称性的帕金森综合征症状，没有任何侧别优势，且客观体检亦未观察到明显的侧别性。

（4）临床确诊的帕金森病：需要具备：①不存在绝对排除标准；②至少存在 2 条支持标准；③没有警示征象。

(5)临床很可能的帕金森病:需要具备:①不符合绝对排除标准;②如果出现警示征象则需要通过支持标准来抵消:如果出现 1 条警示征象,必须需要至少 1 条支持标准抵消;如果出现 2 条警示征象,必须需要至少 2 条支持标准抵消;如果出现 2 条以上警示征象,则诊断不能成立。

2. 鉴别诊断　本病主要需与其他原因引起的帕金森综合征鉴别,如继发性帕金森综合征、伴发于其他神经变性疾病的帕金森综合征、原发性震颤、抑郁症等。

四、治疗原则

应采取综合治疗,包括药物、手术、康复、心理治疗等。其中药物治疗是首选且主要的治疗手段。目前应用的治疗手段,无论药物或是手术,只能改善症状,不能阻止病情的发展,更无法治愈。因此,治疗不能只顾及眼前,而不考虑将来。治疗应强调个体化特点,以达到有效改善症状、提高工作能力和生活质量的目标,提倡早期诊断、早期治疗。

五、治疗策略

1. 药物治疗原则与策略　药物应从小剂量开始,逐渐递增,以较小剂量达到较满意疗效。如果疾病影响患者的日常生活和工作,则应开始对症治疗。药物治疗的目标是延缓疾病发展、控制症状,并尽可能延长症状控制的年限,同时尽量减少药物的不良反应和并发症。不同患者的用药选择需要综合考虑患者的疾病特点(是以震颤为主,还是以强直少动为主)和疾病严重程度、有无认知障碍、发病年龄、就业状况、有无共病、药物可能的副作用、患者的意愿、经济承受能力等因素,尽可能避免、推迟或减少药物的副作用和运动并发症。

药物治疗包括疾病修饰治疗药物和症状性治疗药物。疾病修饰治疗药物除了可能的疾病修饰作用外,也具有改善症状的作用;症状性治疗药物除了能够明显改善疾病症状外,部分也兼有一定的疾病修饰作用。

疾病修饰治疗的目的是延缓疾病的进展。目前,临床上可能有疾病修饰作用的药物主要包括单胺氧化酶 B 型(MAO-B)抑制剂和多巴胺受体(DR)激动剂等。MAO-B 抑制剂中的司来吉兰+维生素 E(DATATOP)和雷沙吉兰(ADAGIO)临床试验可能具有延缓疾病进展的作用。DR 激动剂中的普拉克索 CALM-PD 研究和罗匹尼罗 REAL-PET 研究提示其可能具有疾病修饰的作用。大剂量(1200mg/d)辅酶 Q10 的临床试验也提示其可能具有疾病修饰的作用。

根据临床症状严重度的不同,可将帕金森病的病程分为早期和中晚期,即将 Hoehn-Yahr 1~2.5 级定义为早期,Hoehn-Yahr 3~5 级定义为中晚期。以下是早期和中晚期帕金森病具体的治疗意见。

（1）早期帕金森病的治疗：一旦早期诊断，即应尽早开始治疗，争取掌握疾病的修饰时机，对今后帕金森病的整个治疗成败起关键性作用。早期治疗可以分为非药物治疗（包括认识和了解疾病、补充营养、加强锻炼、坚定战胜疾病的信心以及社会和家人对患者的理解、关心与支持）和药物治疗。一般疾病初期多予单药治疗，但也可采用优化的小剂量多种药物（体现多靶点）的联合应用，力求达到疗效最佳、维持时间更长而运动并发症发生率最低的目标。

早期帕金森病的治疗策略见图 3-3-1。

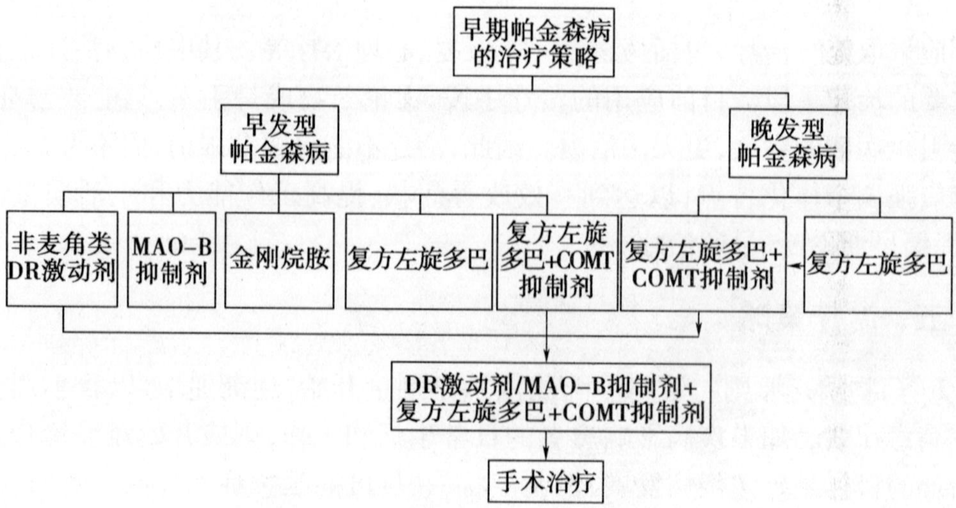

图 3-3-1 早期帕金森病的治疗策略

DR：多巴胺受体；MAO-B：单胺氧化酶 B 型；COMT：儿茶酚-*O*-甲基转移酶

参考中国帕金森病治疗指南（第 3 版）2014 年

早发型患者，在不伴有智能减退的情况下，可有如下选择：①非麦角类 DR 激动剂；②MAO-B 抑制剂；③金刚烷胺；④复方左旋多巴；⑤复方左旋多巴+儿茶酚-*O*-甲基转移酶（COMT）抑制剂。首选药物并非按照以上顺序，需根据不同患者的具体情况而选择不同方案。若遵照美国、欧洲的治疗指南应首选方案①、②或⑤；若患者由于经济原因不能承受高价格的药物，则可首选方案③；若因特殊工作之需，力求显著改善运动症状，或出现认知功能减退，则可首选方案④或⑤；也可在小剂量应用方案①、②或③时，同时小剂量联合应用方案④。对于震颤明显而其他抗帕金森病药物疗效欠佳的情况下，可选用抗胆碱能药，如苯海索。

晚发型或有伴智能减退的患者，一般首选复方左旋多巴治疗。随着症状的加重，疗效减退时可添加 DR 激动剂、MAO-B 抑制剂或 COMT 抑制剂治疗。尽量不应用抗胆碱能药物，尤其针对老年男性患者，因其具有较多的副作用。

（2）中晚期帕金森病的治疗：中晚期帕金森病，尤其是晚期帕金森病的临床表现极其复杂，其中有疾病本身的进展，也有药物副作用或运动并发症的因素参与其中。对中晚期帕金森病患者的治疗，一方面要继续力求改善患者的运动症状，另一方面要妥善处理一些运动并发症和非运动症状。

1）运动并发症的治疗：运动并发症（症状波动和异动症）是帕金森病中晚期常见的症状，调整药物种类、剂量及服药次数可以改善症状，手术治疗如脑深部电刺激术（DBS）亦有疗效（图 3-3-2）。

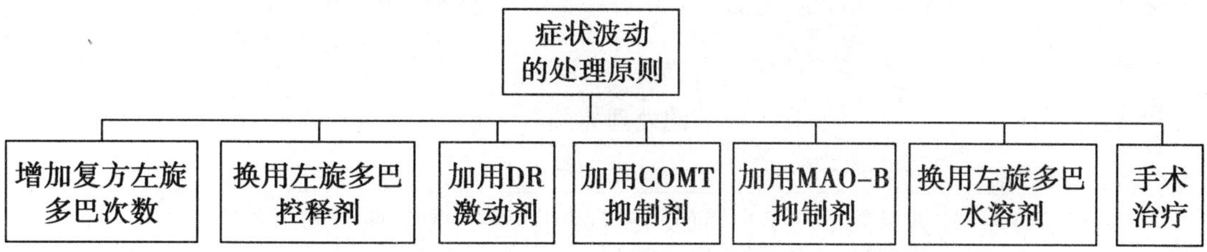

图 3-3-2 症状波动的处理原则

DR：多巴胺受体；MAO-B：单胺氧化酶 B 型；COMT：儿茶酚-*O*-甲基转移酶

参考中国帕金森病治疗指南（第 3 版）2014 年

A. 症状波动主要包括剂末恶化、开-关现象。

剂末恶化的处理方法为：①不增加服用复方左旋多巴的每日总剂量，而适当增加每日服药次数，减少每次服药剂量（以仍能有效改善运动症状为前提），或适当增加每日总剂量（原有剂量不大的情况下），每次服药剂量不变，而增加服药次数；②由常释剂换用控释剂以延长左旋多巴的作用时间，更适宜在早期出现剂末恶化，尤其发生在夜间时为较佳选择，剂量需增加 20%～30%（美国指南认为不能缩短“关”期，为 C 级证据，而英国 NICE 指南推荐可在晚期患者中应用，但不作为首选，为 B 级证据）；③加用长半衰期的 DR 激动剂，其中普拉克索、罗匹尼罗为 B 级证据，卡麦角林、阿朴吗啡为 C 级证据，溴隐亭不能缩短“关”期，为 C 级证据，若已用 DR 激动剂而疗效减退可尝试换用另一种 DR 激动剂；④加用对纹状体产生持续性多巴胺能刺激的 COMT 抑制剂，其中恩托卡朋为 A 级证据，托卡朋为 B 级证据；⑤加用 MAO-B 抑制剂，其中雷沙吉兰为 A 级证据，司来吉兰为 C 级证据；⑥避免饮食（含蛋白质）对左旋多巴吸收及通过血脑屏障的影响，宜在餐前 1 小时或餐后 1.5 小时服药，调整蛋白饮食可能有效；⑦手术治疗主要为丘脑底核（STN）行 DBS 可获裨益，为 C 级证据。对开-关现象的处理较为困难，可以选用口服 DR 激动剂，或可采用微泵持续输注左旋多巴甲酯或乙酯或 DR 激动剂（如麦角乙脲等）。

"开-关"现象,是指症状在突然缓解("开期")与加重("关期")之间波动,"开期"常伴异动症。多见于病情严重者,发生机制不详,与服药时间、血浆药物浓度无关,处理困难,可试用多巴胺受体激动剂。

B. 异动症的治疗:异动症(AIMs)又称为运动障碍,包括剂峰异动症、双相异动症和肌张力障碍。

对剂峰异动症的处理方法为:减少每次复方左旋多巴的剂量;若患者是单用复方左旋多巴,可适当减少剂量,同时加用DR激动剂,或加用COMT抑制剂;加用金刚烷胺(C级证据);加用非典型抗精神病药如氯氮平;若使用复方左旋多巴控释剂,则应换用常释剂,避免控释剂的累积效应(图3-3-3)。

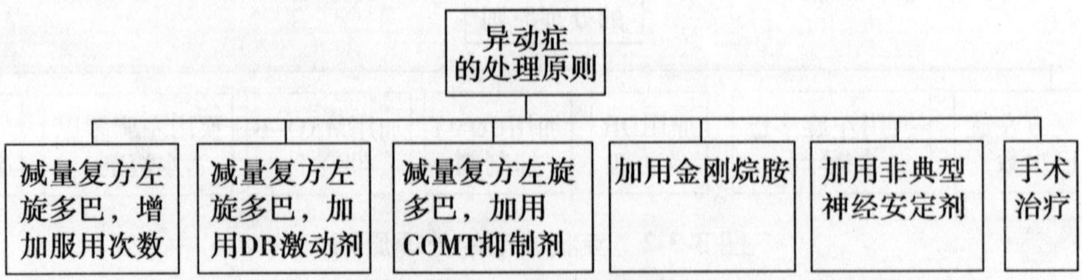

图3-3-3 异动症的处理原则

DR:多巴胺受体;MAO-B:单胺氧化酶B型;COMT:儿茶酚-*O*-甲基转移酶

参考中国帕金森病治疗指南(第3版)2014年

对双相异动症(包括剂初异动症和剂末异动症)的处理方法为:若在使用复方左旋多巴控释剂应换用常释剂,最好换用水溶剂,可以有效缓解剂初异动症。加用长半衰期的DR激动剂或延长左旋多巴血浆清除半衰期的COMT抑制剂,可以缓解剂末异动症,也可能有助于改善剂初异动症。微泵持续输注DR激动剂或左旋多巴甲酯或乙酯可以同时改善异动症和症状波动,目前正在试验口服制剂是否能达到同样效果。其他治疗异动症的药物如作用于基底节非DA能的腺苷A2A受体拮抗剂等治疗效果的相关临床试验正在开展。对晨起肌张力障碍的处理方法为:睡前加用复方左旋多巴控释片或长效DR激动剂,或在起床前服用复方左旋多巴常释剂或水溶剂。对"开"期肌张力障碍的处理方法同剂峰异动症。手术治疗方式主要为DBS,可获裨益。

2)姿势平衡障碍的治疗:姿势平衡障碍是帕金森病患者摔跤的最常见原因,易在变换体位如转身、起身和弯腰时发生,目前缺乏有效的治疗措施,调整药物剂量或添加药物偶尔奏效。主动调整身体重心、踏步走、大步走、听口令、听音乐或拍拍子行走或跨越物体(真实的或假想的)等可能有益。必要时使用助行器甚至轮椅,做好防护。

3)非运动症状的治疗:帕金森病的非运动症状涉及许多类型,主要包括感觉障碍、精神障碍、自主神经功能障碍和睡眠障碍，需给予积极、相应的治疗。

4）精神障碍的治疗：最常见的精神障碍包括抑郁和（或）焦虑、幻觉、认知障碍或痴呆等。首先需要甄别患者的精神障碍是由抗帕金森病药物诱发的，还是由疾病本身导致的。若为前者则需根据易诱发患者精神障碍的概率而依次逐减或停用如下抗帕金森病药物：抗胆碱能药、金刚烷胺、MAO-B 抑制剂、DR 激动剂；若采取以上措施患者的症状仍然存在，在不明显加重帕金森病的运动症状的前提下，可将复方左旋多巴逐步减量。如果药物调整效果不理想，则提示患者的精神障碍可能为疾病本身导致，就要考虑对症用药。针对幻觉和妄想的治疗，推荐选用氯氮平（clozapine）或喹硫平（quetiapine），前者的作用稍强于后者，但是氯氮平会有1%～2%的概率导致粒细胞缺乏症，故需监测血细胞计数。对于抑郁和（或）焦虑的治疗，可应用选择性 SSRI，也可应用 DR 激动剂，尤其是普拉克索既可以改善运动症状，同时也可改善抑郁症状。劳拉西泮（lorazepam）和地西泮缓解易激惹状态十分有效。针对认知障碍和痴呆的治疗，可应用胆碱酯酶抑制剂，如利斯的明（rivastigmine）、多奈哌齐（donepezil）等，以及美金刚（memantine），其中利斯的明的证据较为充分。

5）自主神经功能障碍的治疗：最常见的自主神经功能障碍包括便秘、泌尿障碍和位置性低血压等。对于便秘，摄入足够的液体、水果、蔬菜、纤维素和乳果糖（10～20g/d）或其他温和的导泻药物能改善便秘症状，如乳果糖（lactulose）、龙荟丸、大黄片、番泻叶等；也可加用胃蠕动药，如多潘立酮、莫沙必利等。需要停用抗胆碱能药并增加运动。对泌尿障碍中的尿频、尿急和急迫性尿失禁的治疗，可采用外周抗胆碱能药，如奥昔布宁（oxybutynin）、溴丙胺太林（propantheline）、托特罗定（tolterodine）和莨菪碱（hyoscyamine）等；而对逼尿肌无反射者则给予胆碱能制剂（但需慎用，因会加重帕金森病的运动症状），若出现尿潴留，应采取间歇性清洁导尿，若由前列腺增生肥大引起，严重者必要时可行手术治疗。体位性低血压患者应增加盐和水的摄入量；睡眠时抬高头位，不要平躺；可穿弹力裤；不要快速地从卧位或坐位起立；首选 α 肾上腺素能激动剂米多君（midodrine）治疗，且疗效最佳；也可使用选择性外周多巴胺受体拮抗剂多潘立酮。

6）睡眠障碍的治疗：睡眠障碍主要包括失眠、快速眼动期睡眠行为异常（RBD）、白天过度嗜睡（EDS）。失眠最常见的问题是睡眠维持困难（又称睡眠破碎）。频繁觉醒可能使得震颤在浅睡眠期再次出现，或者由于白天服用的多巴胺能药物浓度在夜间已耗尽，患者夜间运动不能而导致翻身困难，或者夜尿增多。如果与夜间的帕金森病症状相关，加用左旋多巴控释剂、DR 激动剂或 COMT 抑制剂则会有效。如果正在服用司来吉兰或金刚烷胺，尤其在傍晚服用者，首先需纠正服药时间，司来吉兰需在早晨、中午服用，金刚烷胺需在下午 4 点前服用。若无明显改善,则需减量甚至停药,或选用短效的镇静安眠药。对 RBD 患者可睡前给予氯硝西泮,一般 0.5mg 就能奏效。EDS 可能与帕金森病的严重程度和认知功能减退有关,也可与抗帕金森病药物 DR 激动剂或左旋多巴应用有关。如果患者在每次服药后出现嗜睡,则提示药物过量,将用药减量会有助于改善 EDS。也可予左旋多巴控释剂代替常释剂,可能会有助于避免或减轻服药后嗜睡。

7)感觉障碍的治疗:最常见的感觉障碍主要包括嗅觉减退、疼痛或麻木、不宁腿综合征(RLS)。嗅觉减退在帕金森病患者中相当常见,且多发生在运动症状出现之前多年,但是目前尚无明确措施能够改善嗅觉障碍。疼痛或麻木在帕金森病尤其在晚期帕金森病患者中比较常见,可以由其疾病引起,也可以是伴随骨关节病变所致,如果抗帕金森病药物治疗"开期"疼痛或麻木减轻或消失,"关期"复现,则提示由帕金森病所致,可以调整治疗以延长"开期"。反之,则由其他疾病或其他原因引起,可以选择相应的治疗措施。对伴有 RLS 的帕金森病患者,在入睡前 2 小时内选用 DR 激动剂如普拉克索治疗十分有效,或给予复方左旋多巴也可奏效。

2. 手术治疗　对于经最大量药物治疗后,无运动能力的强直、震颤或运动症状波动持续存在的患者,进行手术评估可采用手术治疗,手术的方法主要有神经核毁损术和脑深部电刺激术(DBS),DBS 因其微创、安全和可控制性高而作为主要选择。手术靶点包括苍白球内侧部、丘脑腹中间核和丘脑底核。

六、监护要点

1. 明确症状的类型、频率及加重因素的类型。评估帕金森病治疗相关的并发症。评估患者的症状,明确治疗是否需要调整或维持,是否需要进行深入的评估。

2. 回顾有价值的诊断数据,以明确患者目前的状态、运动能力、运动障碍及非运动症状。

3. 获取全部用药史。明确以往何种治疗对患者有帮助。

4. 教育患者不可突然停药。

5. 评估患者目前服用帕金森药物剂量是否合理,是否可以最大程度延长"开期",减少不良作用。

6. 服药期间定期复查血常规、肝肾功能。

7. 明确多重治疗是否有必要和(或)足够。

8. 评价患者的药物不良反应、过敏及药物间相互作用。

9. 推荐患者容易依从的治疗方案。教育患者如何服用药物,并允许患者在出现药效波动时进行药物调整。

10. 针对帕金森病对患者进行宣教，包括改变生活方式及药物治疗，包括什么时候及怎样服用药物、可能发生的潜在的不良反应、哪种药物可以与治疗发生相互作用（给患者一个清单）、要向医师报告的预警征象、从哪里可以得到更多的信息，如书及网站。

思考题：

1. 帕金森病最常见的症状有哪些？
2. 帕金森病患者症状波动的处理原则有哪些？
3. 异动症的处理原则有哪些？
4. 帕金森病患者常见的自主神经功能障碍有哪些临床表现？如何处理？

第三节　癫痫及癫痫综合征

学习要求：

1. 掌握癫痫的治疗原则、治疗策略及监护要点。
2. 熟悉癫痫的病因及发病机制、临床表现。
3. 了解癫痫的诊断要点。

癫痫（epilepsy）是大脑神经元突发性异常放电，导致短暂的大脑功能障碍的一种慢性疾病。由于异常放电神经元所涉及的部位不同，可表现为发作性的运动、感觉、自律神经、意识及精神障碍。它是多种原因引起的临床常见的病症之一。癫痫最主要的内科治疗是应用抗癫痫药控制癫痫发作。目前尚无对所有发作类型皆有效和能完全控制发作的抗癫痫药物。抗癫痫药只有控制发作的对症治疗效应，无消除病因和癫痫发生源的根治效应，故需长期应用。正规应用抗癫痫药才能提高疗效和减少不良反应。

一、病因和发病机制

癫痫的发病机制仍不清楚，但已知晓一些重要发病环节。目前有几种重要学说受到研究者们的关注。

1. 离子通道学说　癫痫的病变基础是神经元高度同步化异常放电，而离子异常跨膜运动则是异常放电的原因，后者的发生则与离子通道结构和功能异常有关，而离子通道功能异常的主要原因是调控离子通道的神经递质或调质功能障碍,离子通道蛋白和神经递质多数是以 DNA 为模板进行代谢的基因表型产物,因而,其异常往往与基因表达异常有关。

病因→基因异常→神经递质或调质异常→离子通道功能异常→离子异常跨膜运动→神经元异常放电→癫痫发作。

2. 异常网络学说 癫痫是一种慢性脑部疾病,国际抗癫痫联盟认为患者脑部存在着能导致癫痫反复发作的易感性是癫痫最为突出的病理生理特征。

癫痫异常网络学说认为:疾病会引起神经元坏死,坏死后病灶内残存的神经元、新生神经元及增生的胶质细胞将形成新的异常网络,当这种网络有利于癫痫形成并传播时就会导致癫痫的发生,而每一次癫痫的发作都有可能引起新的神经元坏死,重复上述过程,形成新的网络,加剧癫痫的发生,成为新癫痫发作的病因,导致癫痫反复发作的恶性循环。

脑损伤→神经元变性、坏死→异常网络形成→癫痫发作→新的神经元变性、坏死→新的异常网络形成→导致癫痫反复发作。

3. 脑电图上痫性放电与临床发作 单个神经元异常放电并不足以引起临床上的癫痫发作,只有当这种神经元异常放电进入到局部神经网络中,受到网络内兴奋性神经元的增益、放大,并增加到一定程度,通过脑电图记录到时,表现为脑电图上的痫性放电。当电流增加到足以冲破脑的抑制功能,或脑内对其抑制作用减弱时,就会沿"电阻"最小径路扩布,引起临床上的癫痫发作。现有研究资料支持脑电图上的痫性放电是以兴奋性谷氨酸为代表的脑内兴奋功能增强的结果,临床上的癫痫发作除兴奋功能增强外,还与 GABA 为代表的脑内抑制功能绝对或相对减弱有关。

4. 不同类型癫痫发作的可能机制 痫样放电被局限在一侧脑部网络内,临床上就表现为局灶性发作;痫性放电在双侧脑部网络内扩布则出现全面性癫痫;异常放电在边缘系统扩散,可引起复杂部分性发作;放电扩布到丘脑神经元被抑制,则出现失神发作。

二、临床表现

癫痫有两个特征,即脑电图上的痫样放电和癫痫的临床发作。不同类型的癫痫发作临床表现不同。

1. 癫痫的类型

(1)强直阵挛发作:特征为突然丧失意识,伴以躯干和四肢的肌肉伸直性强直性收缩(强直期),呼吸肌受累可出现"癫痫哭声"以及呼吸停止和面色青紫,其他相关肌肉受累可出现舌咬伤和尿失禁,此期患者血压增高、心率加快和流涎。肌肉强直性收缩持续短时间后出现短暂的肌肉松弛,随后变为短暂的肌肉强直性收缩和松弛交替发生（阵挛期），肌肉松弛期逐渐延长，最后肌肉强直性收缩停止，发作共持续数分钟。发作后（发作后期）患者可有短暂的意识不清和昏睡，此后可主诉头痛和肌肉酸痛，其他恢复如初。

（2）部分性发作：首发起源于一侧半球的局限范围内神经元放电。临床上有单纯部分性发作和复杂部分性发作。单纯部分性发作为局限性，此时意识清楚；而复杂部分性发作在发作时为双侧性发放，至少在双侧额、颞叶，此时意识状态出现不同程度的障碍。

（3）局限性运动症状发作：最常见于一侧口角及上肢，因其在运动皮质代表区最大，发作可严格限于局部，也可以从局部开始，最常见于一侧口角或手指，在发作过程中逐渐扩展至整个半身，称 Jackson 发作，但不应扩展至全身。如扩展至全身应称为部分性发作继发全面发作。

（4）躯体感觉或特殊感觉发作：临床上较少见，嗅幻觉较多见，视、听感觉发作可以是单纯的闪光、亮点、音调等，也可以是结构性幻觉，如成形的幻视和成为曲调的音乐，后者更为罕见。

（5）自动症：在轻度意识障碍或无知觉的情况下出现重复性固定的简单动作，如咀嚼、吞咽、咂嘴、搓手；也可以是原有动作的继续；少见的情况下出现一些似有目的的行为，如似在做家务事。也可以表现为语言自动症。

（6）失神发作：突然的活动中断，凝视，持续数秒，突然恢复，仍可继续原来的动作或谈话。

（7）肌阵挛发作：突然短暂闪电样肌肉收缩，可以为一块肌肉，一组肌肉，一个肢体或全身。常出现手中东西掉下或突然跌倒。每次发作持续时间很短不到 1 秒，但可以成串发作。

（8）失张力发作：肌张力突然低下，导致头下垂、下颌松弛、肢体下垂，可以缓慢倒地。

2. 癫痫综合征　症状性癫痫综合征因脑器质性病变造成，被认为是症状性癫痫，但病原尚未确定者称为隐源性癫痫综合征。

（1）大田原综合征（Ohtahara syndrome）：发病于小婴儿，半数以上发病在生后 1 个月以内。发作形式表现为角弓反张姿势的强直痉挛发作。脑电图表现为间隔 3~4 秒的慢波和棘波暴发。

（2）婴儿痉挛（West 综合征）：发病于 1 岁以内。以强直痉挛发作为特点。表现为快速头前屈、弯腰、两臂前伸或屈肘、双手握拳、下肢屈至腹部。发作期间脑电图为高度节律失调。

（3）Lennox-Gastaut 综合征：起病于 1~7 岁，3~5 岁为高峰。有三大特点：①同一病儿有多种发作形式，包括强直发作、不典型失神发作、失张力发作及肌阵挛发作;②智力进行性衰退;③脑电图表现为慢棘-慢复合波(1~2.5Hz)。

3. 癫痫持续状态 癫痫持续状态是在短时间内一系列重复性发作,两次发作间意识障碍不恢复或持续性发作超过5分钟。年发病率为41/10万~61/10万,1岁以内及65岁以上发病率最高。15%的癫痫患者曾有癫痫持续状态,10%~20%的儿童癫痫患者至少曾有1次癫痫持续状态。9%的癫痫儿童以持续状态为首发症状。

三、诊断和鉴别诊断

1. 诊断

(1) 病史及体检:详细的病史对诊断及分型是十分重要的。但在多数患者发作时有意识障碍,自己难以叙述发作时的病史。因此,患者亲属或目击者的叙述十分重要。尽可能请他们描述发作前、发作中以及发作后的详细细节,并请患者补充发作前的感受,这有助于判断是否有先兆以及发作后的症状。每次发作持续时间一般仅3~5分钟,不可能持续很长时间。每次发作的表现有助于判断是单一类型的发作还是有一种以上的发作类型,后者常见于儿童患者。此外发作频率、可能的诱因、家庭史都是必须要询问的内容。

详细的神经系统检查和全身体格检查有助于发现可能的病因。

(2)实验室检查:根据病史和体检提供的线索,做有针对性的实验室检查。

1)脑电图:脑电图检查是必需的。癫痫样波(棘波、尖波、棘慢复合波)可以作为癫痫的诊断依据,但必须结合临床。上述波形同样可见于非癫痫性疾病,甚至健康人。常规脑电图仅可在30%~40%的患者中发现癫痫样波。必要时应做24小时脑电图监测或录像脑电图监测,尤其是后者对癫痫的鉴别诊断及分型有重要价值。

2)神经影像学检查:CT、MRI、MRA可有助于发现癫痫的病因,但对癫痫本身的诊断无任何意义。

(3)病因诊断:癫痫可由多种病因引起,病因多是与年龄相关的,见表3-3-2。

表3-3-2 癫痫患者不同年龄组常见病因

年龄组	病因
新生儿及婴儿期	先天以及围产期因素(缺氧、窒息、头颅产伤)、遗传代谢性疾病、皮质发育畸形等
儿童以及青春期	特发性(与遗传因素有关)、先天以及围产期因素(缺氧、窒息、头颅产伤)、中枢神经系统感染、脑发育异常等
成人期	海马硬化、头颅外伤、脑肿瘤、中枢神经系统感染性疾病等
老年期	脑血管意外、脑肿瘤、代谢性疾病、变性病等

参考中国抗癫痫协会. 临床诊疗指南·癫痫病分册. 北京:人民卫生出版社,2015:18

但是,据统计,60%~70%的癫痫患者采用目前的检查手段并不能发现病因。

2. 鉴别诊断 脑电图上的痫样放电是癫痫重要的诊断佐证,同时尚需排除其他非癫痫性发作性疾病,如假性发作、惊厥性晕厥、高血压性脑病、热性惊厥、过度换气综合征、短暂性脑缺血发作等疾病。

四、治疗原则

癫痫最主要的内科治疗是应用抗癫痫药控制癫痫发作。目前尚无对所有发作类型皆有效和能完全控制发作的抗癫痫药物。抗癫痫药只有控制发作的对症治疗效应,无消除病因和癫痫发生源的根治效应,故需长期应用。其药物治疗应达到三个目的:控制发作或最大限度地减少发作;长期治疗无明显不良反应;使患者保持或恢复其原有的生理、心理和社会功能状态。

1. 癫痫未确诊前或仅发作 1 次,可以继续观察,不要开始应用抗癫痫药。

2. 癫痫的诊断和治疗应在专科医师指导下进行。

3. 抗癫痫药物应根据发作类型用药,不同的抗癫痫药有不同的抗发作机制,因此某种抗癫痫药只对某一种或某几种发作类型有效。

4. 单一药物治疗原则 单药治疗已是国际公认的用药原则,单药治疗至少有 65%以上的患者可以控制发作。其优点是:①避免药物间的相互作用;②不良反应少而且容易明确;③依从性好;④费用少;⑤可以提高生活质量。

5. 一线药物应作为首选抗癫痫药 一线药物包括丙戊酸钠、卡马西平、苯妥英钠和苯巴比妥等。当一线药单药治疗失败时,可选用 2 个甚或 3 个一线药物联合治疗。一线药联合治疗不能满意控制的患者很少,约 5%,这少数患者且多为 Lennox-Gastaut 综合征和 West 综合征等脑病患者。对这些少数被称作耐药癫痫或顽固性癫痫或难治性癫痫的患者,可选用二线药物与一线药联合应用或替代一线药单独使用。

6. 长期规则用药 为了保持稳态有效血药浓度,发挥最佳疗效,应长期规律用药。抗癫痫药治疗失败多是因用药不合理和不正规所造成,有条件时应测定所用药物的血浆浓度。

7. 抗癫痫药的应用需从小剂量开始,逐渐递增,一般约需时 1 周方可达到有效的血药浓度。

8. 应用抗癫痫药应了解最基本的药动学特点,包括半衰期、有效浓度范围、达峰浓度时间等(表 3-3-3)。这些与疗效、不良反应有密切关系。每次用药间隔时间应短于其半衰期,否则难以达到稳态有效浓度。只有用药时间超过 5 个半衰期才能达到稳态浓度,此时才能发挥最大疗效。判断一个抗癫痫药是否有效,需要观察 5 倍于过去发作平均间隔时间,如患者每月平均发作 2 次,至少应观察 2. 5 个月。

表 3-3-3 一线抗癫痫药的剂量、药动学及主要不良反应

药物	苯妥英钠	卡马西平	苯巴比妥	丙戊酸钠
成人初始量(mg)△	200	200	30	200
成人维持量(mg)○	300~500	600~1200	60~180	600~1800
儿童维持量(kg·d)○	4~12	10~20	2~6	10~40
半衰期(h)	7~42	25~65	50~144	6~20
有效浓度(μg/ml)	10~20	4~12	10~40	50~100
达峰浓度时间(h)	4~12	2~6	2~18	1~4(口服胶囊、普通片剂)、3~4(肠溶片)
治疗的血浆浓度(μg/ml)	10~20	4~12	10~40	50~100
主要不良反应	共济失调,视力模糊齿龈增生,镇静	共济失调,复视,肝损害,骨髓抑制,剥脱性皮炎	镇静,认知障碍	胃肠道功能紊乱,脱发,体重增加,肝中毒

注:△从小量开始逐渐增加剂量,直到维持量或最大有效剂量;○每个患者应有其本人的最佳剂量。

参考中华医学会.临床诊疗指南·神经病学分册.北京:人民卫生出版社,2006:147

9. 儿童、老年人和孕妇以及慢性疾病长期应用其他药物的患者,在选用抗癫痫药和使用剂量时,应按具体情况确定。

10. 随时观察和定期检测患者对药物的耐受性和不良反应,并作出相应的处理。

五、治疗策略

1. 药物治疗

(1)发作期的治疗:癫痫持续状态是一严重的紧急情况,需作出及时正确的处理,以减少其致残和死亡率。其原则为迅速控制抽搐,立即终止发作,首次药物要足量,选用奏效快、作用持续时间长、副作用小的药物,或先用起效快,然后与起效慢、作用维持时间长的药物配伍,发作控制后应给予足量的维持药物。

1）选择适当药物、迅速控制抽搐。

A. 地西泮：成人首次静脉注射10～20mg，按1～5mg/min缓慢静脉注射，直至发作停止或总量达20～30mg为止。有效而复发者，30分钟后可重复应用，或在首次用药后将地西泮80～100mg加入5%葡萄糖液500ml中缓慢静脉滴注，10～20mg/h。视发作情况控制滴注速度和剂量，24小时总剂量不超过120mg为宜。儿童剂量每次0.25～0.5mg/kg静脉推注，速度1mg/min，婴儿不超过每次2mg，幼儿不超过每次5mg，5～10岁每岁1mg，通常儿童一次用量不超过10mg。新生儿及婴儿亦可用地西泮，每次0.5～1mg/kg直肠给药。应同时注意有无抑制呼吸。因其作用时间较短，可同时给鼻饲苯妥英钠或肌内注射苯巴比妥钠。

B. 异戊巴比妥钠：成人用0.5g或5mg/kg，1～4岁儿童为0.1g，5岁以上为0.2g，以注射用水或生理盐水稀释，成人稀释成10ml，以50mg/min速度缓慢匀速静脉注射，直到抽搐停止后再追加50mg，剩余部分可行肌内注射，儿童稀释成5ml以1ml/min速度缓慢静脉注射。注射过程中需密切观察呼吸情况，如有抑制呼吸现象应立即停止注射，并做人工呼吸。

C. 苯妥英钠：成人按10～15mg/kg，儿童按15～20mg/kg，经生理盐水溶解后成人以50mg/min，儿童以1～3mg/（kg·min）速度缓慢静脉注射。有心律失常、呼吸功能障碍及低血压者慎用。其起效较慢（30～60分钟后），作用时间长（10～15小时），可以与地西泮配伍使用。

D. 苯巴比妥：本药起效慢，肌内注射后20～30分钟才起作用，需1～2小时后方达最高血药浓度。主要用于地西泮控制发作后作为长效抗癫痫药使用。成人每次0.2g，儿童每次4～7mg/kg，肌内注射，每4～6小时1次，24小时的总剂量小于35mg/kg。静脉给药时用生理盐水稀释，按5mg/kg，以30mg/min的速度静脉滴注。本药对脑水肿、脑缺氧有保护作用，但剂量过大时影响觉醒，并对肝、肾功能可能有影响。

E. 丙戊酸钠：成人400～800mg，3～5分钟静脉缓慢推注。可用至15mg/kg，剂量最大不超过2500mg/d。若原已口服丙戊酸钠或德巴金时，则应根据口服剂量酌减。可以0.5～1.0mg/（kg·h）速度持续或重复滴注。

F. 利多卡因：成人用1%的利多卡因10ml，以20mg/min速度匀速静脉注射。

G. 副醛：成人8～10ml、儿童0.3ml/kg，用植物油稀释后保留灌肠。

H. 10%水合氯醛：成人20～30ml、儿童0.3ml/kg保留灌肠。

I. 此外，还可用氯硝西泮静脉注射。上述方法仍不能控制时可用硫喷妥钠静脉注射或乙醚吸入麻醉控制发作。癫痫发作控制后应继续鼻饲或口服抗癫痫药。

2）减轻脑水肿：可用20%甘露醇、呋塞米或10%葡萄糖甘油利尿脱水，以减轻脑水肿。

3）其他：维持呼吸道通畅，注意循环功能，纠正水、电解质及酸碱平衡紊乱，控制高热及感染等。

（2）发作间歇期的处理

1）一线抗癫痫药物

A. 全面性强直阵挛发作、局限性发作伴有或不伴有继发性全面发作：可选用的有丙戊酸钠、卡马西平、苯妥英钠。

B. 失神发作、肌阵挛和失张力发作：丙戊酸钠。

C. 混合型发作：混合多种发作类型者宜选广谱抗癫痫药丙戊酸钠。

D. 苯巴比妥：WHO 在我国和其他发展中国家应用苯巴比妥临床试验，证实在医疗条件、经济和文化发展滞后的地区，应用苯巴比妥能增高癫痫患者接受治疗的百分率，是值得推广的药物。苯巴比妥也属广谱抗癫痫药，其不良反应有影响患儿的学习能力和增加多动症等。

2）二线抗癫痫药物：二线抗癫痫药的适应证：耐药癫痫发作。新开发的二线抗癫痫药有：氨己烯酸（vigabatrin）、拉莫三嗪（lamotrigine）、加巴喷丁（gabapentin）、托吡酯（topiramate）、噻加宾（tiagabine）、奥卡西平（oxcarbazepine）、唑尼沙胺（zonisamide）、司替戊醇（stiripentol）和左乙拉西坦（levetiracetam）。老药用为二线药的有：氯巴占（clobazam）、乙酰唑胺（acetazolamide）和氟桂利嗪（flunarizine）等。由于新二线抗癫痫药仍未证实疗效和不良反应优于一线药等，所以仍把二线药物列为一线药的辅加抗癫痫药。单药治疗有效的二线药物可作为一线药物治疗失败或不能耐受的替换药物。二线药物的疗效也是控制癫痫发作减少，对 Lennox-Gastaut 综合征和 West 综合征等脑病患者的智力进行性衰退等非癫痫发作症状无益。二线抗癫痫药的常用剂量和不良反应见表 3-3-4。

表 3-3-4 二线抗癫痫药的剂量和不良反应

药物	初始剂量（mg/d）	用药次数	递增剂量（mg）	维持剂量（mg）	不良反应
加巴喷丁	300	bid	300，间隔 24h	900~1800	嗜睡，头晕，复视，共济失调
拉莫三嗪	25	bid	25，间隔 2 周	100~200	皮疹，共济失调，眩晕，头痛，嗜睡
左乙拉西坦	1000	bid	500~1000，间隔 2 周	1000~4000	嗜睡，疲乏，头错，上呼吸道感染
奥卡西平	300	bid	300，间隔 1 周	600~2400	眩晕，构音障碍，复视，疲乏，嗜睡，恶心，呕吐，头痛，震颤，低钠血症

续表

药物	初始剂量（mg/d）	用药次数	递增剂量（mg）	维持剂量（mg）	不良反应
托吡酯	25~50	bid	25~50，间隔1周	100~200	体重减轻，头错，嗜睡，注意力不集中，疲乏，发热，肾结石

参考中华医学会.临床诊疗指南·神经病学分册．北京：人民卫生出版社，2006：148

在新二线抗癫痫药中，拉莫三嗪、托吡酯和左乙拉西坦与丙戊酸钠同属广谱抗癫痫药。氨己烯酸因其向心性视野缺损应作为最后选用的二线抗癫痫药。拉莫三嗪和奥卡西平对肌阵挛发作效果较好。老二线抗癫痫药氯巴占和乙酰唑胺当其他药物治疗失败时，对全面和局限发作有时有效，氟桂利嗪也用于治疗儿童获得性癫痫性失语（Landau Kleffner 综合征）。

以下汇总了癫痫和癫痫综合征不同发作类型的药物选择（表 3-3-5，表 3-3-6）。

表 3-3-5 癫痫药物的选择（依据 NICE、ILAE 指南）

发作类型	一线药物	添加药物	可考虑药物	可能加重发作的药物
全面强直阵挛发作	丙戊酸、拉莫三嗪、卡马西平、奥卡西平、左乙拉西坦	左乙拉西坦、托吡酯、丙戊酸、拉莫三嗪、氯巴占		
强直或失张力发作	丙戊酸	拉莫三嗪	托吡酯、卢非酰胺	卡马西平、奥卡西平、加巴喷丁、普瑞巴林
失神发作	丙戊酸、拉莫三嗪	丙戊酸、拉莫三嗪	氯硝西泮、氯巴占、左乙拉西坦、托吡酯、唑尼沙胺	卡马西平、奥卡西平、苯妥英钠、加巴喷丁、普瑞巴林
肌阵挛发作	丙戊酸、左乙拉西坦、托吡酯	左乙拉西坦、丙戊酸、托吡酯	氯硝西泮、氯巴占、唑尼沙胺	卡马西平、奥卡西平、苯妥英钠、加巴喷丁、普瑞巴林
局灶性发作	卡马西平、拉莫三嗪、奥卡西平、左乙拉西坦、丙戊酸	卡马西平、左乙拉西坦、拉莫三嗪、奥卡西平、加巴喷丁、丙戊酸、托吡酯、唑尼沙胺	苯妥英钠、苯巴比妥	

参考贾建平.神经病学.第 7 版.北京：人民卫生出版社．2013：310

表 3-3-6 癫痫综合征药物的选择

癫痫综合征	首选治疗方法及一线药物	二线药物	可能加重的药物
伴中央-颞部棘波的良性儿童癫痫	多数不需治疗，少数可用卡马西平、丙戊酸钠、拉莫三嗪、奥卡西平	托吡酯、左乙拉西坦	
伴枕叶阵发性放电的良性儿童癫痫	不需治疗，少数可用卡马西平、拉莫三嗪、奥卡西平	托吡酯、左乙拉西坦	
原发性阅读性癫痫	避开诱因，必要时可用丙戊酸钠、氯硝西泮		
部分性癫痫持续状态	地西泮、咪达唑仑		
良性家族性新生儿惊厥	不需治疗，必要时可用苯巴比妥、丙戊酸钠		
良性新生儿惊厥	不需治疗，必要时可用苯巴比妥、丙戊酸钠		
良性婴儿肌阵挛癫痫	丙戊酸		卡马西平、奥卡西平
儿童、青少年失神癫痫	丙戊酸钠、拉莫三嗪、乙琥胺		卡马西平、奥卡西平、苯妥英钠
青少年肌阵挛癫痫	丙戊酸钠、拉莫三嗪	左乙拉西坦、氯硝西泮	卡马西平、奥卡西平、苯妥英钠
觉醒时伴有全身强直阵挛性发作的癫痫	苯巴比妥		
婴儿痉挛症	类固醇	氯硝西泮、丙戊酸钠、托吡酯	卡马西平、奥卡西平
Lennox-Gastaut 综合征	丙戊酸钠、托吡酯、拉莫三嗪	氯硝西泮、左乙拉西坦	卡马西平、奥卡西平
肌阵挛-猝倒性癫痫	丙戊酸钠、托吡酯、氯硝西泮	拉莫三嗪、左乙拉西坦	卡马西平、奥卡西平

续表

癫痫综合征	首选治疗方法及一线药物	二线药物	可能加重的药物
肌阵挛失神发作性癫痫	乙琥胺	丙戊酸钠、拉莫三嗪	卡马西平、奥卡西平
早发性肌阵挛性脑病	药物治疗无效		
伴暴发抑制的早发性婴儿癫痫性脑病	苯巴比妥		
婴儿重症肌阵挛性癫痫	丙戊酸钠、托吡酯、氯硝西泮	左乙拉西坦	卡马西平、奥卡西平
慢性睡眠中持续棘-慢复合波癫痫	丙戊酸钠、拉莫三嗪、氯硝西泮	托吡酯、左乙拉西坦	卡马西平、奥卡西平
Landau-Kleffner 综合征	丙戊酸钠、拉莫三嗪	托吡酯、左乙拉西坦	卡马西平、奥卡西平

参考贾建平.神经病学.第 7 版.北京:人民卫生出版社.2013:311

(3)开始用药和终止用药

1)第一次癫痫发作开始用药:只有强直阵挛发作的第一次发作时需考虑开始用药,一般原则是:①先前有肌阵挛、失神或局限性发作的病史;②脑电图有癫痫样波;③存在先天性神经系统缺陷;④患者不愿再有发作,能排除因酒精和药物(如苯二氮䓬类)戒断等因素所致的偶发癫痫发作。

2)终止抗癫痫药:停用抗癫痫药目前还没有公认的标准,应视患者的具体病情决定。一般于发作完全控制后再继续按原剂量服用 2~3 年方可考虑停药,青少年肌阵挛癫痫以 5 年为宜,儿童良性癫痫 1 年即可。应逐渐停药,停药的过程为 0.5~1 年。停药后复发率为 20%~40%,多出现在停药后 2 年以内。

2. 外科治疗 20%~30%的癫痫患者经过长时间正规单药治疗或先后用两种抗癫痫药物达到最大耐受剂量,以及经过一次正规、联合治疗仍无效,可以考虑外科治疗。

(1)适应证:①正规充分抗癫痫药物单药或多药联合治疗 2 年以上,证明无效者;②影像学检查颅内有结构性病变,其部位是对患者脑功能影响不严重的区域可以进行手术治疗。

(2)禁忌证:①原发性癫痫;②病灶部位位于重要脑功能区如运动皮质、语言中枢;③智商低于 70;④进行性内科或神经系统病变;⑤病灶对侧半球功能障碍,包括记忆力、认知功能及心理功能。

六、监护要点

1. 开始用药前应做脑电图、血常规及肝、肾功能检查,作为基础记录。

2. 治疗过程中应定期随访,发作频繁者应每2周、一般患者应每月随访1次。应询问发作频率的增减、发作类型有无变化、是否有不良反应以及是否按医嘱服药。

3. 肝功能 每3个月测1次肝功能。丙戊酸钠有出现致死性肝中毒的可能,应每月测肝功能1次。

4. 血常规 应每3个月测1次。用卡马西平者偶致再生障碍性贫血的出现率为2/57.5万,应定期测全血细胞。

5. 脑电图 可每6个月检查1次。发作次数增多时应及时作脑电图检查。

6. 血药浓度 有条件的医院在下列情况可以测药物血浓度:①治疗开始估计已达到稳态血浓度时,作为基础;②确定依从性;③确定剂量相关的不良反应;④多药治疗加用或停用1种抗癫痫药时;⑤未能控制或治疗中发作增多者;⑥患者具有可能使药物浓度改变的情况时,如低蛋白血症、妊娠、肾功能不全、肝功能不全、胃肠道疾病等。

7. 监测患者的癫痫发作频率及特点 唯一的客观衡量抗癫痫药物有效性的指标是计算癫痫发作的频率。让患者制定一个癫痫发作日历,记录癫痫发作的次数及类型,每次就诊时交给医师,对癫痫发作的频率进行分析及登记。从患者或家庭成员处获取癫痫发作的病史,包括诱发因素和癫痫持续时间,尽可能地确认癫痫发作的基础病因并给予纠正。

8. 监测抗癫痫药物的急性及慢性不良反应 急性不良反应最好到诊室就诊,进行彻底的神经系统检查。指导患者如果出现镇静、共济失调、皮疹或其他问题,要立即报告。监测慢性不良反应,包括骨密度下降,对于服用苯妥英钠、苯巴比妥、卡马西平及丙戊酸钠的患者,每2年要进行一次骨密度的监测。评估患者对药物的不良反应,静脉注射部位渗出以及过敏反应。确定患者目前正在服用的药物之间是否存在相互作用。严格观察药物的不良反应,定期检查血、尿常规、肝功等。

9. 确保患者对药物及接受护理的依从性。

10. 地西泮大剂量使用可能导致共济失调、震颤(多见于老年人),老年人的中枢神经对地西泮也较敏感,静脉注射可出现呼吸暂停、低血压、心动过缓甚至心跳停止,使用时应注意观察。

11. 同时患糖尿病的癫痫患者使用苯妥英钠期间应测定尿糖量,儿童及老年患者应经常做血药浓度测定。

12. 丙戊酸钠可抑制苯妥英钠、苯巴比妥、扑米酮、氯硝西泮和拉莫三嗪的代谢，易使其中毒，合用时应注意调整剂量。与卡马西平合用时，可使两者的血药浓度和半衰期降低，故需监测血药浓度以决定是否需要调整用量。与阿司匹林或双嘧达莫合用，可因减少血小板凝聚而延长出血时间，亦可增强抗凝药和溶栓药的作用，同时出血的危险性将增加。因丙戊酸钠可引起出血时间延长或增加中枢神经抑制药的作用，故在外科手术或其他急症治疗时应注意。

13. 卡马西平与对乙酰氨基酚合用（尤其是单次超量或长期大量使用）时，可增加肝脏中毒的危险。与某些利尿药合用（氢氯噻嗪、呋塞米）可引起低钠血症，使用时应注意检测肝功能及离子浓度。

14. 乙琥胺与卡马西平合用时，卡马西平可降低乙琥胺血药浓度，与丙戊酸钠合用时可使乙琥胺的血药浓度升高而导致中毒。乙琥胺可诱发强直阵挛发作。有时可引起肝、肾损害，用药时需注意检查血象及肝肾功能。

思考题：

1. 请问癫痫持续状态的定义是什么？首选治疗药物是什么？
2. 请说出4种一线抗癫痫药物的有效浓度范围及主要不良反应。
3. 请说出5种二线抗癫痫药物的名称。
4. 请问终止抗癫痫药物治疗的原则是什么？

第四节 周围神经疾病

学习要求：

1. 掌握特发性面神经麻痹、急性炎性脱髓鞘性多发性神经病的治疗原则、治疗策略及监护要点。
2. 熟悉特发性面神经麻痹、急性炎性脱髓鞘性多发性神经病的病因及发病机制、临床表现。
3. 了解特发性面神经麻痹、急性炎性脱髓鞘性多发性神经病的诊断要点。

周围神经疾病（peripheral neuropathy）是指周围运动、感觉和自主神经的结构和功能障碍。治疗周围神经病，首先需明确诊断并治疗病因。其次是对症治疗，如应用止痛药物以及促进神经功能恢复的药物如维生素B族等。理疗和体疗是恢复期重要的措施，有助于预防肌肉挛缩和关节畸形。

一、特发性面神经麻痹(贝尔麻痹)

特发性面神经麻痹(idiopathic facial palsy)又称贝尔(Bell)麻痹,是指病因不明的、面神经管内面神经的急性非化脓性炎症所致的单侧周围性面神经麻痹。约80%患者可在数周或1~2个月内恢复,1周内味觉恢复提示预后良好。不完全性面瘫1~2个月可恢复或痊愈。年轻患者预后好,老年患者伴乳突疼痛或合并糖尿病、高血压、动脉硬化、心肌梗死等预后较差。完全性面瘫患者一般需2~8个月甚至1年时间恢复,且常留有后遗症。

(一) 病因和发病机制

长期以来认为本病与视神经病毒感染有关。受凉或上呼吸道感染后发病,可能是茎乳孔内的面神经急性病毒感染和水肿所致神经受压或局部血液循环障碍而产生面神经麻痹。多数人认为,本病亦属一种自身免疫反应。部分患者可由带状疱疹病毒引起膝状神经节炎。

(二) 临床表现

1. 一般情况　各种年龄均可发病,但以青、壮年多见,特别是有糖尿病、高血压、多发性硬化、孕妇及围生期患者的患病率更高。病前常有受寒或感冒、疲劳史。

2. 面神经管综合征　贝尔麻痹的主要临床表现是面部表情肌无力,严重程度各异。严重的病例除面肌完全瘫痪外,还可表现为全部或部分如下的神经管综合征的症状和体征:

(1)面部表情肌麻痹:表现为病侧额纹变浅或消失,不能做皱额和蹙眉等动作。眼轮匝肌麻痹,眼裂变大,闭合不全或不能,令其闭眼时眼裂不能闭合,眼球向上外方能转动,露出白色巩膜,称为贝尔(Bell)现象。由于口轮匝肌和面颊肌麻痹,病侧鼻唇沟变浅,口角下垂,示齿时口角歪向健侧,鼓腮漏气,漱口漏水,吹口哨不能,咀嚼时食物常滞留于齿颊之间。

(2)岩浅大神经受累:病侧泪腺分泌减少,角膜干燥。这是因膝状神经节以上受累所致。

(3)鼓索神经受累:病侧舌前2/3味觉丧失,唾液分泌减少。这是因茎乳孔以上受累所致。

(4)镫骨肌神经受累:病例听觉过敏和(或)耳鸣,听反射异常。这是因镫骨肌分支以上受累所致。

(三) 诊断和鉴别诊断

1. 根据贝尔麻痹的临床表现,并能排除中枢性面神经麻痹、Rarrlsay-Hunt综合征、中耳和乳突感染、脑桥病变和急性炎性脱髓鞘性多发性神经炎,即可作出诊断。

2. 实验室检查　当病史、体格检查及病情演变过程不符合贝尔麻痹病情时，应选择必要的实验室检查项目等，以排除颅内病因所致的面神经瘫。

（四）治疗原则

特发性面神经麻痹的治疗，以改善局部血液循环，减轻面神经水肿，缓解神经受压，促进神经功能恢复为主。

（五）治疗策略

特发性面神经麻痹（贝尔麻痹）通常没有明确的病因，可能是免疫反应，或者是激活了潜伏在面神经的单纯疱疹或带状疱疹病毒所致，结合2013年美国贝尔麻痹临床实践指南推荐治疗原则和一些临床专家意见推荐治疗原则为：

1. 对于16岁及以上贝尔麻痹患者，症状产生72小时内，给予口服激素治疗。

2. 对贝尔麻痹患者，症状产生72小时内，除激素外，还可给予口服抗病毒治疗。

3. 同时也可以酌情考虑给予一些其他药物，比如：维生素B族药物（$VitB_{12}$、$VitB_1$）、地巴唑等。

具体治疗药物为：

（1）急性期应尽早使用肾上腺素皮质激素类药物。可用泼尼松10mg，口服，每日3次；或地塞米松0.75mg，口服，每日3次，7~10天。基于面神经炎症和水肿的病理改变，临床上一直应用激素治疗贝尔麻痹，但在应用激素的疗效、剂量及途径方面存在不同意见。

（2）维生素B_1 100mg、维生素B_{12} 250~500μg，肌内注射，每日1~2次；或甲钴铵500μg，肌内注射，隔日1次替代维生素B_{12}。

（3）对贝尔麻痹患者，症状产生72小时内，疑由病毒感染所致的，应尽早使用阿昔洛韦200mg，每日5次，口服，至少10天，有过敏史者慎用，有肾功能不全者禁用。

（4）选用1~2种改善周围血液循环功能的药物。

（5）有文献报道，早期使用神经生长因子有利于贝尔麻痹者神经的恢复。

4. 其他辅助治疗。

（1）注意眼部卫生，应给予消炎眼药水或眼膏，滴眼或涂眼保护性眼罩，以预防暴露性角膜炎。

（2）物理治疗方法的选择宜个体化。早期以红外线透热最常用。

（3）运动疗法包括增进病侧面肌运动，限制健侧面肌牵拉，可采用增强肌力训练、自我模仿训练和按摩疗法等治疗。

(4)发病2周后一般采用低频脉冲电疗和针灸治疗,一旦面肌麻痹恢复或基本恢复后,必须停止治疗。

(5)不推荐采用手术治疗,而对于病后半年至1年内仍恢复较差者,可酌情施行神经吻合术。后遗有面肌痉挛者,可用肉毒素局部注射治疗。

(六)监护要点

1. 近期使用巴比妥酸盐、卡马西平、苯妥英、扑米酮或利福平等药物,可能会增强代谢并降低全身性皮质激素的作用,相反,口服避孕药或利托那韦可以使皮质激素的血药浓度升高。

2. 糖皮质激素的不良反应与用药品种、剂量、疗程、剂型及用法等明显相关,在使用中应密切监测不良反应。糖皮质激素的使用过程中,还应该注意停药反应和反跳现象。

3. 对于特殊人群的监护

(1)儿童糖皮质激素的应用:儿童长期应用糖皮质激素更应严格掌握适应证和妥当选用治疗方法。应根据年龄、体重(体表面积更佳)、疾病严重程度和患儿对治疗的反应确定糖皮质激素治疗方案,更应注意密切观察不良反应,以避免或降低糖皮质激素对患儿生长和发育的影响。

(2)妊娠期妇女糖皮质激素的应用:大剂量使用糖皮质激素者不宜怀孕。孕妇慎用糖皮质激素。特殊情况下临床医师可根据情况决定糖皮质激素的使用,例如慢性肾上腺皮质功能减退症及先天性肾上腺皮质增生症患者妊娠期应坚持糖皮质激素的替代治疗,严重的妊娠疱疹、妊娠性类天疱疮也可考虑使用糖皮质激素。

(3)哺乳期妇女糖皮质激素的应用:哺乳期妇女应用生理剂量或维持剂量的糖皮质激素对婴儿一般无明显不良影响。但若哺乳期妇女接受中等剂量、中程治疗方案的糖皮质激素时不应哺乳,以避免经乳汁分泌的糖皮质激素对婴儿造成不良影响。

4. 严重的面神经炎由于眼睑闭合不能、瞬目动作及角膜反射消失,使角膜长时间外漏,易导致眼内感染,特别是角膜损害。因此,不宜吹风和持续用眼,外出或睡眠时使用眼罩或眼膏保护角膜。

二、急性炎性脱髓鞘性多发性神经病

急性炎症性脱髓鞘性多发性神经病(acute inflammatory demyelinating polyneuropathy,AIDP)[吉兰-巴雷(Guillain-Barre)综合征(简称GBS)],是目前导致全身性瘫痪较常见的疾病,发生于世界各地,无明显季节性,以青壮年和儿童多见。本病具有自限性,预后较好。瘫痪多在3周后开始恢复,多数2个月至1年内恢复正常，约10%患者患有较严重后遗症。年龄大于60岁，病情进展迅速并需要辅助呼吸与运动神经波幅降低是预后不良的危险因素。

（一）病因和发病机制

病因未明，目前认为本病是一种自身免疫性疾病，由于病原体（病毒、细菌）的某些组分与周围神经髓鞘的某些组分相似，机体免疫系统发生了错误识别，产生自身免疫性T细胞和自身抗体，并针对周围神经组分发生免疫应答、引起周围神经髓鞘脱失。

（二）临床表现

1. 一般情况

（1）发病年龄可发生于任何年龄，我国以儿童及青壮年较多。

（2）发病季节四季散发，我国夏秋季多见。

（3）发病地区农村多见。

（4）病前诱因：病前1~4周常有感染史，如上呼吸道、胃肠道感染史、疫苗接种史、手术史等。

2. 发病形式　急性或亚急性起病，多数患者发病2~4周内病情达到高峰。

3. 神经系统表现

（1）运动障碍：四肢大致对称性弛缓性无力，多数患者自双下肢开始，逐渐上升，或四肢同时无力，四肢远端常较重，可波及躯干肌。严重患者可累及支配肋间肌及膈肌的神经，导致呼吸肌麻痹。

（2）脑神经障碍：30~53%的患者可有脑神经麻痹。成人以双侧面神经麻痹常见，依次为咽喉肌麻痹、眼肌麻痹和舌肌麻痹。儿童以舌咽、迷走神经麻痹常见。外展、动眼、舌下、副及三叉神经皆可受累。

（3）感觉障碍：大约80%的患者有感觉障碍。

（4）自主神经系统功能障碍：2/3的患者可有交感神经及副交感神经功能不全的症状，如心动过速、体位性低血压或血压增高、面部潮红、全身发热、腹部压迫感、出汗异常。括约肌一般不受影响，因卧位和腹肌无力，偶有暂时性排尿困难甚至尿潴留。

4. 病程与预后　一般起病后症状迅速发展，约半数患者2周内达高峰，可在2~3天内使原来健康的人变得卧床不起，当症状达到高峰时，有2/3的患者不能独立行走，甚至需要人工辅助呼吸。通常在症状稳定1~4周后开始恢复。AIDP的危险性较高，在条件完备的医院即使经过积极的免疫治疗，仍可有近20%的患者一直存在严重失能，大约5%的患者死亡，主要死亡原因是呼吸窘迫综合征、严重的自主神经功能障碍（通常会导致血压、心率剧烈变化）、辅助呼吸意外以及感染和心肺功能衰竭。该病康复速度和程度变化不定，预后难以预测。

（三）诊断和鉴别诊断

1. 诊断

(1)临床症状:①病前1～4周有感染史,起病时无发热;②急性或亚急性起病;③四肢大致对称性弛缓性瘫痪,腱反射消失或减退(但是大约10%的患者反射正常,甚至反射活跃);④感觉功能多正常或轻度异常;⑤可伴有脑神经损害、呼吸肌麻痹、自主神经功能障碍,但括约肌功能多正常;⑥少数患者可累及中枢神经系统,表现为生动梦境(vivid dreams)、幻觉或精神障碍。患者康复时可消失。

(2)脑脊液检查:典型的脑脊液改变是蛋白-细胞分离现象。

(3)电生理检查:早期肢体远端的运动神经传导速度可正常,但此时F波的潜伏期已延长,随着病情的发展多数患者的运动神经传导速度明显减慢,常超过60%～70%,波幅可正常。

(4)心电图检查:部分患者可有窦性心动过速,T波低平甚至倒置。

(5)其他检查:有条件者可作抗神经节苷脂抗体、粪便培养空肠弯曲杆菌以及抗空肠弯曲杆菌、巨细胞病毒、E-B病毒等的抗体检查。

2. 鉴别诊断　需要鉴别的疾病包括脊髓炎、周期性瘫痪、多发性肌炎、脊髓灰质炎、重症肌无力、急性横纹肌溶解症、白喉神经病、莱姆病、卟啉病周围神经病、癔症性瘫痪以及中毒性周围神经病。

（四）治疗原则

GBS的治疗关键是加强护理及并发症的预防和处理。

（五）治疗策略

1. 保持呼吸道通畅和维持呼吸功能。

2. 舌咽、迷走神经麻痹患者因有延髓麻痹,宜及早应用细的鼻饲管,以免食物误入气管而至窒息或肺部感染,如病情允许,进食时和进食后30分钟宜取坐位或半坐位,喂食后用温开水把鼻饲管冲洗干净。

3. 药物治疗原则与策略

(1)血浆交换疗法:直接去除血浆中致病因子如抗体。每次交换血浆量按40ml/kg或1～1.5倍血浆容量计算,血容量恢复主要依靠5%人血白蛋白。轻度、中度和重度患者每周应分别做2、4和6次。主要禁忌证是严重感染、心律失常、心功能不全和凝血功能异常。

(2)大剂量丙种球蛋白(IVIG):静脉滴注丙种球蛋白0.4g/(kg·d),连用5天。

(3)其他免疫抑制剂:对激素治疗无效者,有报道可用此类药物连续治疗2周。

1）环磷酰胺：成人每次200mg，溶于10%葡萄糖溶液40ml同时加入维生素B_6 100mg，静脉注射，每日1次或隔日1次，20次为1个疗程，总量4000mg。其主要副作用为脱发、骨髓抑制、肝脏损害、出血性膀胱炎及男性不育等。

2）硫唑嘌呤：成人每日100～150mg，分3次口服，疗程视治疗反应及毒性作用而定，治疗时应监测外周血象。

（4）肾上腺皮质激素：AIDP患者不宜首先推荐应用大剂量激素治疗。但对于医院现有设备缺乏而无法进行血浆置换或因经济条件不能使用免疫球蛋白时，糖皮质激素治疗仍然不失为一种治疗选择，规范的肾上腺皮质激素临床试验未能证实肾上腺皮质激素治疗GBS的疗效，应用甲基泼尼松龙治疗GBS也未发现优于安慰剂对照组。另外，急性期应用糖皮质激素可减轻神经根水肿，缓解疼痛症状。关于糖皮质激素对本病的疗效还有待进一步证实。

（5）神经营养药物：B族维生素、加兰他敏等药物。

（6）抗感染治疗。

4. 康复治疗　应保持瘫痪肢体于功能位，经常被动活动，尤其防止足下垂。肌力开始恢复时应及时主动和被动结合，活动宜早，在力所能及的情况下尽量活动。可配合针灸、按摩及理疗。

（六）监护要点

1. GBS的主要危险是呼吸肌麻痹，需要保持呼吸道通畅。当有呼吸肌麻痹和吸氧困难时，应尽早行气管切开和人工辅助呼吸。

2. 免疫球蛋白过敏或先天性IgA缺乏者禁用免疫球蛋白。发热、面红为免疫球蛋白常见的不良反应，减慢输液速度可减轻。偶有无菌性脑膜炎、肾衰、脑梗死报道，这可能与血液黏稠度增高有关。

3. 告知既往患有高血压及高血脂病的患者，这些疾病不加以控制会对血管和神经带来慢性损害，需按医嘱坚持服用降压药、降脂药，并注意自我监测，病情有变化随时就诊。注意休息，避免劳累、感冒，适度锻炼。

4. 心理疏导　指导患者正确面对疾病，克服焦躁和悲观的情绪。嘱家人多给予鼓励，积极治疗，加强康复锻炼。

5. 用药时应定期监测血常规、血生化等指标，评估肝肾功能变化。

思考题：

1. 简述特发性面神经麻痹的治疗原则。
2. 简述急性炎症性脱髓鞘性多发性神经病的药物治疗原则与策略。
3. 简述急性炎症性脱髓鞘性多发性神经病的监护要点。

第五节 中枢神经系统感染

学习要求:

1. 掌握中枢神经系统感染(病毒性脑膜炎、细菌性脑膜炎、结核性脑膜炎)的治疗原则、治疗策略及监护要点。

2. 熟悉中枢神经系统感染(病毒性脑膜炎、细菌性脑膜炎、结核性脑膜炎)的病因及发病机制、临床表现。

3. 了解中枢神经系统感染(病毒性脑膜炎、细菌性脑膜炎、结核性脑膜炎)的诊断要点。

中枢神经系统感染性疾病是病原微生物侵犯中枢神经系统的实质、被膜及血管等引起的急性或慢性炎症性(或非炎症性)疾病。这些病原微生物包括病毒、真菌、螺旋体、寄生虫、立克次体和朊蛋白等。中枢系统感染临床少见,但表现极其严重。大脑皮层和脊髓被颅骨和脊髓管所包绕。当中枢存在炎症、水肿时就会造成破坏性后果,即导致组织梗死,继而引起神经系统后遗症或者死亡。本章选取发病率或致死率较高的病毒性脑膜炎、细菌性脑膜炎以及结核性脑膜炎做介绍。

一、病毒性脑膜炎

中枢神经系统病毒感染往往是其他组织和器官先行感染的最后结果,在神经系统受累之前常有神经外病毒复制期。病毒性脑膜炎(virus meningitis)是由各种不同病毒所致的一种软脑膜炎性疾病,可伴有脉络膜炎,脑实质受损较轻。

(一)病因和发病机制

病毒进入神经系统及相关组织引起的炎性或非炎性改变。能够引起神经系统感染的病毒很多,主要有肠道病毒、单纯疱疹病毒、腺病毒等。85%~95%病毒性脑膜炎由肠道病毒引起。主要经过粪-口途径传播,少数通过呼吸道分泌物传播。单纯疱疹病毒是第二种常见病原体主要经过密切接触和性接触传播,也可通过飞沫传播。大部分病毒在消化道发生最初感染,病毒经过肠道入血,产生病毒血症,再经脉络丛进入脑脊液侵犯脑膜,引发脑膜炎症改变。

(二)临床表现

1. 本病以夏秋季节为高发季节,在热带和亚热带地区可终年发病。儿童多见,成年人可以发病。

2. 多为急性起病，一般为数小时，出现病毒感染的全身中毒症状：发热（38～40℃）、畏光和眼球运动疼痛、肌痛、食欲减退、腹泻和全身无力等，并可伴有剧烈头痛、呕吐和轻度颈强直等脑膜刺激征。可有一定程度的嗜睡和易激惹，但易被唤醒，唤醒后言语仍保持连贯。若出现更严重的神志障碍或神经系统局限性体征或癫痫发作，则意味着脑实质受侵犯，应诊断为脑膜脑炎。

3. 病毒性脑膜炎病后几天后开始恢复，多数2周内痊愈。少数患者的不适和肌痛可持续数周。

4. 某些病毒所致的非脑膜炎特定的临床表现有：皮疹多见于肠道病毒；咽黏膜灰色水疱疱疹咽炎见于A组柯萨奇病毒；胸膜痛、心内膜炎等是B组柯萨奇病毒感染的特征；腮腺炎、睾丸炎和胰腺炎是腮腺病毒感染的特征。

（三）诊断和鉴别诊断

1. 诊断

（1）临床症状：急性起病的全身感染中毒症状、脑膜刺激征、血白细胞数不增高等。

（2）脑脊液检查：腰穿脑脊液压力正常或轻度增高。外观无色清亮，细胞数增多达（10～500）$\times10^6$/L，也可高达1000$\times10^6$/L，早期以多形核细胞为主，8～48小时后以淋巴细胞为主，蛋白可轻度增高，糖正常。

（3）病毒学检查：脑脊液的病毒分离或培养可确诊，但临床意义非常有限。

（4）病毒PCR：在脑脊液中检测各种病毒核酸有极高的敏感性和特异性，可用于早期诊断，有临床意义。

2. 鉴别诊断　需与可导致脑膜感染的其他疾病相鉴别，如：细菌性脑膜炎、结核性脑膜炎、隐球菌性脑膜炎等疾病。

（四）治疗原则

1. 本病是自限性疾病，除了抗病毒治疗外，主要是对症治疗。

2. 抗病毒治疗可以缩短病程和减轻症状，阿昔洛韦可治疗单纯疱疹脑膜炎。

3. 对症治疗　严重头痛可用镇痛药，癫痫发作可以用抗癫痫药物等。

4. 支持疗法　让患者卧床休息、降低体温和营养支持。

5. 密切监护患者，防治并发症的发生。

（五）治疗策略

1. 抗病毒制剂　对疱疹性病毒，可选用的药物有阿昔洛韦、更昔洛韦、伐昔洛韦及膦甲酸。

2. 大剂量免疫球蛋白静脉滴注　可暂时缓解慢性肠道病毒脑膜炎的病情，疑为肠道病毒感染应关注粪便处理。

3. 严重头痛者可用镇痛药；颅内压增高者可用甘露醇、呋塞米等脱水剂；癫痫发作者选用地西泮 10～20mg，静脉滴注，或苯巴比妥钠 0.2g，肌内注射等；高热者采用降温措施。

4. 肾上腺皮质激素　现普遍认为肾上腺皮质激素能抑制宿主的免疫力，故不主张常规使用。由于激素能减轻中毒症状、脑水肿和脑实质的损害，当有严重颅高压时可考虑短期使用。

（六）监护要点

1. 评估患者的症状、体征及脑脊液检查情况，诊断是否为病毒性脑膜炎。

2. 密切监护患者病情发展，必要时给予支持治疗，包括补充水、电解质，给予解热、镇痛及抗癫痫等对症治疗。

3. 若选择阿昔洛韦进行抗病毒治疗，因阿昔洛韦静脉滴注 2 小时后，尿中药物浓度最高，此时应让患者多饮水，以防止药物在肾小管内沉积。

4. 监控药物不良反应、药物过敏反应及药物间相互作用。

5. 监测患者的疗效（如临床症状、体征及实验室数据）和并发症的出现情况，包括癫痫发作和听力缺失。

6. 安排患者出院后随诊。治疗结束后几个月持续监测神经系统后遗症，并对患者及其家属进行疾病方面的宣教。可能出现的严重神经系统并发症包括：听力丧失、偏瘫、四肢瘫、肌张力增高、共济失调、癫痫发作、精神发育迟滞、学习障碍、阻塞性脑积水。

7. 评估患者是否可以在门诊完成静脉治疗。如果是门诊治疗的患者，对患者及其家人强调密切随访及用药的依从性是非常重要的。

二、细菌性脑膜炎

细菌性脑膜炎引起脑膜、脊髓膜和脑脊液化脓性炎性改变，又称急性化脓性脑膜炎，多种细菌如流感嗜血杆菌（haemophilusinfluenzae）、肺炎链球菌（streptococcus pneumoniae）、脑膜炎双球菌或脑膜炎奈瑟菌（Neisseria meningitidis）为最常见的引起急性脑膜炎的细菌，早期诊断、正确的抗菌治疗是提高治愈率、降低病死率、减少后遗症的关键。

（一）病因和发病机制

1. 病原学　引起细菌性脑膜炎的病原菌与发病场所、年龄、患者的病理生理状况等有关。大部分社区获得性细菌性脑膜炎最常见的病原菌为：肺炎链球菌、脑膜炎奈瑟菌、流感嗜血杆菌、B 组链球菌及李斯特菌。医院获得性细菌性脑膜炎，易发生于颅脑术后引流。脑部医用装置者。病原菌可为金黄色葡萄球菌、凝固酶阴性葡萄球菌、需氧革兰阴性杆菌（包括铜绿假单胞菌）。

2. 发病机制正常情况下，人体存在血脑屏障，具有保护脑组织免受细菌和其他病原菌入侵的功能。当血脑屏障受到破坏或病原菌数量多、毒力强，细菌可侵入脑膜及脑脊液中，由于脑脊液缺乏有效的免疫防御，细菌可以大量繁殖。随着细菌的增殖，细菌壁及某些炎症反应的细胞因子刺激血管内皮细胞，促使中性粒细胞进入中枢系统，诱发一系列脑膜的炎性病理改变。

细菌入侵途径有血源、直接扩散、上行性及经脑脊髓液通路入侵。血源途径是指病原菌由肺部、鼻咽部侵入血液循环形成菌血症或血流感染，最后到达脑膜。直接扩散途径常见于开放性颅脑外伤，感染灶可通过炎症破坏骨板鳞缝从颅外向颅内直接扩散，或慢性中耳炎、乳突炎以及鼻窦炎等邻近组织的感染灶通过内耳、内淋巴直接侵犯脑膜。上行性途径是继发于海绵窦的血栓性静脉炎通过逆行途径导致脑膜炎。经脑脊液入侵常见于腰椎穿刺操作时，将病原菌直接接种于蛛网膜下腔导致脑膜炎症。

（二）临床表现

1. 呈急性或暴发性发病，病前常有上呼吸道感染、肺炎和中耳炎等其他系统感染。

2. 感染症状　发热、寒战等。

3. 颅内压增高　表现为剧烈头痛、恶心、呕吐和畏光，严重时出现不同程度的意识障碍，如嗜睡、精神错乱或昏迷。

4. 脑膜刺激症状　表现为颈强直、Kernig 征和 Brudzinski 征阳性。但婴幼儿和老年人脑膜刺激征可表现不明显或完全缺如。婴幼儿临床只表现为发热、易激惹、昏睡和喂养不良等非特异性感染症状。老年人可因其他系统疾病掩盖脑膜炎的症状，须高度警惕。

5. 其他特殊症状　部分患者有可出现比较特殊的临床特征，如：脑膜炎双球菌脑膜炎（又称流行性脑脊髓膜炎），可出现皮疹，开始为弥散性红色斑丘疹，迅速转变成皮肤瘀点。

（三）诊断和鉴别诊断

1. 诊断

（1）根据患者呈急性或暴发性发病，表现为高热、寒战、头痛、呕吐、皮肤瘀点或瘀斑等全身性感染中毒症状，颈强直及 Kernig 征等，可伴动眼神经、展神经和面神经麻痹，严重病例出现嗜睡、昏迷等不同程度的意识障碍，脑脊液培养发现致病菌方能确诊。

（2）腰椎穿刺和脑脊液检查：是细菌性脑膜炎诊断的金指标，可判断严重程度、预后及观察疗效，腰椎穿刺对细菌性脑膜炎几乎无禁忌证，相对禁忌证包括严重颅内压增高、意识障碍等。典型 CSF 为脓性或浑浊外观，细胞数（1000～

10 000)×10^6/L,早期中性粒细胞占85%~95%,后期以淋巴细胞及浆细胞为主。蛋白增高,可达1~5g/L。糖含量降低,氯化物亦常降低,致病菌培养阳性,革兰染色阳性率达60%~90%,有些病例早期脑脊液离心沉淀物可发现大量细菌,特别是流感杆菌和肺炎球菌。

(3)血常规:白细胞明显增高。

(4)头颅CT或MRI等影像学检查:早期可与其他疾病鉴别,后期可发现脑积水(多为交通性)、静脉窦血栓形成、硬膜下积液或积脓、脑脓肿等。

2. 鉴别诊断　需与可导致脑膜感染的其他疾病相鉴别,如:细菌性脑膜炎、结核性脑膜炎、隐球菌性脑膜炎等疾病。

(四)治疗原则

1. 抗感染治疗

(1)选用易透过血脑屏障的抗菌药物。

(2)选用杀菌剂及联合治疗:由于细菌性脑膜炎患者脑脊液中乳酸明显增多,pH降低,蛋白量增高使抗菌药物的游离浓度减少,抗菌活性降低,单药治疗未能显示良好的疗效,因此需要两种药物联合应用。

(3)尽早制定最佳治疗方案,初步诊断为细菌性脑膜炎时应尽早开始经验治疗。

(4)根据药动学/药效学特点选用抗菌药物:细菌性脑膜炎的临床疗效与抗菌药物在感染部位的有效浓度密切相关。

(5)疗程:细菌性脑膜炎的疗程因不同病原菌而异。具体疗程见治疗策略。

(6)部分患者在抗感染早期(2~4天)需要合用小剂量激素。

(7)部分脑脓肿患者除积极抗菌治疗外,尚需手术引流。

2. 肾上腺皮质激素治疗　现普遍认为肾上腺皮质激素能抑制宿主的免疫力,故不主张常规使用。由于激素能减轻中毒症状、脑水肿和脑实质的损害,当有严重的毒血症症状、颅内高血压或有颅内粘连者,可短期使用激素,如地塞米松10~20mg/d,连用3~5天。

3. 对症治疗　对明显颅内压力增高者,可选用高渗性脱水剂。如20%甘露醇每次125~250ml,分3~4次静脉滴注,还可配合应用呋塞米40~100mg,分2次静脉滴注。高热者可应用物理降温或解热剂治疗。反复惊厥者,可选用苯巴比妥钠(0.2g,肌内注射)、地西泮(20mg,静脉滴注)或10%水合氯醛(20~30ml,肌内注射)等镇静药。出现败血症者应注意加强抗休克和纠正酸中毒等方面的治疗。出现DIC者须及时给予肝素等治疗。

4. 颅内并发症的治疗　脑室炎病例除全身应用抗生素外,应行脑室引流、冲洗,并向脑室内注入抗生素。脑脓肿患者需加大抗生素用量,必要时可手术清除脓肿。硬膜下积液、积脓者可行硬膜下穿刺抽液。对严重梗阻性脑积水患者可行脑室引流或分流术。

5. 原发病的治疗　如中耳炎、乳突炎、筛窦炎及脑脊液鼻漏等均须采取相应治疗。

（五）治疗策略

细菌性脑膜炎重点在抗菌治疗上，这里主要讲下抗菌治疗的策略。

对脑脊液涂片未能找到致病菌的患者，可根据病史、年龄及体征初步估计致病菌而给予适当治疗。婴儿多为革兰阴性杆菌、葡萄球菌及链球菌感染。幼儿以流感嗜血杆菌最多，其次为肺炎链球菌及脑膜炎双球菌。多次复发性脑膜炎为肺炎链球菌感染。成人往往以肺炎链球菌及脑膜炎双球菌最多。

病原未明者于确诊后须尽早选用广谱抗生素。头孢三代及四代抗生素多为广谱抗菌，透过血脑屏障的能力强，抗菌谱广，可考虑优先选用。社区获得性细菌性脑膜炎建议根据患者年龄和当地耐药率，决定细菌性脑膜炎的经验治疗方法（可以参考表 3-3-7）。住院后根据抗生素药敏试验结合病原菌种类，再决定细菌性脑膜炎的具体治疗方案。

（1）脑膜炎双球菌脑膜炎：首选青霉素，也可选用氨苄西林、头孢曲松、头孢噻肟或莫西沙星。青霉素过敏者，可选用氯霉素（新生儿除外）。对磺胺药物敏感者，亦可选磺胺嘧啶。同时给予等量碳酸氢钠及大量水分，以使尿液碱化，减少药物结晶析出，防止尿少，尿闭和血尿等。服药期间，成人每日尿量须在 1200ml 以上。肾功能不全者禁用。服药后 48 小时临床症状无改善者，及时更换抗生素。

（2）肺炎链球菌脑膜炎：首选青霉素，也可选用氨苄西林、氯霉素、头孢噻肟、头孢曲松或头孢吡肟。

（3）流感嗜血杆菌性脑膜炎：首选氨苄西林、氯霉素或两药合用，也可应用头孢曲松、头孢噻肟或头孢吡肟。

（4）金黄色葡萄球菌性脑膜炎：对于甲氧西林敏感菌株，选用苯唑西林。对于耐甲氧西林菌株，需选用万古霉素或利奈唑胺。

（5）革兰阴性杆菌性脑膜炎：如大肠埃希菌、铜绿假单胞菌或肺炎杆菌等，选用氨苄西林、头孢类抗生素或莫西沙星，联合氨基糖苷类静脉给药。

疗程：细菌性脑膜炎的疗程因不同病原菌而异。流行性脑脊髓膜炎的疗程一般为 5~7 天，肺炎链球菌脑膜炎在热退至正常后继续用药 10~14 天。革兰阴性杆菌脑膜炎复发率高，疗程至少 4 周，继发于心内膜炎的链球菌属和肠球菌属脑膜炎疗程需 4~6 周。

社区获得性细菌性脑膜炎住院抗菌药物经验性治疗见表 3-3-7。

表 3-3-7　社区获得性细菌性脑膜炎住院抗菌药物经验性治疗

患者分类	肺炎链球菌对青霉素的药物敏感度下降	肺炎链球菌对青霉素敏感	静脉给药剂量
<1 个月的新生儿	阿莫西林/氨苄西林/青霉素+头孢噻肟，或阿莫西林/氨苄西林+氨基糖苷类		年龄<1 周：头孢噻肟 50mg/kg q8h；氨苄西林/阿莫西林 50mg/kg q8h；庆大霉素 2.5mg/kg q12h 年龄 1～4 周：氨苄西林 50mg/kg q6h；头孢噻肟 50mg/kg q6～8h；庆大霉素 2.5mg/kg q8h；妥布霉素 2.5mg/kg q8h；阿米卡星 10mg/kg q8h
年龄 1 个月～18 岁	头孢噻肟或头孢曲松+万古霉素或利福平	头孢噻肟或头孢曲松	万古霉素 10～15mg/kg q6h 以达到血清药物谷浓度 15～20μg/ml；利福平 10mg/kg q12h，最高至 600mg/d；头孢噻肟 75mg/kg q6～8h；头孢曲松 50mg/kg q12h（最高量为 2g q12h）
18 岁<年龄<50 岁	头孢噻肟或头孢曲松+万古霉素或利福平	头孢噻肟或头孢曲松	头孢曲松 2g q12h 或 4g q24h；头孢噻肟 2g q4～6h；万古霉素 10～20mg/kg q8～12h 以达到血清药物谷浓度 15～20μg/ml；利福平 300mg q12h
年龄>50 岁或 18 岁<年龄<50 岁者存在发生李斯特菌感染性单核细胞增多症的危险因素*	头孢噻肟或头孢曲松+万古霉素或利福平+阿莫西林/氨苄西林/青霉素 G	头孢噻肟或头孢曲松+阿莫西林/氨苄西林/青霉素 G	头孢曲松 2g q12h 或 4g q24h；头孢噻肟 2g q4～6h；万古霉素 10～20mg/kg q8～12h 以达到血清药物谷浓度 15～20μg/ml；利福平 300mg q12h，阿莫西林或氨苄西林 2g q4h

*糖尿病、使用免疫抑制类药物、癌症及其他可导致免疫功能低下的疾病

参考：ESCMID（欧洲临床微生物学与感染性疾病学会）2016 急性细菌性脑膜炎的诊断和治疗指南

细菌性脑膜炎抗菌药物推荐剂量见表 3-3-8。

表 3-3-8 细菌性脑膜炎抗菌药物推荐剂量(肝、肾功能正常者)

抗菌药物	儿童常用剂量	成人常用剂量
青霉素	5 万 U/kg,q4h	400 万 U,q4h
苯唑西林	50mg/kg,q6h	2g,q4h
氨苄西林	75mg/kg,q6h	2g,q4h
头孢噻肟	75mg/kg,q6~8h	2g,q4~6h
头孢他啶	50mg/kg,q8h	2g,q8h
头孢曲松	100mg/(kg·d)	2g,q12h
头孢吡肟	50mg/kg,q8h	2g,q8h
氨曲南	–	2g,q6~8h
美罗培南	40mg/kg,q8h	2g,q8h
庆大霉素①	2. 5mg/kg,q8h	2. 5mg/kg,q8h 或 5~7mg/(kg·d)
妥布霉素②	2. 5mg/kg,q8h	2. 5mg/kg,q8h 或 5~7mg/(kg·d)
氯霉素③	–	1g,q6h
万古霉素④	15mg/kg,q6h	15~20mg/kg,q8~12h
利奈唑胺	10mg/kg,q8h	600mg,q12h
SMZ/TMP⑤	5mg/kg,q6~12h	5mg/kg,q6~12h
莫西沙星	–	400mg/(kg·d)

注:①细菌性脑膜炎的最适宜剂量尚无资料。②需要做血药浓度检测。③治疗肺炎球菌脑膜炎时需加大剂量。④谷浓度维持在 15~20μg/ml。但谷浓度>10μg/ml 易增加肾功能损害的危险。⑤剂量根据甲氧苄啶的量确定。

参考 Joseph T.DiPiro, RobertL.Talbert, GaryC.Yee et al.Pharmacotherapy-A Pathophysiologic Approach.NinthEdition.New York:McGraw-Hill Education.2014:1682

(六) 监护要点

1. 评估患者的症状、体征及脑膜炎的危险因素,查找引起脑膜炎的致病菌。

2. 决定患者是否需要立即进行腰椎穿刺术,或者是否需要在排除神经组织损伤以后,延期进行腰椎穿刺术。如果暂不进行腰椎穿刺术,应该进行血培养,并立即开始给予合理的经验性抗菌治疗。

3. 根据患者的具体病情,结合当地耐药谱及其他相关的资料,针对最可能的致病菌设计适当的经验性抗菌治疗方案。

4. 确定是否联合应用肾上腺皮质激素治疗,如果决定使用,应该在抗菌治疗开始前的15~20分钟给药。

5. 给予支持治疗，包括补充水、电解质，给予解热、镇痛及抗癫痫等对症治疗。

6. 监测微生物实验室提供的培养结果及药敏数据，决定是否需要改进患者的治疗方案。

7. 监控药物不良反应、药物过敏反应及药物间相互作用。

8. 监测患者的疗效（如临床症状、体征及实验室数据）和并发症的出现情况，包括癫痫发作和听力缺失。

9. 地塞米松治疗可以降低抗生素血脑屏障的穿透率，因此必须增加抗菌药的剂量（尤其是万古霉素），以达到足够的脑脊液药物浓度。监测万古霉素的血药浓度，以保证足够的药物穿透血脑屏障进入中枢神经系统，同时应监护肾脏功能。

10. 观察与脑膜炎患者密切接触者，决定是否需要对其行预防性用药。与疑似脑膜炎双球菌脑膜炎及流感嗜血杆菌脑膜炎患者密切接触者应该被隔离，经咨询当地医疗机构后，立即给予预防性抗生素治疗，避免发病。

11. 考虑如何减少患者再次发生感染的风险。

12. 安排患者出院后随诊。治疗结束后几个月持续监测神经系统后遗症，并对患者及其家属进行疾病方面的宣教。可能出现的严重神经系统并发症包括：听力丧失、偏瘫、四肢瘫、肌张力增高、共济失调、癫痫发作、精神发育迟滞、学习障碍、阻塞性脑积水。

13. 评估患者是否可以在门诊完成静脉治疗。如果是门诊治疗的患者，对患者及其家人强调密切随访及用药的依从性是非常重要的。

三、结核性脑膜炎

结核性脑膜炎（tuberculous meningitis，TBM）绝大多数由人结核分枝杆菌感染所致，少数是由牛型结核分枝杆菌所致，艾滋病患者易合并鸟胞内分枝杆菌感染。

本病是以脑膜受累为主的结核性脑膜脑炎，继发的脑血管炎可导致缺血、梗死。结核结节可发展为大的结核瘤，出现占位效应。炎性渗出物阻塞基底池可导致脑积水和脑神经瘫痪。

（一）病因和发病机制

结核性脑膜炎约占全身结核病的6%。结核杆菌经血播散后在软脑膜下种植，形成结核结节，结节破溃后大量结核菌进入蛛网膜下腔引起结核性脑膜炎。

（二）临床表现

1. 多起病隐匿，慢性病程，也可急性或亚急性起病，可缺乏结核病史。

2. 中毒症状　低热、盗汗、食欲减退、全身无力、精神萎靡。

3. 脑膜刺激症状和颅内压增高　早期表现为发热、头痛、呕吐及脑膜刺激征。颅内压多为轻、中度增高，通常持续1～2周。晚期蛛网膜脉络丛粘连，颅内压明显增高，表现为头痛、呕吐和视乳头水肿。严重时出现去脑强直发作或去皮质状态。

4. 脑实质损害　如精神萎靡、谵妄或妄想，部分性、全身性癫痫发作。还可呈卒中样发病，出现偏瘫、交叉瘫等。

5. 脑神经损害　由于结核性脑膜炎主要累及颅底脑膜，炎症常常侵及脑桥和视交叉，导致第Ⅲ、第Ⅳ及第Ⅵ对脑神经功能受损，表现为视力减退、复视和面神经麻痹等。

6. 老年人结核性脑膜炎特点　头痛、呕吐较轻，颅内压增高症状不明显，约半数患者脑脊液改变不典型，但在动脉粥样硬化基础上发生结核性动脉内膜炎而引起脑梗死较多。

7. 浆液性结核性脑膜炎（serous tuberculous meningitis）也称为结核性脑病。脑白质水肿是主要病变。只见于儿童，临床表现为颅内压增高症状，如头痛、呕吐和视乳头水肿，以及弥散性脑功能受累，如抽搐、头痛、昏睡、精神萎靡、木僵或昏迷，无明显脑膜刺激征。CSF淋巴细胞轻度增高，蛋白增高，糖不低，有时CSF完全正常。呈自限性病程，历经1个月左右，多能自然恢复。

（三）诊断和鉴别诊断

1. 诊断

（1）根据患者亚急性起病，出现头痛、呕吐、颈强直和Kernig征等脑膜刺激征，颅内压增高，CSF淋巴细胞数和蛋白增高，糖及氯化物明显降低等可临床拟诊。CSF、抗酸涂片、结核分枝杆菌培养呈阳性时，可以确诊。

（2）约半数患者皮肤结核菌素试验呈阳性。肺部X射线平片可见活动性或陈旧性结核灶。

（3）脑脊液检查：压力增高可达400mmH_2O或以上，外观无色透明或微黄，静置后可有薄膜形成，典型改变为淋巴细胞数增高（50×10^6～500×10^6/L），早期多形核细胞增多，蛋白增高，重者可达1.0～2.0g/L。脊髓蛛网膜下腔阻塞时可更高。糖及氯化物明显降低，需与细菌性脑膜炎相鉴别。脑脊液抗酸涂片仅少数病例阳性，CSF结核分枝杆菌培养可确诊，但需大量脑脊液和数周时间。ELISA法可快速检出脑脊液中分枝杆菌可溶性抗原或抗体。PCR可检测结核分枝杆菌DNA。

(4)神经影像学检查：头颅 CT 和 MRI 早期无特殊，后期患者可见脑室扩大，呈阻塞性脑积水样改变，颅底粘连，脑膜增厚。

2. 鉴别诊断

(1)与隐球菌性脑膜炎相鉴别，结核性脑膜炎临床表现与隐球菌性脑膜炎相似。应尽量寻找结核菌和新型隐球菌感染的实验室证据。

(2)与脑膜癌病相鉴别，通过全面检查可发现颅外的癌性病灶。

(3)需要与脑脓肿及脑肿瘤相鉴别。

(四) 治疗原则

1. 早期积极治疗是降低病死率和病残率的关键。对于高度怀疑结核性脑膜炎的患者，在基本排除了其他类型的慢性脑膜炎之后，无需等到有确凿证据即可尽早开始抗结核治疗。

2. 抗结核药物应早期、适量、联合、规则及全程用药。

3. 目前易透过血脑屏障抗结核药有异烟肼、利福平、吡嗪酰胺、乙胺丁醇等，链霉素因透过脑脊液浓度有限，且有一定的毒性，现已少用，可作为联合用药的备选药物。对氨基水杨酸对不典型分枝杆菌无效，主要用作二线抗结核药物。

4. 目前大多主张在抗结核治疗的基础上合用肾上腺皮质激素，以减少并发症及提高 14 岁以上患者的生存率。

5. 其他对症治疗。

(五) 治疗策略

1. 抗结核治疗　抗结核药物应用的早晚对病情预后影响极大，杀菌药和抑菌药联合应用可提高疗效，可延缓结核杆菌耐药性的产生，因而临床上多强调早期联合用药，且需先强化治疗 2 个月，症状控制后改为异烟肼和利福平，半年后异烟肼单用至 1 年半到 2 年。定期复查肝肾功能、头部 CT 及 CSF，来决定药物剂量及疗程。

WHO 建议应至少选择 3 种药联合治疗，常用异烟肼、利福平和吡嗪酰胺，轻症患者治疗 3 个月后停用吡嗪酰胺，继续用异烟肼和利福平 7 个月。耐药菌株可加用第 4 种药如链霉素或乙胺丁醇，利福平不耐药菌株的用药疗程为 9 个月，利福平耐药菌株需连续治疗 18~24 个月。由于中国人为异烟肼快速代谢型，成年患者日剂量可加至 900~1200mg。联合(3 或 4 种)用药方案可参考表 3-1-44，剂量和疗程应视具体情况而定。药物副作用包括肝功能障碍(异烟肼、利福平和吡嗪酰胺)、多发性神经病(异烟肼)、视神经炎(乙胺丁醇)、癫痫发作(异烟肼)和耳毒性(链霉素)等。应注意保肝治疗，异烟肼可合用吡哆醇(维生素 B_6) 50mg/d。

抗结核治疗药物：

(1)异烟肼:系细胞内外杀菌药,易通过血脑屏障,且较安全,为当今临床第一线用药。成人剂量为5mg/(kg·d)。儿童剂量为10~15mg/(kg·d)。重症病例成人剂量可增加到0.6~0.9g/d,短期使用。可加用维生素B_6,防止神经系统并发症。发生明显药物性肝炎或严重肝功能损害时需停药。

(2)利福平:系细胞内外杀菌药,为一线药物。成人剂量为450~600mg/d。儿童剂量为10~20mg/(kg·d)。注意对肝脏的毒副作用。

(3)链霉素:为细胞外杀菌药。成人剂量为0.75~1g/d,肌内注射,持续1~2个月。须注意对第8对脑神经的毒副作用。

(4)吡嗪酰胺:为细胞内杀菌药,易通过血脑屏障,毒性大且易产生耐药性。成人与儿童剂量均为15~30mg/(kg·d)。注意对肝脏的毒副作用。

(5)乙胺丁醇:为抑菌药。成人与儿童剂量均为15~25mg/(kg·d)。可出现球后视神经和皮疹等副作用。

(6)对氨基水杨酸:为抑菌药。为一线药物,较不易产生耐药性,但不易透过血-脑脊液屏障,在炎症时脑脊液中可达治疗浓度。多与其他药物合用。成人剂量为8~16g/d,儿童剂量为200mg/(kg·d)。

2. 皮质类固醇 用于脑水肿引起颅内压增高、伴局灶性神经体征和脊髓蛛网膜下腔阻塞的重症患者。常选用泼尼松,成人60mg/d或儿童1~3mg/(kg·d)口服,3~4周后逐渐减量,再2~3周后停药。须特别注意,若不能排除真菌性脑膜炎时激素应与抗真菌药物合用。重症患者在全身用药的同时,可鞘内注射地塞米松5~10mg、α-糜蛋白酶4000U、透明质酸酶1500U,每隔2~3天1次,注药宜缓慢。症状消失后每周2次,体征消失后1~2周1次,直至CSF正常,CSF压力增高患者慎用。

3. 其他治疗 对症治疗:颅内压增高可用渗透性利尿剂如20%甘露醇、甘油果糖或甘油盐水等,同时须注意及时补充水、电解质和保护肾脏。脑积水、结核瘤占位效应和脑血管炎等,应给予相应的药物或外科治疗。

本病应早期诊断和迅速采用抗结核化学治疗,死亡率可降至10%~20%。意识水平是影响预后的最重要体征,治疗时昏迷患者的死亡率达50%~70%,其他影响预后的因素包括年龄(儿童和老年人死亡率高)、并发粟粒性结核、伴消耗性疾病、营养不良、颅内压增高、CSF糖低下和蛋白>3g/L、治疗开始时间、CT和MRI显示脑积水和妊娠等。

(六)监护要点

1. 评估患者的症状、体征及脑膜炎的危险因素,查找引起脑膜炎的致病菌。

2. 尽快抽取脑脊液做生化和抗酸涂片、结核分枝杆菌培养,并尽早开始给予合理的抗结核治疗。

3. 给予支持治疗,包括补充水、电解质,给予解热、镇痛及抗癫痫等对症治疗。

4. 监控药物不良反应、药物过敏反应及药物间相互作用。

5. 监测患者的疗效(如临床症状、体征及实验室数据)和并发症的出现情况,包括癫痫发作和听力缺失。

6. 安排患者出院后随诊。治疗结束后几个月持续监测神经系统后遗症,并对患者及其家属进行疾病方面的宣教。可能出现的严重神经系统并发症包括:听力丧失、偏瘫、四肢瘫、肌张力增高、共济失调、癫痫发作、精神发育迟滞、学习障碍、阻塞性脑积水。

7. 因抗结核治疗疗程长,要告知患者按时服药的重要性,进行用药教育。

思考题:

1. 比较病毒性脑膜炎、细菌性脑膜炎、结核性脑膜炎的治疗原则。
2. 细菌性脑膜炎主要的致病菌有哪些?
3. 简述治疗结核性脑膜炎联合用药的治疗方案及用药疗程。

第六节 阿尔茨海默病

学习要求:

1. 掌握阿尔茨海默病的治疗原则、治疗策略及监护要点。
2. 熟悉阿尔茨海默病的病因及发病机制、临床表现。
3. 了解阿尔茨海默病的诊断要点。

阿尔茨海默病(Alzheimer's disease,AD)是老年人常见的神经系统变性病,其病理特征为老年斑、神经元纤维缠结、海马锥体细胞颗粒空泡变形及神经元缺失。临床特征为隐匿起病,出现进行性智能衰退、认知功能障碍、人格改变及言语障碍等神经精神症状。病程通常为5~10年。

一、病因和发病机制

病因和发病机制有多种学说。

1. β-淀粉样蛋白(Aβ)瀑布假说　认为Aβ的生成与清除失衡是导致神经元变性和痴呆发生的起始事件。家族性AD的三种基因突变均可导致Aβ的过度生成。

2. Tau 蛋白假说 认为过度磷酸化的 Tau 蛋白影响了神经元骨架微管蛋白的稳定性,从而导致神经元纤维缠结形成,进而破坏了神经元及突触的正常功能。

3. 神经血管假说 提出脑血管功能的失常导致神经元细胞功能障碍,并且 Aβ 清除能力下降,导致认知功能损害。

4. 此外还有细胞周期调节蛋白障碍、氧化应激、炎性机制、线粒体功能损害等多种假说。

5. 除此之外,流行病学研究还发现众多与 AD 相关的危险因素,如低教育程度、膳食因素、女性雌激素水平降低、高血糖、高胆固醇、高同型半胱氨酸、血管因素、心理社会危险因素等。

二、临床表现

AD 隐袭发病,呈进行性恶化病程。AD 的病程大致可以分为轻、中、重三个阶段。

1. 轻度 此期间主要表现是记忆障碍,首先出现近事记忆减退,比如遗失有价值的物品(如钱包、钥匙和手机等),随着病情的进展,可出现远期记忆减退,还会表现出人格方面的障碍,如易怒、自私、多疑。

2. 中度 记忆障碍继续加重,还可出现思维和判断力障碍、性格改变和情感障碍。出现逻辑思维、综合分析能力减退,计算力下降,还会出现一些失语、失用、失认等局灶性脑部症状。

3. 重度 患者上述各项症状继续加重外,还有情感淡漠、言语能力丧失、不能完成日常简单的生活事项。此期间可并发全身系统疾病的症状,如肺部感染、压疮,以及全身性衰竭症状等,最终因并发症死亡。

三、诊断和鉴别诊断

1. 诊断 筛选诊断:从疑有记忆等认知障碍的患者中筛选出确有认知功能障碍的部分患者。阿尔茨海默病的诊断:AD 的确诊只能靠脑组织病理学检查,临床诊断的可信度只能达到“可能性 AD”的水平。

临床诊断标准和工具量表:

(1)筛选诊断最常用的是简易精神状态量表,简称为 MMSE。

(2)痴呆的诊断最常用的是 ICD-10 和 DSM-Ⅳ合并的临床诊断标准。

(3)排除其他系统疾病和器质性脑疾病。患者必须有详尽和可靠的病史、详细的体格检查、神经系统检查和常规化验检查,并应进行 X 射线胸片、脑电图、心电图和头颅 CT 和 MRI 检查。此外，还应按患者的具体情况进行其他化学相关的检查，用以排除继发性痴呆。

(4) NINCDS/ADRDA 的 AD 诊断标准(表 3-3-9)。

表 3-3-9　AD 的诊断标准(NINCDS/ADRDA)

诊断力度	条件类型	诊断所需的条件
可能 AD	必须具备	1. 痴呆(综合征)　首先由临床检查建立痴呆的诊断，再由 rvMSE 等筛选检查证实，最后由神经心理测验确定痴呆的诊断(不是 AD 的诊断) 2. 认知功能障碍至少有两方面的认知功能障碍(如言语或感知) 3. 进行性恶化记忆功能和其他认知功能的进行性恶化 4. 无意识障碍 5. 发病年龄介于 40~90 岁之间，常见于多 50 岁以后 6. 能排除可以造成痴呆的其他脑和系统疾病
	支持诊断“可能 AD”的条件(但不作要求)	1. 特定的认知功能障碍进行性恶化诸如言语(失语)、运动技能(失用)和感知功能(失认) 2. 日常生活能力受损，行为模式的改变 3. 相似疾病的家族史 4. 实验室检查结果符合该病诊断的有： (1)常规腰穿检查正常 (2)脑电图检查正常或发现有非特殊性改变，如慢波活动 5. CT 连续检查有进行性脑萎缩，MRI 发现颞叶萎缩
	符合诊断“可能 AD”的条件(不在排除之列)	1. 进行性病程中暂时停滞阶段 2. 伴发下列症状：抑郁、失眠、尿失禁、错觉、妄想、幻觉、对微不足道的事件出现的骤然极度超常的语言、情感或躯体反应暴发、性行为异常和体重减轻 3. 疾病晚期一些患者出现其他神经系统异常，诸如肌张力增高、肌阵挛、步态紊乱 4. 疾病晚期出现癫痫发作 5. 头颅 CT 正常(与年龄相符)
	排除诊断“可能 AD”的条件	1. 突然卒中样起病 2. 病程早期出现局限性神经系体征，如偏瘫、感觉缺失、视野缺失和共济障碍 3. 发病时或疾病极早期出现癫痫发作或步态紊乱

续表

诊断力度	条件类型	诊断所需的条件
可疑 AD		具有痴呆综合征的表现,也能排除可出现痴呆的其他神经系统疾病、精神和系统性疾病,但: 1. 其起病方式、临床表现或病程存有变异 2. 存有可造成痴呆的第二个系统或脑疾病,但被证实它不是痴呆的病因 3. 当只有进展恶化的单一严重认知功能障碍且能排除其他病因时,可疑 AD 的诊断只能用于科研目的
确诊 AD		符合以上"可能 AD"的临床诊断标准,且需活检或尸检脑组织的病理组织学证实

参考中华医学会.临床诊疗指南·神经病学分册.北京:人民卫生出版社,2006:89

2. 鉴别诊断

(1)痴呆综合征的诊断:确定经筛选试验诊断有认知功能障碍的患者是否属于痴呆综合征。

(2)排除诊断:排除可出现痴呆症状的其他神经系统或全身系统疾病,以及药物和中毒引起的痴呆(继发性或可逆性痴呆)。

(3)原发性痴呆类型的鉴别诊断:主要有神经变性性痴呆(如额颞痴呆和Lewy 体痴呆)、神经变性性疾病伴发的痴呆(如帕金森病、亨廷顿病、皮质-基底节变性和肌萎缩侧索硬化痴呆综合征等)和血管性痴呆。

四、治疗原则

1. 详细了解患者用药史,是否服用对老年人认知功能有影响的药物。

2. 调整患者生活方式,需要时提供支持治疗。

3. 进行药物治疗的监测,制定长期监测计划。

4. 定期评价患者的药物依从性。

5. 常规评估患者出现的药物不良反应、药物间相互作用以及药物与疾病间的相互作用。

6. 尽管目前药物治疗尚无法治愈痴呆,但大量的医学证据表明,药物治疗可以延缓疾病进展与功能衰退,提高生活质量,维持患者的尊严。药物治疗主要包括改善认知功能、控制精神症状及支持治疗。

五、治疗策略

1. 改善认知功能

(1)胆碱能制剂:用于改善认知功能的药物是胆碱能制剂,包括乙酰胆碱前体、乙酰胆碱酯酶抑制剂(AchEI)和选择性胆碱能受体激动剂。乙酰胆碱酯酶抑制剂因疗效肯定而被广泛应用,比较有代表性的药物有多奈哌齐、重酒石酸卡巴拉汀、加兰他敏和石杉碱甲等。

多奈哌齐、重酒石酸卡巴拉汀和加兰他敏三种药经过系统和规范的临床研究,被证实确有临床疗效而且安全性高。该三种乙酰胆碱酯酶抑制剂的疗效相似,皆无任何严重不良反应。不同患者对不同制剂的反应可有所差异,当患者对某一制剂无效时,更换另一制剂仍可有效,并且无需“清洗期”。它们的使用剂量和方法尚有不同之处,见表 3-3-10。

表 3-3-10　多奈哌齐、卡巴拉汀和加兰他敏的使用剂量和方法

药物	起始剂量	维持剂量	剂量调整时间	肾或肝损害时的剂量调整	作用受体	不良反应
多奈哌齐	5mg/d	5~10mg/d	4~6 周	不给药	M	恶心,腹泻,失眠,呕吐
卡巴拉汀	1.5mg,2/d 或 4.2mg/24h	3 ~ 6mg, 2/d 或 9.5mg/24h	口服 2 周,贴剂 4 周	不给药	M	恶心,腹泻,呕吐,体重下降
加兰他敏	4mg,2/d 或 8mg/d	8 ~ 12mg,2/d 或 16 ~ 24mg/d	4 周	中度肝损害或肾功能不全时不超过 16mg。重度损伤时不给药	M+N	恶心,呕吐,体重下降

注:M 代表毒蕈碱受体,N 代表烟碱受体(nicotinic R)。

(2)NMDA 受体拮抗剂:美金刚能够拮抗 *N*-甲基-D-门冬氨酸受体,具有调节谷氨酸活性的作用,现用于中晚期 AD 患者的治疗。

(3)临床上有时还使用脑代谢赋活剂,如吡拉西坦、奥拉西坦等。微循环改善药物,如麦角生物碱类制剂。钙离子拮抗剂,如尼莫地平。抗氧化剂,如维生素 E。神经细胞营养药物等。

阿尔茨海默病阶段评价药物治疗见图 3-3-4。

2. 控制精神症状　很多患者在疾病的某一阶段出现精神症状,如幻觉、妄

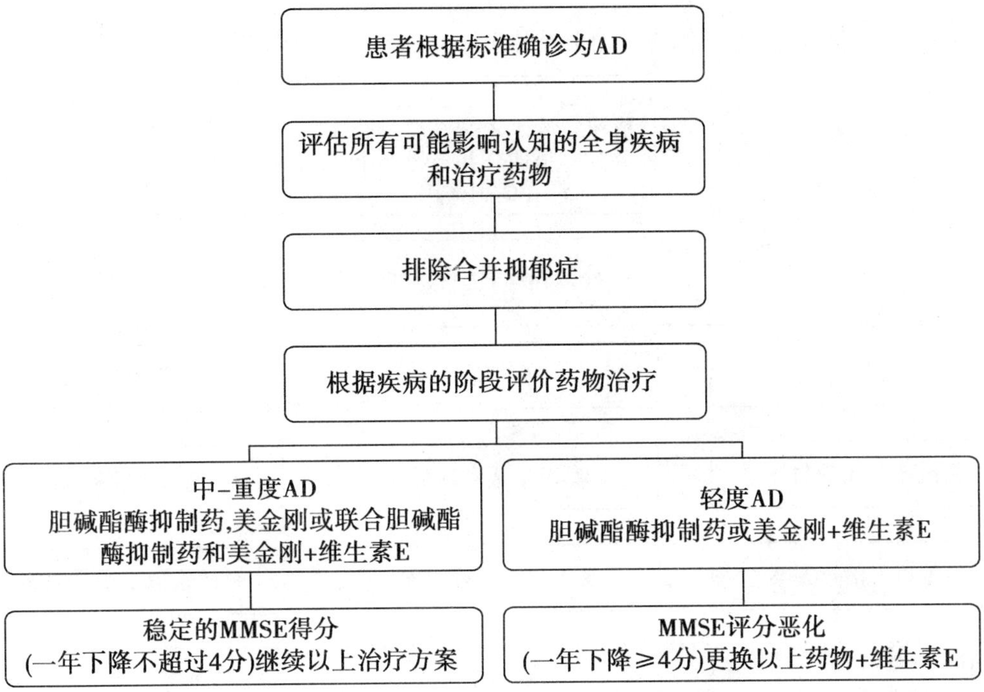

图 3-3-4　阿尔茨海默病阶段评价药物治疗

参考(美)Marie A.Chisholm-Burns 著,任歆译.神经精神疾病治疗原理与实践.第 7 版.北京:人民军医出版社,2013:236

想、抑郁、焦虑、睡眠紊乱等,可给予抗抑郁药物和抗精神病药物。这类药物的使用原则为:低剂量起始;缓慢加量;增量间隔时间稍长;尽量使用最小有效剂量;进行个体化治疗,应特别考虑所选药物对认知功能有无影响;并注意药物间的相互作用。

阿尔茨海默病合并精神症状药物治疗见图 3-3-5。

六、监护要点

1. 加强 AD 患者的病前调护,预防或减缓痴呆的发生。老年痴呆是缓慢发生的疾病,多数患者无明显的发病日期,因此,应积极防治导致痴呆的各种危险因素,如不良的生活方式和饮食习惯、情绪抑郁等。老年人应积极参加社会活动,从事力所能及的脑力和体力活动,不脱离家庭和社会。

2. AD 患者使用治疗药物之前,需常规监测患者的健康状况。详细了解患者的个人或家族史,包括患者是否肥胖、是否存在糖尿病、血脂异常、高血压或其他心血管疾病。了解患者的用药史,以及目前服用的药物情况。了解患者的药物和食物过敏史,如果存在药物的不良反应史,需详细了解不良反应的表现,以便于与使用治疗 AD 药物后作比较。

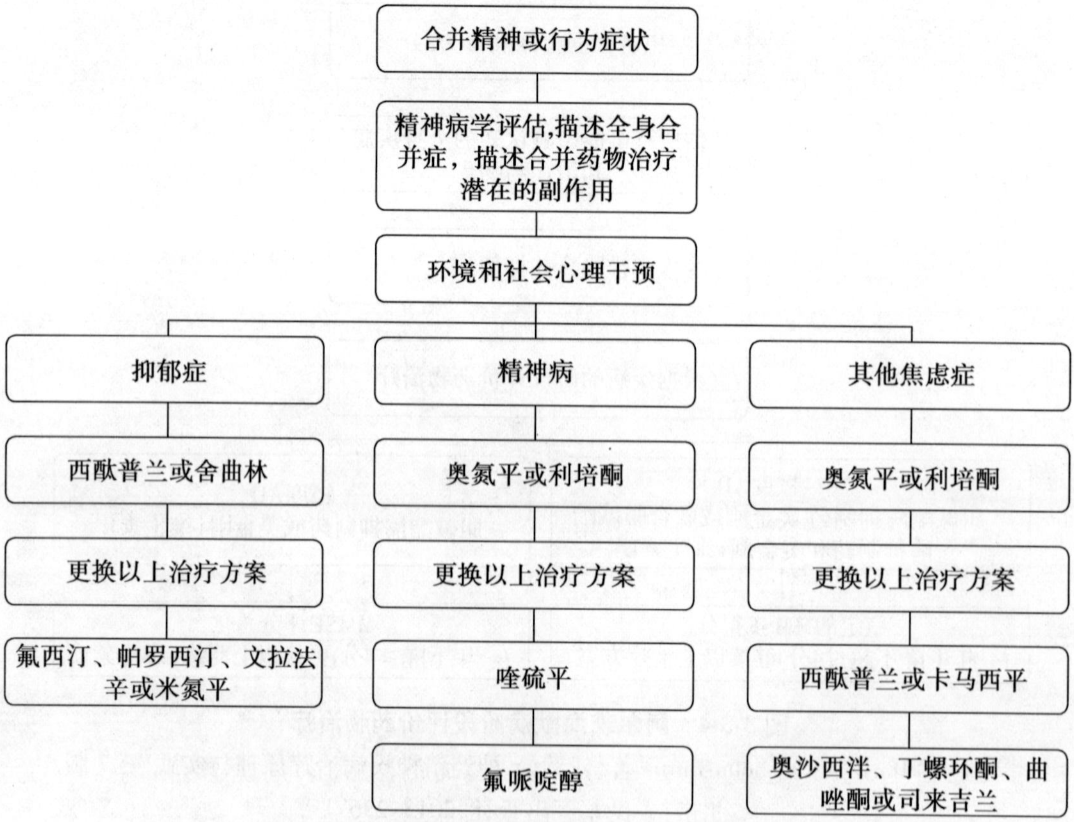

图 3-3-5 阿尔茨海默病合并精神症状药物治疗

参考(美)Marie A.Chisholm-Burns 著,任歆译.神经精神疾病治疗原理与实践.第 7 版.北京:人民军医出版社,2013:236

3. 当 AD 患者出现精神、行为、情感、情绪障碍和睡眠时应正确评价,查明原因或诱因,进行心理治疗与药物治疗相结合。痴呆患者抗精神药物应用的临床研究较少,尚无常规可循的指导原则或方案。但在选用抗精神药物时必须个体化,特别应考虑到所选的抗精神药物对认知功能有无影响,是否会加速或恶化病情,所选用的药物和患者正使用的抗痴呆药物与其他药物(如心血管药物)之间有无相互作用。如选用抗胆碱能作用较小的抗精神药物较为理想,三环类药物在这方面的不良反应较大,使用时应慎重。另外,AD 是年龄依赖性疾病,对老年患者还应注意其药动学和对药物反应的特点,如老年患者多肥胖以及肾功能低下,这在选用的药物种类、剂量、调整剂量和观察不良反应上应予特别注意。

4. 帮助料理 AD 患者的日常生活。AD 患者在卫生、饮食、大小便、起居等日常生活方面自理能力差,需要家属督促或协助。安排患者合理而有规律的生活,要求他们按时起床、就寝和进餐,使之生活接近正常规律,保证足够的休息和睡眠时间。维持良好的个人卫生习惯,可减少感染的机会。

5. 加强 AD 患者的功能训练,培养和训练生活自理能力。对轻度 AD 患者,要督促患者自己料理生活，如买菜做饭、收拾房间、清理个人卫生，鼓励患者参加社会活动。

6. 加强 AD 患者的饮食护理。一日三餐应定量、定时，尽量保持患者平时的饮食习惯，AD 患者多数因缺乏食欲而少食甚至拒食，这会直接影响营养的摄入。对于这类患者，要选择营养丰富、清淡宜口、易于消化的食品。对吞咽有困难者应给予缓慢进食，不可催促，以防噎食及呛咳。

7. 加强 AD 患者的安全护理。对中、重度 AD 患者要处处事事留意其安全。不要让患者单独外出，以免迷路、走失。衣袋中最好放一张写有患者姓名、地址、联系电话的卡片或布条，如万一走失，便于寻找。行走时应有人扶持或关照，以防跌倒摔伤、骨折。对居住在高层楼房的痴呆老人，更应防止其不慎坠楼。洗澡时注意不要烫伤。进食时必须有人照看，以免呛入气管而窒息死亡。患者所服药品要代为妥善保管，送服到口，看服下肚。

思考题：

1. 阿尔茨海默病的治疗原则是什么？
2. 治疗阿尔茨海默病，改善认知功能的药物有哪几类？
3. 阿尔茨海默病的监护要点主要有哪些？

第七节　多发性硬化

学习要求：

1. 掌握多发性硬化的治疗原则、治疗策略及监护要点。
2. 熟悉多发性硬化的病因及发病机制、临床表现。
3. 了解多发性硬化的诊断要点。

多发性硬化（multiple sclerosis，MS）是以中枢神经系统白质炎性脱髓鞘病变为主要特点的自身免疫性疾病。本病最常累及的部位为脑室周围白质、视神经、脊髓、脑干和小脑，主要临床特点为中枢神经系统白质散在分布的多病灶与病程中呈现的缓解复发，症状和体征的空间多发性和病程的时间多发性。

一、病因和发病机制

目前，多发性硬化病因不清，自身免疫为本病重要的发病机制，病毒或不明原因的感染是可能的诱发因素。本病有明显的家族聚集倾向，并且发病率随纬度的增高呈增加趋势。

二、临床表现

本病起病急骤或隐袭。发病年龄以20～45岁多见，偶可见于儿童和中年后期。女性略多于男性。

1. 病程的临床类型　MS的病程变异很大，按其临床发展过程，MS可分为4种临床类型（表3-3-11）。

表 3-3-11　多发性硬化的临床分类

疾病分类	定义
复发缓解型（RRMS）	发作呈急性恶化但较快恢复，在复发间隔期呈稳定病程
继发进展型（SFMS）	先前有RRV患者，出现逐渐进展性神经系统症状恶化，伴有或不伴有附加的急性复发
原发进展型（PFMS）	从发病开始病程即呈逐渐不断的神经系统症状恶化
进展复发型（PFMS）	发病病程呈逐渐进展性神经系统症状恶化，但其后有附加的复发发作

参考中华医学会.临床诊疗指南・神经病学分册.北京：人民卫生出版社，2006：123

2. 常见症状和体征　典型RRMS的首发症状为感觉紊乱、单侧视神经炎、复视（核间性眼肌麻痹）、Lhermitte征、肢体无力、笨拙、步态共济失调和神经源性膀胱和肠道症状。多数患者主诉有疲劳，疲劳感午后加重，且伴有体温的生理性增高。产后出现症状，症状恶化并伴有体温增高（Uhthoff症状），以及因发热出现的假恶化提示MS的诊断。一些患者有复发性和短暂性刻板性现象。阵发性疼痛或感觉异常、三叉神经痛、发作性笨拙或构音障碍和强直肢体姿态（tonic limb posturing）或精神异常等也高度提示MS的产生。

突出的皮质症状和体征（失语、失用、癫痫发作、视野丧失和早发性痴呆），锥体外系症状（舞蹈症和僵直）罕有成为突出的临床表现。最终患者会出现认知功能障碍、抑郁、情感不稳、吞咽困难、眩晕、进行性四肢轻瘫、感觉丧失、共济失调和震颤、疼痛、性功能障碍、痉挛状态和其他CNS功能障碍的表现。

三、诊断和鉴别诊断

1. 诊断

（1）应临床表现和其他辅助诊断相结合，放射学和化验室检查中的MRI、CSF分析和VEP均有辅助诊断价值。特别是MRI的辅助诊断价值，当只依赖临床表现不能诊断时，这些检查对诊断有至关重要的作用。

(2)证实病变在时间和空间的散播性(多发性)(dissemination of lesions in both time and space),是诊断典型 MS 的根本,以便于排除其他临床表现相似的疾病。

(3)临床证据主要依赖客观确定的临床体征。但其本身并不足以诊断为 MS。只依靠临床证据诊断的 MS,若病变在时间和空间(病变部位)上是分离的,仍属“可能 MS”。

(4)辅助检查

1)MRI 的检查:MRI 的检查对 MS 的诊断最具有敏感性和特殊性。MRI 为诊断 MS 可提供多发性部位和时间不同的病变,为满足此目的至少需符合下列标准(表 3-3-12,表 3-3-13)。

表 3-3-12　MS 病变的 MRI 诊断标准(采用 Barkhof 和 Tintore)

序号	诊断标准
1	1 个钆增强,或 9 个不增强的 T2WI 高信号病灶
2	至少 1 个幕下病灶
3	至少 1 个白质接合部的病灶(累及皮质下 U 纤维)
4	至少 3 个脑室旁病灶

注:MRI 的病灶应大于 3mm。1 个脊髓病变可替代 1 个脑病变

参考中华医学会.临床诊疗指南・神经病学分册. 北京:人民卫生出版社,2006:126

表 3-3-13　MS 脊髓病变的 MRI 诊断标准

序号	标准
1	无脊髓肿胀或很轻
2	T2WI 呈高信号,其长度少于 3mm,不超过 3 个椎体。在横断面病变仅占部分脊髓
3	在某些情况下(如临床孤立综合征,或疾病从发病就呈进行性病程),MRI 发现的脊髓病变能从脑 MRI 补充不完全的信息
4	在缺少脑病变时,在时间和(或)空间上能确切分清的 2 个或更多脊髓病变与满足诊断标准,但有待前瞻性研究最终确定脊髓影像学诊断 MS 的敏感性和特异性

参考中华医学会.临床诊疗指南・神经病学分册.北京:人民卫生出版社,2006:127

2)脑脊液分析:脑脊液(CSF)异常能为临床提供支持病变的免疫和炎症性质的证据,特别是在影像学诊断标准不达标或临床表现不典型时更适用。但是,CSF 分析不能为病变的时间或空间散播性提供任何信息。

CSF 异常(等电聚焦电泳最佳)为:存在寡克隆 IgG 带,与血清中存在的寡克隆 IgG 带的差数,和(或)IgG 指数增高,淋巴细胞增高必须<50/mm,这种情况才

能诊断为 MS。

3）VEP 的分析：典型 MS 的 VEP 异常，表现为 P100 伏期延长，但波形保持完好。

VEP 异常能为临床提供第 2 病变的客观证据，但只适用于临床上无视觉通路受累的情况。

（5）诊断标准：2001 年国际 MS 诊断组制订的 McDonald 诊断标准（方案）（表 3-3-14）。

表 3-3-14 McDonald 的 MS 诊断标准（2001）

临床表现	诊断 MS 尚需附加的资料
2 次或更多次发作，2 个或更多个客观的临床病变	无需；临床证据足够（最好有符合 MS 的辅助资料）
2 次或更多次发作，1 个客观的临床病变	多部位的播散性病变，由下列之一证实：①MRI 标准所见；②MRI 有 2 个或更多个符合 MS 的病变附加阳性脑脊液；③等待不同部位再出现临床发作
1 次发作，2 个或更多个客观的临床病变	不同时间的播散性病变，由下列之一证实：①MRI；②2 次临床发作
1 次发作，1 个客观临床病变（单症状临床表现；临床孤立综合征）	1. 多部位的播散性病变，由下列之一证实：①MRI；②MRI 有 2 个或更多个符合 MS 的病变，附加阳性脑脊液。 2. 不同时间的播散性病变，由下列之一证实：①MRI；②2 次临床发作
隐袭起病缓慢进展的神经系统症状和体征，怀疑为 MS	1. 阳性脑脊液发现。 2. 多部位的播散性病变，由下列之一证实：①脑 MRI 的 T2WI 发现 9 个或更多的 MS 病变；②2 个或更多个脊髓病变；③4~8 个脑和 1 个脊髓的 MS 病变；④VEP 异常和 4~8 个 MRI 的 MS 病变；⑤VEP 异常和<4 个脑病变加 1 个脊髓的 MRI 显示 MS 病变。 3. 不同时间的播散性病变，由下列之一证实：①MRI；②持续性进展超过 1 年

注：1. 能满足诊断标准者，可诊断 MS；若诊断标准不能完全满足，则诊断为“可能 MS”（possible MS）；若诊断标准完全不能满足，则诊断为“非 MS”（或 not MS）。

2. 若 MRI 和脑脊液检查结果皆阴性，则无须其他辅助检查，这种情况下诊断 MS 需特别小心，应考虑和排除其他疾病和鉴别诊断。

3. MRI 表明的空间散播必须满足上述 Barkhof 和 Tintore 的 MS 病变的 MRI 诊断标准。

4. CSF 阳性是指上述等电聚焦电泳发现的寡克隆带和增高的 IgG 指数。

5. MRI 表明的时间散播需满足上述 MS 病变在时间分布的不同（时间的散布）MRI 诊断标准。

6. 异常 VEF 指 P100 的潜伏期延长，波形保持完好。

7. 该标准主要适用于 10~59 岁的患者。

2. 鉴别诊断

(1)感染:包括 HIV、结核、梅毒等,可结合病史、其他系统伴随表现、脑脊液实验室检验结果等进行鉴别。

(2)颈椎病导致的脊髓压迫症:可通过脊髓 MRI 加以鉴别。

(3)热带痉挛性截瘫:临床表现和脊髓型多发性硬化很像,脑脊液淋巴细胞可增高及 OB 阳性,VEP、BAEP 和 SEP 异常。患者血清中可检测出 HTLV-Ⅰ抗体。

四、治疗原则

多发性硬化治疗的主要目的是抑制炎性脱髓鞘病变进展,防止急性期病变恶化及缓解期复发,晚期采取对症和支持疗法,减轻神经功能障碍带来的痛苦。其主要治疗原则如下:

1. 疾病复发,损伤严重者应使用大剂量糖皮质激素静脉滴注。

2. 所有 RR 型 MS 患者都应长期给予免疫调节治疗。

3. SP 型 MS 患者需早期给予积极治疗。

4. PP 型 MS 患者对于改善病情的治疗效果不佳。

5. MS 是一种终身疾病,近期没有关于终止治疗的病例。如果患者不能耐受一种治疗,或治疗失败,需采用另一种治疗。

6. 需在临床上和(或)通过 MRI 检测患者的疾病活动性。应在功能出现不可逆损伤之前开始改变或增加治疗。

五、治疗策略

多发性硬化的治疗包括急性发作期的基础治疗和缓解期的各种添加治疗。

1. 急性发作期的基础治疗

(1)激素:推荐的首选药物为甲强龙,冲击期每日 0.5~1.0g 静脉滴注,连用 3~5 天,巩固期每日 160~200mg 静脉滴注,连用 5~7 天,减量维持期每日 24~40mg 口服,每周减量 1 次,至每日 4mg,1 周后停药。经济困难者亦可选用地塞米松和泼尼松,整个疗程以不超过 3 个月为宜。大剂量激素应用期间应使用适量的抗生素和制酸剂,整个激素治疗期间都应补充钾、钙制剂。

(2)大剂量人血丙种球蛋白(IVIG):每日每千克体重 0.1~0.4g 静脉滴注,连用 3~5 天。

(3)B 族维生素:对有脑干、脊髓和视神经损害者使用维生素 B_1 和 B_{12} 尤为重要。若静脉滴注,效果更好。

(4)脑保护剂:脑、脊髓病灶较多,神经功能损害较重者,可加用脑保护剂,如神经节苷脂(GM-1)、胞二磷胆碱等。视神经损害较重者,可加用鼠神经生长因子肌内注射。

(5)血浆置换:主要用于对大剂量皮质类固醇治疗不敏感的 MS 患者。目前对 PE 治疗的确切机制、疗效的持续时间及对复发的影响尚不明确,可能的作用机制与清除自身抗体有关。

(6)对症治疗:颅内压增高者应给予脱水剂,痛性痉挛者可使用卡马西平,痉挛性瘫痪者可使用巴氯芬,震颤者可使用氯硝西泮,伴发抑郁者要及时使用 SSRI 等抗抑郁制剂。

(7)康复治疗和功能锻炼:重点是保护患者的运动功能和排便功能,应请康复师协助治疗。

(8)急性起病或复发的多发性硬化患者,如果临床症状严重,且甲强龙和 IVIG 冲击治疗效果不佳者,可考虑使用血浆交换疗法。

2. 缓解期的添加治疗

(1)β-干扰素:目前在临床上使用较多的 β-干扰素有三种,即利比、Avenox 和 Betaferon,其中以利比的疗效最好,不良反应最小,因而使用最广泛。

(2)免疫抑制剂:用于治疗 MS 的免疫抑制剂有硫唑嘌呤、环磷酰胺和米托蒽醌等。

(3)免疫调节剂:乙酸格拉替雷系人工合成,亲和力高于天然髓鞘碱性蛋白的无毒性化合物,可作为 β-干扰素的替代品用于治疗 RRMS。

六、监护要点

1. 正确诊断是有效治疗的基础,MS 主要是依靠临床诊断。要高度重视疾病的病程和症状、体征,切忌依据 MRI 就片面诊断为脱髓鞘疾病。

2. MS 的病程及类型不同,少数良性 MS 患者仅有偶发非致残性发作,可能无需治疗。大多复发缓解型 MS 有自发缓解趋势,疗效相对较好,但最终大多数转化为继发进展型 MS。少数患者自起病即成原发进展型 MS。这两种 MS 应用糖皮质激素无效,也缺少其他有效的疗法。

3. 2010 年中国多发性硬化诊断和治疗专家共识:糖皮质激素治疗短期内能促进急性发病 MS 患者的神经功能恢复(A 级推荐)。但任何形式的糖皮质激素的长期用药对神经功能的恢复无长期益处(B 级推荐)。

4. 急性发作期的基础治疗采用短期糖皮质激素的大剂量冲击治疗,多引起暂时的、可逆的不良反应,如较常见的心理异常,包括焦虑、失眠、易激惹、神经症和思维判断能力改变等;短期代谢方面的改变包括水和钠潴留、血压升高、头痛、体重增加、血糖升高和低钾血症等,以及骨质代谢异常。《2011 糖皮质激素类药物临床应用指导原则》建议：使用糖皮质激素时可酌情采取如下措施：低钠高钾高蛋白饮食；补充钙剂和维生素 D；加服预防消化性溃疡及出血等不良反应的药物。

5. 老年患者使用糖皮质激素易产生高血压，尤其是更年期后的女性易发生骨质疏松。药师应加强对用药过程的监护，保证患者的用药安全。

6. 免疫抑制剂治疗应从小剂量开始，逐渐增加药量，用药期间需严密监测血常规、肝肾功能，治疗期的前 8 周内，应至少每周进行 1 次包括血小板在内的全血细胞计数和肝肾功能检查；如果大剂量给药或患者的肝和（或）肾功能不全时，应增加检查的频率。此后，检查次数可以逐渐减少，但仍建议每月检查 1 次。

7. 伴有肢体、语言、吞咽等功能障碍的患者，应在专业医师的指导下进行相应的早期功能康复训练。在对疾病的认识上，医务工作者应耐心对患者及亲属进行宣教指导，强调早期干预、早期治疗的必要性，合理交代病情及预后，增加患者治疗疾病的信心，提高治疗的依从性。

思考题：

1. 请简述多发性硬化的治疗原则。
2. 多发性硬化急性发作期的治疗药物有哪些？
3. 请简述多发性硬化应用糖皮质激素的监护要点。

第八节　神经内科危重症的诊断要点、抢救措施

学习要求：

1. 掌握高颅内压、脑疝、癫痫持续状态的治疗原则、治疗策略及监护要点。
2. 熟悉高颅内压、脑疝、癫痫持续状态的病因及发病机制、临床表现。
3. 了解高颅内压、脑疝、癫痫持续状态的诊断要点。

一、高颅内压

颅内压增高有急性亚急性和慢性之分。一般病程缓慢的疾病多有头痛、呕吐、视乳头水肿等症状，初步诊断颅内压增高不难。而急性、亚急性脑疾病由于病程短，病情发展较快，多伴有不同程度的意识障碍，且无明显视乳头水肿，此时确诊有无颅内压增高常较困难，需要进行进一步的检查予以确定。

（一）病因和发病机制

高颅压综合征不是一个独立的疾病，它是由于脑血管病、颅内肿瘤或炎症等

一些颅内疾病，引起脑脊液分泌增多，脑血液循环障碍，脑组织水肿，脑内压增高（超过 200mmH_2O）所导致的一系列临床症状。

（二）临床表现

1. 头痛是颅内高压的一个特征症状，是由于颅内敏感神经，如脑膜、血管神经受到刺激所引起的。多为持续性疼痛。头痛部位多位于额部或双侧颞部，并常牵涉到枕部和颈部，而曲颈活动、剧烈咳嗽，或用力大便时，可使疼痛加重。

2. 呕吐多与头痛同时发生，常为喷射性反复发生，不伴恶心，若丘脑下部受损可出现呕血。呕吐发生的原因，一般认为是颅内高压，延髓的呕吐中枢受到刺激所致。

3. 视乳头水肿是颅内高压的又一重要体征，主要是因视网膜静脉向颅内回流受阻所引起。临床表现，早期视乳头充血，边界不清，中心凹陷，隐约欠清晰。当颅内压继续升高时可见视乳头水肿，中央凹陷消失，视网膜可见点状出血。视乳头水肿早期，视力和视野多不受影响。长期颅内高压可发生视神经萎缩，最终导致失明。

4. 意识障碍的程度与颅内高压的轻重有关。轻者患者表现为表情呆滞、反应迟钝、昏睡；严重时可发生昏迷。急性脑血管病出现意识障碍，常见于脑出血和大面积脑梗死，是因脑组织受压或缺血坏死，脑脊液回流受阻，颅内压持续增高所致。一般预后较差，应注意积极防治。

5. 呼吸障碍，轻者患者表现呼吸节律和幅度发生紊乱，呼吸不规则，每次呼吸的深浅度不等，频率欠均匀。严重时出现呼吸衰竭，患者表现周期性呼吸、双吸气、抽泣样呼吸等，若抢救不及时，会很快死亡。呼吸衰竭的发生机制，是因脑水肿，颅内高压，损害了脑干和延髓的呼吸中枢所引起的。

6. 癫痫样发作，颅内高压可使局部脑组织软化坏死，病灶周围的神经细胞发生病理性放电所致癫痫样发作，患者表现突然抽搐，全身挺直或病灶对侧肢体阵发性痉挛收缩。但当颅内压降低后，症状也可得到暂时缓解。

（三）诊断和鉴别诊断

1. 诊断

（1）眼底检查：在典型的视乳头水肿出现之前，常有眼底静脉充盈扩张、搏动消失，眼底微血管出血，视乳头上下缘可见灰白色放射状线条等改变。

（2）婴幼儿颅内压增高早期可发现前颅的张力增高，颅缝分离，叩诊如破水壶声音。

（3）脱水试验治疗：20%甘露醇 250ml 快速静脉滴注或呋塞米 40mg 静脉推注后，若头痛、呕吐等症状减轻，则颅内压增高的可能性较大。

（4）影像学检查：头颅平片可发现颅骨内板压迹增高和（或）鞍背吸收某些

原发病的征象。脑血管造影对脑血管病，多数颅内占位性病变有相当大的诊断价值。有条件可行头颅 CT 扫描和 MRI 检查，它对急性、亚急性颅内压增高而无明显视乳头水肿者，是安全可靠的显示颅内病变的检测手段。

（5）明确病因：根据病史和起病的缓急、内科系统和神经系统检查的发现、必要的实验室检查，初步确定颅内压增高的病变和病因是完全可能的。

2. 鉴别诊断

（1）血管性头痛，头颅 CT、MRI 等正常，视乳头无水肿，腰穿压力正常。脑血流图检查或经颅多普勒检查常有异常改变。

（2）视神经乳头炎，本病可有头痛、呕吐和视乳头水肿、充血等，类似颅内压增高的表现，但视神经乳头炎患者腰穿压力正常。

（3）神经官能症患者经常叙述头痛、头晕，有时也有恶心、呕吐，这种患者经常伴有失眠、记忆力下降、注意力不集中、头晕、头胀等，并且受周围环境的影响。腰穿压力正常，辅助检查正常。

（四）治疗原则

1. 颅内压增高治疗的目的　①使颅内压（ICP）降至 20mmHg 以下。②脑灌注压（CPP）控制在 70～120mmHg 的范围内。③预防脑疝。

2. 疑有颅内压升高的患者、意识水平下降是有创颅内压监测的适应证。总的来说，GCS<9 或考虑由颅内压增高引起的病情加重应进行有创颅内压监测（Ⅴ级证据，C 级推荐）。

3. 一旦颅内压增高明确后，应尽快决定是否进行外科手术治疗。除了血肿的占位效应和脑组织肿胀外，继发性的脑积水也可以引起颅内高压。伴有脑积水或具有脑积水危险的患者应进行脑室引流，引流最好不要超过 7 天（Ⅴ级证据，C 级推荐），推荐使用抗生素预防感染（Ⅴ级证据，C 级推荐）。对于大脑半球的大梗死，可施行开颅减压术和（或）部分脑组织切除术（Ⅲ级证据，C 级推荐）。较大的小脑梗死或小脑出血，可行后颅窝开颅减压和（或）直接切除部分小脑梗死，以解除脑干压迫（Ⅲ～Ⅴ级证据）。年轻患者，中至大量脑叶出血，病情逐渐恶化可以考虑外科治疗（Ⅱ～Ⅴ级证据，B 级推荐）。

4. 可采取药物治疗、低温治疗等控制患者颅内压至合理水平。

（五）治疗策略

尽管没有针对颅内压增高的普遍性标准化草案，但推荐以下逐步升级的处理方案：

1. 一般处理

（1）头位抬高：15°～30°，条件许可应根据 ICP 来进行调整。头位与预后之间的关系没有合理设计的实验资料，一般认为头位抬高 15°～30°。

(2)液体的管理:过去颅高压的患者主张限制液体量,以避免增加脑组织的水分。目前发现低血容量可以导致 CPP 的下降,因而导致脑组织的缺血缺氧。另外,没有证据显示限制液体可以改善脑水肿,因此应尽可能避免低血容量。

(3)体温的管理:应积极处理发热,发热可以增加血流量,而升高 ICP。持续性高热的患者应使用对乙酰氨基酚和低温毯。也可以使用吲哚美辛,吲哚美辛可能具有直接的降颅内压作用。

(4)预防癫痫:癫痫可以引起脑血流量的增加,在脑血管自动调节功能降低的情况下脑血容量的增加可以引起颅压增高,因此主张积极预防癫痫。

(5)类固醇激素:不主张常规使用类固醇激素,类固醇激素对肿瘤和脓肿引起的血管源性脑水肿有效,但对细胞毒性脑水肿、脑梗死引起的占位、脑出血和脑外伤无效。由于副作用大,临床研究显示并不比高渗性药物更为有效,脑卒中患者应避免使用皮质类固醇激素(Ⅰ级证据,A 级推荐)

(6)镇静:镇静是控制 ICP 的关键因素,经常被忽视。患者由各种原因引起的紧张、挣扎等,可以通过升高胸内压、颈静脉压使颅内压升高。交感神经兴奋引起的高血压和心动过速亦可以引起颅内高压。

(7)肌松剂:结合适当的镇静剂,能够预防与咳嗽、用力、吸痰和上呼吸机有关的胸腔内压和静脉压力增高引起的 ICP 升高(Ⅲ级证据,C 级推荐)。非极性剂,如维库溴胺(0.05mg/h),具有轻微的组织胺释放和神经节阻滞作用,在这种状态下优先使用(Ⅲ级证据,C 级推荐)。

(8)血压的管理:镇静后如果平均动脉压(MAP)和 ICP 仍然较高,降低血压可以降低 ICP。这在脑的自动调节功能紊乱时尤其有效。如果 CPP>120mmHg, ICP>20mmHg,应该使用短效的降血压药物,使 CPP 接近 100mmHg 左右。应避免使 CPP<70mmHg,因为可以引起脑缺氧、反射性脑血管扩张。

2. 高渗性脱水　首道药物防线是渗透性治疗,但不应预防性使用。B 型的 ICP 波型、ICP 进行性的增高、与占位有关的临床症状的加重可以使用 20%的甘露醇(0.25~0.50g/kg,每 4~6 小时使用一次)。

3. 过度换气　低二氧化碳血症引起脑血管收缩,几乎可以立即引起脑血流量的下降,但其 ICP 降低的高峰是在二氧化碳分压改变 30 分钟后。将潮气量提高到 12~14ml/kg,使二氧化碳分压降低至 30~35mmHg,大部分患者 ICP 能降低 25%~30%(Ⅲ级证据,C 级推荐)。过度换气不能降低 ICP 是预后不良的表现。

4. 巴比妥昏迷　如果按以上方法不能控制 ICP,可以采取巴比妥昏迷。高剂量的巴比妥治疗应该被作为一种选择,而不是标准治疗方法的一部分。巴比妥可以诱导脑血流量和脑代谢的降低,在高剂量时可以降低脑容量和 ICP。

5. 低温治疗　低温降低脑的代谢,因而降低脑血流量、脑容量,从而降低

ICP。将体温控制在32～34℃可以降低ICP和提高CPP，改善患者的预后，ICP可以平均降低10.4mmHg左右。在已做的研究中多通过使用低温毯来降温，也有使用冰水洗胃来降低脑的温度，整个躯体的降低效果优于单纯的头部降温，但在低温治疗时要注意心律失常。

（六）监护要点

1. 应用脱水药物需要监测患者肾功能及电解质。

2. 关注患者意识状态的变化，警惕癫痫样发作。

二、脑疝

正常颅腔内某一分腔有占位性病变时，该分腔的压力比邻近分腔的压力高，脑组织从高压区向低压区移位，被挤到附近的生理孔道或非生理孔道，使部分脑组织、神经及血管受压，脑脊液循环发生障碍而产生相应的症状群，称为脑疝。

（一）病因和发病机制

脑内任何部位占位性病变发展到一定程度均可导致颅内各分腔因压力不均诱发脑疝。引起脑疝的常见病变有：

1. 损伤引起的各种颅内血肿，如急性硬脑膜外血肿、硬脑膜下血肿、脑内血肿等。

2. 各种颅内肿瘤特别是位于一侧大脑半球的肿瘤和颅后窝肿瘤。

3. 颅内脓肿。

4. 颅内寄生虫病及其他各种慢性肉芽肿。

5. 先天因素，如小脑扁桃体下疝畸形。此外，如对颅内压增高的患者，腰椎穿刺释放过多的脑脊液，导致颅内各分腔之间的压力差增大，可促使脑疝的形成。

正常情况下，颅腔被大脑镰和小脑幕分割成压力均匀、彼此相通的各分腔。小脑幕以上称幕上腔，又分为左右两分腔，容纳左右大脑半球。小脑幕以下称为幕下腔，容纳小脑、脑桥和延髓。当某种原因引起某一分腔的压力增高时，脑组织即可从高压力区通过解剖间隙或孔道向低压力区移位，从而产生脑疝。疝出的脑组织压迫邻近的神经、血管等组织结构，引起相应组织缺血、缺氧，造成组织损伤功能受损。

（二）临床表现

1. 小脑幕切迹疝

（1）颅内压增高的症状：表现为剧烈头痛及频繁呕吐，其程度较在脑疝前更加剧，并有烦躁不安。

（2）意识改变：表现为嗜睡、浅昏迷以至昏迷，对外界的刺激反应迟钝或消失。

(3)瞳孔改变:两侧瞳孔不等大,初起时病侧瞳孔略缩小,光反应稍迟钝,以后病侧瞳孔逐渐散大,略不规则,直接及间接光反应消失,但对侧瞳孔仍可正常,这是由于患侧动眼神经受到压迫牵拉之故。此外,患侧还可有眼睑下垂、眼球外斜等。如脑疝继续发展,则可出现双侧瞳孔散大,光反应消失,这是脑干内动眼神经核受压致功能失常所引起。

(4)运动障碍:大多发生于瞳孔散大侧的对侧,表现为肢体的自主活动减少或消失。脑疝的继续发展使症状波及双侧,引起四肢肌力减退或间歇性地出现头颈后仰,四肢挺直,躯背过伸,呈角弓反张状,称为去大脑强直,是脑干严重受损的特征性表现。

(5)生命体征的紊乱:表现为血压、脉搏、呼吸、体温的改变。严重时血压忽高忽低,呼吸忽快忽慢,有时面色潮红、大汗淋漓,有时转为苍白、汗闭,体温可高达 41℃以上,也可低至 35℃以下而不升,最后呼吸停止,终于血压下降、心脏停搏而死亡。

2. 枕骨大孔疝　患者常只有剧烈头痛,反复呕吐,生命体征紊乱和颈项强直、疼痛,意识改变出现较晚,没有瞳孔的改变而呼吸骤停发生较早。

3. 大脑镰下疝　引起病侧大脑半球内侧面受压部的脑组织软化坏死,出现对侧下肢轻瘫、排尿障碍等症状。

(三) 诊断和鉴别诊断

1. 诊断　依据病史及临床体征,注意询问是否有颅压增高症的病史或由慢性脑疝转为急性脑疝的诱因。颅压增高征患者神志突然昏迷或出现瞳孔不等大,应考虑为脑疝。颅压增高患者呼吸突然停止或腰椎穿刺后出现危象,应考虑可能为枕骨大孔疝。

2. 鉴别诊断　无。

(四) 治疗原则

1. 由于脑疝是急剧的颅内压增高造成的,在做出脑疝诊断的同时应按颅内压增高的处理原则快速静脉输注高渗降颅内压药物,以缓解病情,争取时间。

2. 当确诊后,根据病情迅速完成开颅术前准备,尽快手术去除病因,如清除颅内血肿或切除脑肿瘤等。

3. 如难以确诊或虽确诊而病因无法去除时,可选用下列姑息性手术,以降低颅内高压和抢救脑疝:侧脑室体外引流术、脑脊液分流术、减压术。

(五) 治疗策略

1. 小脑幕切迹疝　对颅内压增高的患者,应抓紧时间明确诊断,力争在脑疝未形成前或脑疝早期进行处理。一旦出现典型的脑疝征象,应按具体情况,作如下紧急处理：

（1）保持呼吸道通畅，吸氧，吸痰，必要时气管插管或切开。

（2）立即经静脉推注20%甘露醇溶液250~500ml。

（3）病变性质和部位明确者，立即手术切除病变。尚不明确者，尽快检查确诊后手术或做姑息性减压术（颞肌下减压术，部分脑叶切除减压术）。

（4）对有脑积水的患者，立即穿刺侧脑室作外引流，待病情缓解后再开颅切除病变或做脑室-腹腔分流术。

经以上处理，疝出的脑组织多可自行还纳，表现为散大的瞳孔逐渐回缩，患者意识好转。但也有少数患者症状不改善，估计疝出的脑组织已嵌顿，术中可用脑压板将颞叶底面轻轻上抬或切开小脑幕，使嵌顿的脑组织得到缓解，并解除其对脑干的压迫。

2. 枕骨大孔疝与大脑镰下疝的治疗措施与小脑幕切迹疝基本相同。

（六）监护要点

1. 脑疝常危及生命，病情变化迅速，故应特别注意高颅内压的管理，以避免脑疝发生。

2. 接受脱水药物治疗的患者应关注患者尿量、肾功能及电解质的变化。

3. 接受外科手术的患者，术后应注意绝对卧床，按神经外科术后照护。

三、癫痫持续状态

癫痫持续状态（status epilepticus，SE）是指癫痫连续发作间期意识未完全恢复又频繁再发，或发作持续30分钟以上不自行停止，为神经科的急症，一旦发作持续应该紧急处理。各种癫痫发作均可发生持续状态，但临床以全面强直-阵挛发作持续状态最常见。全身性发作的癫痫持续状态（SE）常伴有不同程度的意识、运动功能障碍，严重者甚至有脑水肿和颅压增高表现，若不及时治疗可导致永久性脑损害，致残率和死亡率很高。2001年国际抗癫痫联盟推荐的分类如下（表3-3-15）：

表3-3-15　癫痫持续状态分类

全面性癫痫持续状态	局灶性癫痫持续状态
全面性强直阵挛癫痫持续状态	Kojevnikov部分性持续性癫痫
阵挛性癫痫持续状态	持续性先兆
失神性癫痫持续状态	边缘性癫痫持续状态
强直性癫痫持续状态	伴偏侧轻瘫的偏侧抽搐状态
肌阵挛性癫痫持续状态	

（一）病因和发病机制

1. 急性疾病中惊厥发作的各种病因均可引起症状性 SE，最常见原因：不恰当撤停抗癫痫药物、急性脑病、脑卒中、脑炎、外伤、肿瘤和药物中毒等。

2. 不规范抗癫痫药物治疗、感染、精神因素、过度疲劳、孕产和饮酒等均可诱发。

3. 热性惊厥占小儿 SE 的 20%~30%。主要发生于癫痫患儿突然撤停抗癫痫药物、不规律服药、睡眠严重缺失或继发感染时。

（二）临床表现

1. 全面强直-阵挛发作（GTCS）持续状态　是临床常见的、危险的癫痫状态，强直-阵挛发作反复发生，意识障碍（昏迷）伴高热、代谢性酸中毒、低血糖休克、电解质紊乱（低血钾及低血钙等）和肌红蛋白尿等，可发生脑、心、肝、肺等多脏器功能衰竭，自主神经和生命体征改变。

2. 强直性发作持续状态　多见于 Lennox-Gastaut 综合征患儿，表现不同程度意识障碍，间有强直性发作或非典型失神、失张力发作等，EEG 可见较慢的持续性棘慢波或尖慢波放电。

3. 阵挛性发作持续状态　阵挛性发作持续时间较长伴意识模糊甚至昏迷。

4. 肌阵挛发作持续状态　肌阵挛多为局灶或多灶性，表现为节律性反复肌阵挛发作，肌肉呈跳动样抽动，连续数小时或数天，多无意识障碍。特发性肌阵挛发作（良性）的患者很少出现癫痫状态，严重器质性脑病晚期如亚急性硬化性全脑炎、家族性进行性肌阵挛癫痫等较常见。

（1）单纯性肌阵挛状态：见于失神发作和强直-阵挛发作患儿。

（2）症状性肌阵挛状态：较多见，常合并退行性脑病如 Ramsay-Hunt 肌阵挛性小脑协调障碍，进行性肌阵挛性癫痫如肾性脑病、肺性脑病和中毒性脑病等。

5. 失神发作持续状态　表现为意识水平降低，甚至只表现为反应性、学习成绩下降，临床要注意识别。

6. 单纯部分性运动发作持续状态　表现为身体某部分如颜面或口角抽动、个别手指或单侧肢体持续不停抽动，达数小时或数天，发作时无意识障碍，发作终止后可遗留发作部位 Todd 麻痹，也可扩展为继发性全面性发作。Rasmussen 综合征早期出现肌阵挛及其他形式发作，伴进行性弥漫性神经系统损害。

7. 边缘叶性癫痫持续状态　又称精神运动性癫痫状态，常表现意识障碍（模糊）和精神症状，如活动减少、呆滞、注意力丧失、定向力差、缄默或只能发单音调，以及焦虑不安、恐惧、急躁、幻觉妄想等持续数天至数月，常见于颞叶癫痫。

8. 偏侧抽搐状态伴偏侧轻瘫　多发生于幼儿，表现一侧抽搐，患者通常意识清醒，伴发作后一过性或永久性同侧肢体瘫痪。

9. 自动症持续状态　少数患者表现自动症，意识障碍可由轻度嗜睡至木僵、昏迷和尿便失禁，如不及时治疗常发生全身性发作，可持续数小时至数天，甚至半年，患者对发作不能回忆。

10. 新生儿期癫痫持续状态　表现多样，不典型，多为轻微抽动，肢体奇异的强直动作，常由一个肢体转至另一肢体或半身抽动，发作时呼吸暂停，意识不清。

（三）诊断和鉴别诊断

1. 诊断　癫痫持续状态是神经科的急症，迅速明确诊断是控制发作的前提。准确鉴别癫痫持续状态、假性癫痫持续状态以及其他非痫性发作是十分必要的。

根据癫痫病史、临床特征、常规或视频 EEG 检查等可明确诊断。

2. 鉴别诊断

(1)部分性癫痫状态需与短暂性脑缺血发作鉴别，短暂性脑缺血发作可出现发作性半身麻木、无力等，不伴意识障碍，多见于中老年，常伴高血压病、脑动脉硬化症等脑卒中危险因素。

(2)癫痫状态须注意与癔症和器质性脑病等鉴别，病史和 EEG 是重要的鉴别依据。

（四）治疗原则

1. 尽快终止发作，一般应在 SE 发生的 5 分钟内终止发作。

2. 首次药物要足量，选用奏效快、作用持续时间长、副作用小的药物，或先用起效快，然后与起效慢、作用维持时间长的药物配伍，发作控制后应给予足量的维持药物。

3. 保护脑神经元。

4. 查寻病因，去除促发因素。

5. 治疗并发症。

（五）治疗策略

1. 一般措施　保持呼吸道通畅，给氧，监护生命体征，建立大静脉输液通路，维持生命体征和内环境的稳定，并根据具体情况进行实验室检查，如全血细胞计数、尿常规、肝功能、血糖、血钙、凝血相、血气分析、抗颠痫药(AEDs)血药浓度监测等。

2. 药物治疗　理想的抗癫痫药物的特点：①能静脉给药；②可快速进入脑内；③不良反应可耐受，在脑内作用时间长。

(1)5 分钟内终止发作的治疗：地西泮、劳拉西泮、苯妥英钠、磷苯妥英、苯巴比妥、丙戊酸钠、水合氯醛、利多卡因。

(2)超过 5 分钟终止发作的治疗

1)请专科医师会诊、治疗,如有条件进入癫痫加强单元或 ICU 治疗。

2)可酌情选用下列药物:如咪达唑仑、丙泊酚(propofol)、硫喷妥、戊巴比妥等,必要时请麻醉科协助治疗。

3)有条件者进行 EEG 监测。

(3)维持治疗:在应用上述方法控制发作后,应立即应用长效 AEDs 苯巴比妥 0.1~0.2g 肌内注射,每 8 小时一次,巩固和维持疗效。同时,根据发作类型选用口服 AEDs,必要时可鼻饲给药,达有效血药浓度后逐渐停止肌内注射苯巴比妥。

(4)病因治疗:确定病因和进行病因治疗。

目前国际上推荐的有关全面强直阵挛性癫痫持续状态临床处理的流程和规范见图 3-3-6。

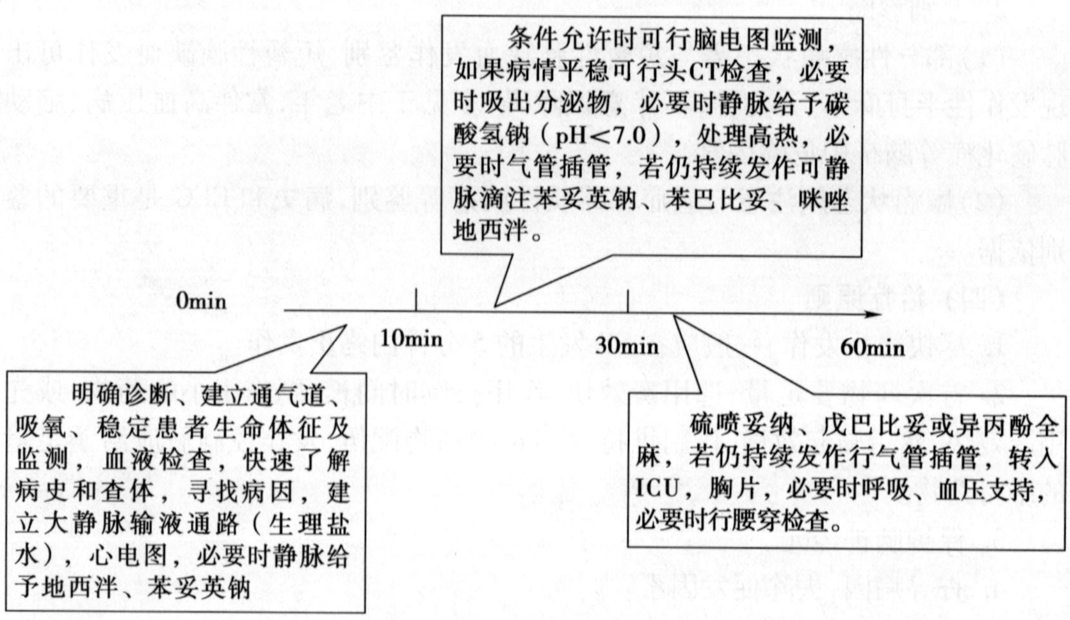

图 3-3-6 全面强直阵挛性癫痫持续状态临床处理的流程

参考 *Essentials of Clinical Epilepsy*

(5)积极防治并发症:积极处理脑水肿、感染、代谢紊乱等,并给予营养支持。

(六)监护要点

1. 癫痫持续状态在癫痫患者中的发病率为 1%~5%,至今其病死率仍高达 13%~20%,应充分宣教,确保癫痫患者按规定服用抗癫痫药物,避免 SE 发生。

2. 应特别关注 SE 发生后前 5 分钟药物治疗的疗效,根据病情变化及时调整治疗方案。

3. 当 SE 发作终止后,应合理确定后续治疗方案。

4. 治疗开始后达稳态血浓度时，监测血药浓度。

5. 定期检测肝功能、血常规。

思考题：

1. 癫痫持续状态的一般治疗原则是什么？常用的药物有哪些？

2. 简述高颅内压抢救措施。

3. 简述脑疝的治疗原则。

【推荐参阅指南/书籍】

1. 中国短暂性脑缺血发作早期诊治指导规范(2016).
2. 缺血性脑卒中患者围手术期抗血小板药物应用中国专家共识(2016).
3. 中国缺血性脑卒中和短暂性脑缺血发作二级预防指南(2014).
4. 美国脑卒中和短暂性脑缺血发作二级预防指南(2014).
5. 中国急性缺血性脑卒中诊治指南(2014).
6. 他汀类药物防治缺血性卒中/短暂性脑缺血发作专家共识(2013).
7. 中国高血压性脑出血急性期中西医结合诊疗专家共识(2016).
8. 中国脑出血诊疗指导规范(2015).
9. 中国蛛网膜下腔出血诊治指南(2015).
10. 2015 美国 AHA/ASA 自发性脑出血诊疗指南(2015).
11. RCP 卒中工作组循证指南:卒中患者的营养支持(2014).
12. 中华医学会神经病学分会帕金森病及运动障碍学组:中国帕金森病的诊断标准(2016).
13. 中国帕金森病治疗指南(第 3 版)(2014).
14. 中华医学会神经病学分会神经心理学与行为神经病学组/中华医学会神经病学分会帕金森病及运动障碍学组:中国帕金森病抑郁、焦虑及精神病性障碍的诊断标准及治疗指南(2013).
15. 欧洲神经病学联盟:EFNS 帕金森病指南 (2011).
16. 中国抗癫痫协会．临床诊疗指南癫痫病分册．北京:人民卫生出版社(2015).
17. 妊娠期女性抗癫痫药物应用中国专家共识(2015).
18. 国际抗癫痫联盟:癫痫实用性定义(2014).
19. 中华医学会神经病学分会脑电图与癫痫学组:非惊厥性癫痫持续状态的治疗专家共识(2013).
20. 中华医学会成人癫痫患者长程管理共识专家协作组:关于成人癫痫患者长程管理的专家共识(2013).
21. 中华医学会神经病学分会脑电图与癫痫学组:中国抗癫痫药物治疗专家共识(2011).
22. 中华医学会儿科学分会神经学组:儿童癫痫长程管理专家共识(2013).

23. ESCMID(欧洲临床微生物学与感染性疾病学会):急性细菌性脑膜炎的诊断和治疗指南(2016).
24. 美国免疫咨询委员会:脑膜炎球菌病的预防和治疗(2013).
25. 欧洲神经科学协会联盟:EFNS 病毒性脑膜脑炎的诊断方法和处理指南(2010).
26. 欧洲神经病学协会:阿尔茨海默病(AD)治疗指南(2014).
27. 美国阿尔茨海默病最新诊断标准(2011).
28. 英国国家卫生与临床优化研究所:NICE 多奈哌齐、加兰他敏、卡巴拉汀与美金刚治疗阿尔茨海默病指南(2011).
29. 美国耳鼻咽喉头颈外科学会:美国贝尔麻痹临床实践指南(2013).
30. 中华医学会神经病学分会:吉兰-巴雷综合征诊治指南(2010).
31. 美国神经病学会:多发性硬化精神障碍评估及管理指南(2013).
32. 欧洲神经科学协会:视神经脊髓炎诊治指南(2010).
33. 美国 AES 循证指南:儿童和成人惊厥性癫痫持续状态的治疗(2016).
34. 中国特发性正常压力脑积水诊治专家共识(2016).
35. 汪复,张婴元.实用抗感染治疗学.第 2 版.北京:人民卫生出版社,2012.
36. 王伟,卜碧涛,朱遂强.神经内科疾病诊疗指南.北京:科学出版社.2013.
37. 赵钢.西京神经内科临床工作手册.西安:第四军医大学出版社.2012.

【参考文献】

[1] 王伟,卜碧涛,朱遂强.神经内科疾病诊疗指南.第 3 版.北京:科学出版社,2013:347-372.

[2] 短暂性脑缺血发作中国专家共识组.短暂性脑缺血发作的中国专家共识更新版.中华内科杂志,2011,50(6):530-533.

[3] 中华医学会神经病学分会,中华医学会神经病学分会脑血管病学组.中国缺血性脑卒中和短暂性脑缺血发作二级预防指南 2014.中华神经科杂志,2015,48(4):258-273.

[4] Kernan WN, Ovbiagele B, Black HR, et al. Guidelinesfor the Prevention of Stroke in Patients With Stroke and Transient Ischemic Attack: A Guideline for Healthcare Professionals From the American Heart Association/American Stroke Association. Stroke, 2014, 42:227-276.

[5] 短暂性脑缺血发作中国专家共识组.短暂性脑缺血发作与轻型卒中抗血小板治疗中国专家共识(2014 年).中华医学杂志,2014,94(27):2092.

[6] 郭艺芳.糖尿病患者的降压治疗-解读 2016 年美国糖尿病协会糖尿病管理标准.中华高血压杂志,2016,24(7):606-607.

[7] 贾建平,陈生弟.神经病学.第 7 版.北京:人民卫生出版社,2013:175-192.

[8] 国家卫生计生委脑卒中防治工程委员会.中国脑出血诊疗指导规范.2015:6-9.

[9] 赵钢.西京神经内科临床工作手册.西安:第四军医大学出版社,2011:119-145.

[10] Oertel WH, Berardelli A, Bloem BR, et al. Late (complicated) Parkinson's disease. European Handbook of Neurological Management. New Jersey: Wiley-Blackwell, 2011, 237.

[11] 中华医学会神经病学分会帕金森病及运动障碍学组,中国医师协会神经内科医师分会

帕金森病及运动障碍专业委员会.中国帕金森病的诊断标准(2016版).中华神经科杂志,2016,49(4):268-270.

[12] 中华医学会神经病学分会帕金森病及运动障碍学组.中国帕金森病治疗指南(第3版).中华神经科杂志,2016,47(6):428-433.

[13] 中华医学会神经病学分会神经心理学与行为神经病学组,中华医学会神经病学分会帕金森病及运动障碍学组.帕金森病抑郁、焦虑及精神病性障碍的诊断标准及治疗指南.中华神经科杂志,2013,46(1):56-60.

[14] 中华医学会神经病学分会帕金森病及运动障碍学组.原发性震颤的诊断和治疗指南.中华神经科杂志,2009,42(8):571-572.

[15] 中华医学会神经病学分会神经心理学与行为神经病学组,中华医学会神经病学分会帕金森病及运动障碍学组.帕金森病抑郁、焦虑及精神病性障碍的诊断标准及治疗指南.中华神经科杂志,2013,46(1):56-60.

[16] Fisher RS, Acevedo C, Arzimanoglou A, et al. A practical clinical definition of epilepsy. Epilepsi, 2014, 55(4):475-482.

[17] 中国抗癫痫协会专家组.颅脑疾病手术后抗癫痫药物应用的专家共识(试行).中华神经外科杂志,2012,28(7):751.

[18] 吴江.神经病学.第3版.北京:人民卫生出版社,2015:313.

[19] 中华医学会儿科学分会神经学组.儿童癫痫长程管理专家共识.中华儿科杂志,2013,51(9):699-703.

[20] Meierkord M, Boon P, Engelsen B, et al. Holtkamp: EFNS guideline on the management of status epilepticus in adults. European Journal of Neurology, 2010, 17:348-355.

[21] 成人癫痫患者长程管理共识专家协作组.关于成人癫痫患者长程管理的专家共识.中华神经科杂志,2013,46(7):496-499.

[22] 王宇卉.解读"中国抗癫痫药物治疗专家共识(2011)".世界临床药物,2012,33(1):63.

[23] 中华医学会神经病学分会脑电图与癫痫学组.抗癫痫药物应用专家共识.中华神经科杂志,2011,44(1):56.

[24] 中国抗癫痫协会.临床诊疗指南癫痫病分册.北京:人民卫生出版社,2015.

[25] Krumholz A, Wiebe S, Gronseth GS. Evidence-based guideline: Management of an unprovoked first seizure in adults. American Academy of Neurology, 2015, 84(4):1705.

[26] 邹海强,马敬红,赵保健.欧洲神经科学协会联盟关于神经遗传病的分子诊断指南.运动神经元病、周围神经病和肌肉病.中华临床医师杂志,2012,6(24):8295-8300

[27] 中华医学会神经病学分会肌电图与临床神经电生理学组,中华医学会神经病学分会神经肌肉病学组.痛性周围神经病的诊断和治疗共识.中华神经科杂志,2012,45(11):824.

[28] 吴江.神经病学.第3版.北京:人民卫生出版社,2015:132.

[29] 吴江.神经病学.第3版.北京:人民卫生出版社,2015:145.

[30] 中华医学会神经病学分会神经肌肉病学组,中华医学会神经病学分会肌电图及临床神

经电生理学组,中华医学会神经病学分会神经免疫学组.中国吉兰-巴雷综合征诊治指南.中华神经科杂志,2010,43(8):583-586.

[31] Southwick FS.感染性疾病:临床短期教程.第 2 版.天津:天津科技翻译出版社,2011:148-149.

[32] 贾建平,陈生弟.神经病学.第 7 版.北京:人民卫生出版社,2013:234.

[33] 中华医学会.临床诊疗指南-神经病学分册.北京:人民卫生出版社,2006:21-36.

[34] Cohn AC, MacNeil JR, Clark TA, et al. Prevention and Control of Meningococcal Disease Recommendations of the Advisory Committee on Immunization Practices (ACIP). Morbidity and Mortality Weekly Report, 2013, 3:1.

[35] 周颖杰,李光辉.隐球菌病处理临床实践指南.2010 年美国感染病学会更新.中国感染与化疗杂志,2010,10(3):161-166.

[36] ESCMID. Guideline: diagnosis and treatment of acute bacterial meningitis. ClinMicrobiol Infect, 2016, 4(22):37-62.

[37] 汪复,张婴元.实用抗感染治疗学.第 2 版.北京:人民卫生出版社,2012:613-622.

[38] 贾建平,陈生弟.神经病学.第 7 版.北京:人民卫生出版社,2013:240-241.

[39] Clifford R.Jack Jr., Marilyn S.Albert, David S.Knopman, et al. Introduction to the recommendations from the National Institute on Aging-Alzheimer's Association workgroups on diagnostic guidelines for Alzheimer's disease. Alzheimer's & Dementia, 2011, 7:257-262.

[40] 中华医学会老年医学分会老年神经病学组,老年人认知障碍诊治专家共识撰写组.中国老年人认知障碍诊治流程专家建议.中华老年医学杂志,2014,33(8):817.

[41] 贾建平,陈生弟.神经病学.第 7 版.北京:人民卫生出版社,2013:218-219.

[42] Marie A.Chisholm-Burns.神经精神疾病治疗原理与实践.第 2 版.北京:人民军医出版社,2013:236.

[43] 林一聪,董会卿.多发性硬化诊断标准解读.中风与神经疾病杂志,2011,28(8):764-767.

[44] Polman CH, Stephen C, Edan G, et al. Diagnostic Criteria for Multiple Sclerosis: 2010 Revisions to the McDonald Criteria. Annals of Neurology, 2011, 69(2):292-302.

[45] 中华医学会.临床诊疗指南-神经病学分册.北京:人民卫生出版社,2006:123-133.

[46] 中华医学会神经病学分会神经免疫学组,中国免疫学会神经免疫分会.多发性硬化诊断和治疗中国专家共识(2014 版).中华神经科杂志,2015,48(5):362.

[47] Minden SL, Feinstein A, Kalb RC, et al. Evidence-based guideline: Assessment and management of psychiatric disorders in individuals with MS: Report of the Guideline Development Subcommittee of the American Academy of Neurology. Neurology, 2013, 12:1-8.

[48] 中华医学会神经病学分会脑电图与癫痫学组.非惊厥性癫痫持续状态的治疗专家共识.中华神经科杂志,2013,46(2):133-137.

第四部分　考核与评价体系

一、考核目的

考核分为平时考核与结业考核。本考核主要用于评价学员培训学习效果，考核结果将作为学员培训结业通过与否的重要参考依据。结业考核内容与形式由全国临床药师规范化培训指导委员会制定，参考综合技能教材。

二、考核办法

（一）组织形式

平时考核由各培训中心根据各专科教材培训内容，在平时培训过程中组织考核。

（二）考核成绩标准

平时培训内容包括理论考核、作业审核、学习记录三部分。理论考核与作业审核分值各为 100 分，要求每项考核结果≥60 分且学习记录完整可申请结业考核。

三、考核内容

（一）平时理论考核

培训中心组织神经内科专业相关理论考核至少 2 次，每次理论成绩满分 100 分，≥60 分合格。

（二）平时作业审核

1. 审核标准　每一项作业满分 100 分，≥60 分合格（作业评分表见综合技能）。

2. 作业内容　患者用药教育、文献阅读报告、病例讨论、药历书写、病例分析、会诊、用药咨询、不良反应上报（具体要求和分值分配见下表）。

作业审核评分表

作业内容	作业数量	评分标准	分数
患者用药教育	5 份，电子版	缺少一份扣 3 分，1 份内容不完整扣 3 分	15

续表

作业内容	作业数量	评分标准	分数
文献阅读报告	5份,幻灯	缺少一份扣3分,1份不合格扣3分（文献阅读报告评价表得分≤60分为不合格）	15
病例讨论	5次,幻灯	缺少1份扣2分。1份内容不完整扣2分	10
药历书写	10份,电子版	缺少1份扣1.5分。1份不合格扣1.5分（药历评价表得分≤60分为不合格）	15
病例分析	5份,电子版	缺少1份扣3分,1份不合格扣3分（病例分析评价表得分≤60分为不合格）	15
会诊（跟随老师）	5次,会诊记录	缺少1次扣2分	10
用药咨询	10份,电子版	缺少1份扣1分,1份内容不完整扣1分	10
不良反应（上报记录与处置记录）	各15份,电子版	缺少1份扣1分,1份内容不完整扣1分	10

备注:作业数量为每位学员半年需完成数量,一年学制作业数量乘以2(相关作业评价表见综合技能)

(三) 平时学习记录

平时学习记录包括理论学习笔记记录、专题讲座及其他学术会议记录、临床实践培训相关登记表记录(相关表格见附录1)。

附　录

附录 1　培训计划相关表格(1 年计划)

附表 1　理论学习听课记录表

序号	课程名称	学时	主讲人	备注
1				
2				
3				
4				
5				
6				
7				
8				
9				
10				
11				
12				
13				
14				
15				
16				
17				
18				
19				
20				
21				
22				

附表2　专业理论学习记录表

记录人:________

日期:____年____月____日	上课(自学)时间:____时____分~____时____分
题目	
主讲人	
学习内容与体会	
指导老师签名	

附表 3 专题讲座、其他学术会议记录表

序号	日期	题目	课时	授课老师
1				
2				
3				
4				
5				
6				
7				
8				
9				
10				
11				
12				
13				
14				
15				
16				
17				
18				
19				
20				

附表 4　专题讲座(学术会议)学习记录表

记录人:________

日期:____年____月____日	上课(自学)时间:____时____分~____时____分
题目	
主 讲 人	
学习内容与体会	
指导老师签名	

附表 5　教学药历模板

建立日期:____年____月____日　　　　　　　　　　　　　　　　建立人:________

<table>
<tr><td>姓名</td><td></td><td>性别</td><td></td><td>出生日期</td><td></td><td>住院号</td><td></td></tr>
<tr><td colspan="4">住院时间:　　年　　月　　日</td><td colspan="4">出院时间:　　年　　月　　日</td></tr>
<tr><td colspan="2">身高(cm)</td><td>　</td><td>体重(kg)</td><td></td><td>体重指数(kg/m^2)</td><td colspan="2"></td></tr>
<tr><td colspan="8">过敏史:
含药物、食物及其他物品过敏史。</td></tr>
<tr><td colspan="8">药物不良反应及处置史:
系指本次入院治疗中发生的药物不良反应与处置手段、结果。</td></tr>
<tr><td colspan="8">入院诊断:</td></tr>
<tr><td colspan="8">出院诊断:</td></tr>
<tr><td colspan="8">初始治疗方案分析:
1. 系指根据本次入院诊断所设计的初始治疗药物与治疗方案分析。
2. 包括对于诊断进行的现阶段的治疗方案分析,现有的可行的指南用药或经验用药。
3. 治疗过程中新出现的临床诊断及治疗方案分析,在“药物治疗日志”中记录。</td></tr>
<tr><td colspan="8">初始药物治疗监护计划:
1. 系指根据初始治疗方案所制定的药物治疗监护计划。
2. 应包含对患者服药依从性的评估与建议。
3. 治疗过程中根据新出现的临床诊断、治疗方案所制定的药物治疗监护计划,在“药物治疗日志”中记录。</td></tr>
<tr><td colspan="8">其他主要治疗药物:
系指初始治疗方案外的主要治疗药物,随时填写。</td></tr>
</table>

续表

药物治疗日志
1. 药物治疗日志记录内容应包括: (1)患者住院期间病情变化与用药变更的情况记录(含治疗过程中出现的新的疾病诊断、治疗方案、会诊情况)。 (2)对变更后的药物治疗方案的评价分析意见与药物治疗监护计划。 (3)用药监护计划的执行情况与结果(包括药师参与情况与结果)。 (4)出院带药情况。 2. 每次记录注明记录时间(年、月、日)危重患者要记录时刻。 3. 药学带教老师每周不少于两次对药物治疗日志进行点评,并用红色笔填写点评意见。 4. 临床带教老师每周不少于一次对药物治疗日志进行点评,并用红色笔填写点评意见。 5. 一般每 3 天书写记录 1 次,危重患者随时书写记录。
药物治疗总结
药物治疗总结应包括: 1. 出院时对完整用药方案的总结性分析意见。 2. 药师在本次治疗中参与药物治疗工作的总结。 3. 患者出院后继续治疗方案和用药指导。 4. 治疗需要的随访计划和应自行检测的指标。
药学带教老师评语

附表 6　参与会诊记录登记表

序号	科室	病历号	患者姓名	内容	参与人员	带教药师
1						
2						
3						
4						
5						
6						
7						
8						
9						
10						
11						
12						
13						
14						
15						

附表7 患者用药教育

<table>
<tr><td colspan="6">姓名：　　　　性别：　　　　年龄：　　　　病案号：</td></tr>
<tr><td colspan="6">诊断：</td></tr>
<tr><td colspan="6">您出院所带的治疗药物：</td></tr>
<tr><td rowspan="2">药名</td><td rowspan="2">规格</td><td colspan="3">服用方法</td><td rowspan="2">备注</td></tr>
<tr><td>早</td><td>中</td><td>晚</td></tr>
<tr><td></td><td></td><td colspan="3"></td><td></td></tr>
<tr><td></td><td></td><td colspan="3"></td><td></td></tr>
<tr><td></td><td></td><td colspan="3"></td><td></td></tr>
<tr><td></td><td></td><td colspan="3"></td><td></td></tr>
<tr><td></td><td></td><td colspan="3"></td><td></td></tr>
<tr><td colspan="6">用药指导：</td></tr>
</table>

附表8 药品不良反应/事件登记表

序号	病历号	分析与评价要点	带教老师
1			
2			
3			
4			
5			

药品不良反应/事件报告表

首次报告□　　跟踪报告□　　编码：________

报告类型：新的□　严重□　一般□　　报告单位类别：医疗机构□　经营企业□　生产企业□　个人□　其他□________

患者姓名：　|　性别：男□女□　|　出生日期：　年　月　日 或年龄：　|　民族：　|　体重(kg)：　|　联系方式：

原患疾病：　|　医院名称：　病历号/门诊号：　|　既往药品不良反应/事件：有□________　无□　不详□　家族药品不良反应/事件：有□________　无□　不详□

相关重要信息：吸烟史□　饮酒史□　妊娠期□　肝病史□　肾病史□　过敏史□________　其他□________

药品	批准文号	商品名称	通用名称（含剂型）	生产厂家	生产批号	用法用量（次剂量、途径、日次数）	用药起止时间	用药原因
怀疑药品								
并用药品								

不良反应/事件名称：　|　不良反应/事件发生时间：　年　月　日

不良反应/事件过程描述（包括症状、体征、临床检验等）及处理情况（可附页）：

续表

<table>
<tr><td colspan="5">不良反应/事件的结果：痊愈□ 好转□ 未好转□ 不详□ 有后遗症□ 表现：________
死亡□ 直接死因：________ 死亡时间： 年 月 日</td></tr>
<tr><td colspan="5">停药或减量后，反应/事件是否消失或减轻？ 是□ 否□ 不明□ 未停药或未减量□
再次使用可疑药品后是否再次出现同样反应/事件？是□ 否□ 不明□ 未再使用□</td></tr>
<tr><td colspan="5">对原患疾病的影响：不明显□ 病程延长□ 病情加重□ 导致后遗症□ 导致死亡□</td></tr>
<tr><td>关联性评价</td><td colspan="4">报告人评价： 肯定□ 很可能□ 可能□ 可能无关□ 待评价□ 无法评价□ 签名：
报告单位评价： 肯定□ 很可能□ 可能□ 可能无关□ 待评价□ 无法评价□ 签名：</td></tr>
<tr><td rowspan="2">报告人信息</td><td>联系电话：</td><td colspan="3">职业：医生□ 药师□ 护士□ 其他□________</td></tr>
<tr><td colspan="2">电子邮箱：</td><td colspan="2">签名：</td></tr>
<tr><td>报告单位信息</td><td>单位名称：</td><td>联系人：</td><td>电话：</td><td>报告日期： 年 月 日</td></tr>
<tr><td>生产企业请填写信息来源</td><td colspan="4">医疗机构□ 经营企业□ 个人□ 文献报道□ 上市后研究□ 其他□________</td></tr>
<tr><td>备注</td><td colspan="4"></td></tr>
</table>

附表 9　药物信息与咨询记录表

<table>
<tr><td colspan="4">一、咨询者信息：</td></tr>
<tr><td>姓名</td><td></td><td>性别</td><td></td></tr>
<tr><td>年龄</td><td></td><td>联系电话</td><td></td></tr>
<tr><td>住址</td><td colspan="3"></td></tr>
<tr><td>记录人</td><td colspan="3"></td></tr>
<tr><td colspan="4">二、咨询问题摘要：</td></tr>
<tr><td colspan="4">三、答复问题摘要：</td></tr>
<tr><td>四、附注：</td><td colspan="3"></td></tr>
<tr><td>查询分类</td><td colspan="3">□药品信息　□用药信息　□用药剂量调整　□用药时辰
□用药不良反应　□药物相互作用　□治疗进展　□其他________</td></tr>
<tr><td>答复方式</td><td colspan="3">□当面答复　□电话答复　□书面答复　□电子邮件答复</td></tr>
<tr><td>咨询者分类</td><td colspan="3">□医师　□药师　□患者　□护士　□其他________</td></tr>
</table>

附表 10　临床实践培训相关登记表

1. 神经内科病种及例数要求(其中前 5 种至少选择 4 种,后 4 种至少选择 1 种,病例总数不少于 50 例)

病种	要求完成例数	实际完成例数	带教药师/带教医师签名
脑血管疾病(短暂性脑缺血)	≥5		
脑血管疾病(脑梗死)	≥5		
脑血管疾病(脑出血)	≥5		
运动障碍性疾病(帕金森病)	≥5		
癫痫及癫痫综合征	≥5		
周围神经疾病(急性炎性脱髓鞘性多发性神经病、特发性面神经麻痹)	≥5		
中枢神经系统感染(病毒性脑膜炎、化脓性脑膜炎、结核性脑膜炎)	≥5		
神经系统变性疾病(阿尔茨海默病)	≥5		
中枢神经系统脱髓鞘疾病(多发性硬化)	≥5		

(1)脑血管疾病(短暂性脑缺血)(≥5 例)

序号	患者姓名	病历号	主要诊断	带教药师/带教医师
1				
2				
3				
4				
5				

（2）脑血管疾病（脑梗死）（≥5 例）

序号	患者姓名	病历号	主要诊断	带教药师/带教医师
1				
2				
3				
4				
5				

（3）脑血管疾病（脑出血）（≥5 例）

序号	患者姓名	病历号	主要诊断	带教药师/带教医师
1				
2				
3				
4				
5				

（4）运动障碍性疾病（帕金森病）（≥5 例）

序号	患者姓名	病历号	主要诊断	带教药师/带教医师
1				
2				
3				
4				
5				

（5）癫痫及癫痫综合征（≥5 例）

序号	患者姓名	病历号	主要诊断	带教药师/带教医师
1				
2				
3				
4				
5				

(6)周围神经疾病(≥5 例)

序号	患者姓名	病历号	主要诊断	带教药师/带教医师
1				
2				
3				
4				
5				

(7)中枢神经系统感染(≥5 例)

序号	患者姓名	病历号	主要诊断	带教药师/带教医师
1				
2				
3				
4				
5				

(8)神经系统变性疾病(阿尔茨海默病)(≥5 例)

序号	患者姓名	病历号	主要诊断	带教药师/带教医师
1				
2				
3				
4				
5				

(9)中枢神经系统脱髓鞘疾病(多发性硬化)(≥5 例)

序号	患者姓名	病历号	主要诊断	带教药师/带教医师
1				
2				
3				
4				
5				

2. 培训细则中要求外的病种学习记录

序号	患者姓名	病历号	主要诊断	带教药师/带教医师
1				
2				
3				
4				
5				
6				
7				
8				
9				
10				

注:上表仅为受培训者在培训期间,遇到培训细则之外的病种时填写。

附录 2　缩略词表

英文缩写	英文全称	中文名称
SCD	subacute combined degeneration	亚急性联合变性
ADEM	acute disseminated encephalomyelitis	急性播散性脑脊髓炎
AD	Alzheimer disease	阿尔茨海默病
HLD	hepatolenticular degeneration	肝豆状核变性
WD	Wilson Disease	Wilson 病
DSA	digital subtraction angiography	数字减影血管造影
CT	computerized tomography	电子计算机体层扫描
CTA	computerized tomography angiography	CT 血管成像
MRI	magnetic resonance imaging	磁共振成像
MRA	magnetic resonance angiography	磁共振成像血管造影
DWI	diffusion-weighted imaging	MR 弥散成像

续表

英文缩写	英文全称	中文名称
PWI	perfusion-weighted imaging	MR 灌注成像
TCD	transcranialdoppler	经颅多普勒超声
IHS	International Headache Society	国际头痛协会
CSF	cerebrospinal fluid	脑脊液
rt-PA	recombinant tissue plasminogen activator	重组组织型纤溶酶原激活剂
PE	plasma exchange	血浆交换疗法
CAS	carotid artery stenting	颈动脉支架植入术
CEA	carotid endarterectomy	颈动脉内膜剥脱术
CVD	cerebrovascular disease	脑血管疾病
TIA	transient ischemic attack	短暂性脑缺血发作
TOBS	top of the basilar syndrome	基底动脉尖综合征
DVT	deep vein thrombosis	深静脉血栓形成
PE	pulmonary embolism	肺栓塞
UK	urokinase	尿激酶
INR	international normalized ratio	国际标准化比值
ICH	intracerebral hemorrhage	脑出血
PD	parkinson disease	帕金森病
AIDP	acute inflammatory demyelinating polyneuropathy	急性炎症性脱髓鞘性多发性神经病
TBM	Tuberculous meningitis	结核性脑膜炎
MS	multiple sclerosis	多发性硬化
SE	status epilepticus	癫痫持续状态